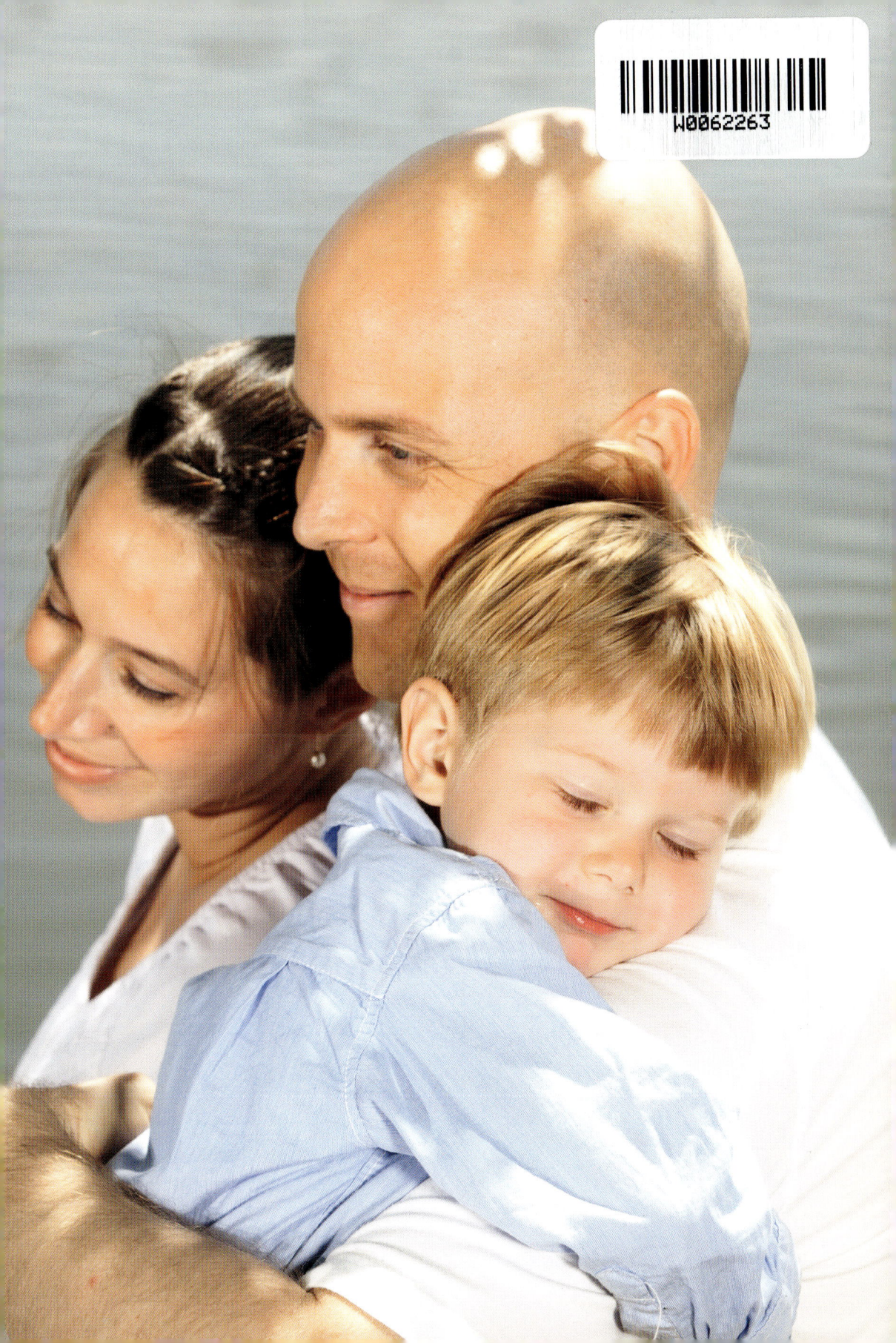

Brahmadev Marcel Anders-Hoepgen

HEBAMMEN
YOGA

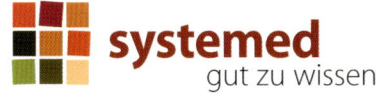

systemed
gut zu wissen

Impressum

© 2011 systemed Verlag, Lünen. Alle Rechte vorbehalten. Nachdruck, auch auszugsweise, sowie Verbreitung durch Film, Funk und Fernsehen, durch fotomechanische Wiedergabe, Tonträger und Datenverarbeitungssysteme jeglicher Art nur mit schriftlicher Genehmigung des Verlages.

Redaktion: systemed Verlag, Lünen
Druck: W. Kohlhammer Druckerei, Stuttgart
ISBN: 978-3-927372-99-3
Fotos: www.westwork-photo.de, Karsten Kuppig
Umschlaggestaltung: Hauptmann & Kompanie, Zürich
Innengestaltung und Satz: Guter Punkt, München

Mit freundlicher Unterstützung des Landhotel Jammertal und Julia Reygers (Gemälde).

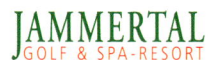

Inhaltsverzeichnis

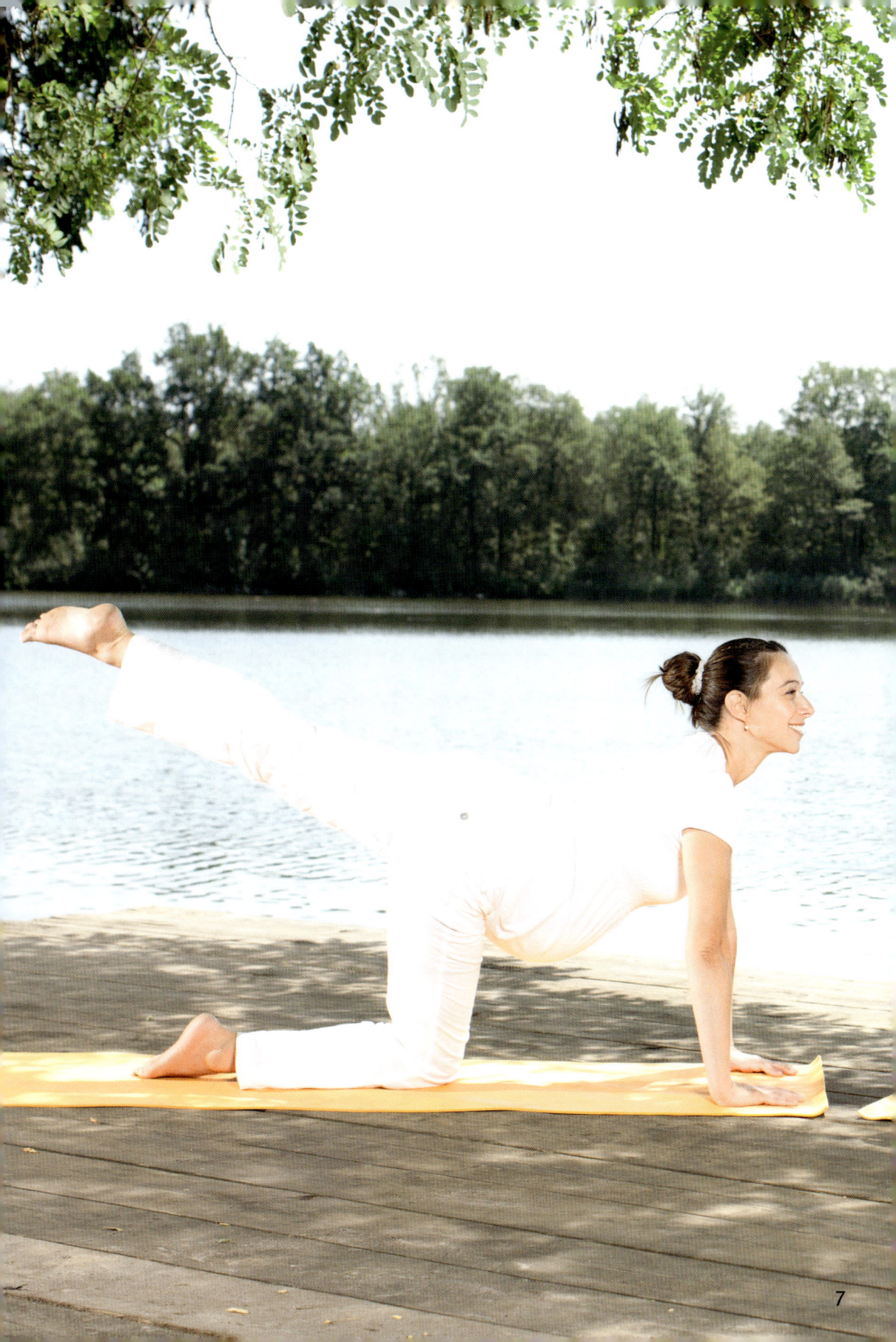

Vorwort

Ich freue mich sehr, zu diesem Buch ein Vorwort schreiben zu dürfen. Seit mehr als dreißig Jahren ist es mir nämlich ein Anliegen, Frauen eine möglichst freie Geburt zu ermöglichen.

Geburten zu erleben, die ohne Einfluss von medizinischen Maßnahmen ablaufen, sind immer wieder hoch beglückende Ereignisse, sowohl für die Familie, in die das neue Kind geboren wird, als auch für die Geburtshelferin. Ausgesprochen berührend dabei ist für mich die Wachheit aller Teilnehmer, die vorbehaltlose Offenheit füreinander und die Bereitschaft zu einer einfühlsamen Kommunikation. Den magischen Moment der Begrüßung des Neugeborenen, in dem sich dieses Miteinander sehr deutlich zeigt, haben Alte Meister in ihren Gemälden mit einem besonderen Licht dargestellt, das vom Kind auszugehen scheint und auf die Eltern strahlt.

Ebenso verstanden sie durch ihre Kunst auszudrücken, dass einer Geburt immer auch ein Geheimnis, ein Zauber innewohnt, etwas, das sich unserem Verstehen entzieht.

Die Vorbereitung auf eine Geburt stellt in erster Linie eine Würdigung dieses Geheimnisses dar. In zweiter ist es eine seelische und körperliche Einstellung auf die Arbeit, die erforderlich ist, ein Kind aus eigener Kraft zu gebären. Dabei gibt es nach meiner Meinung kaum einen idealeren Weg als Yoga.

Yoga ist Philosophie, Kunst und Wissenschaft zugleich. Die praktische Übung schärft die Körperwahrnehmung, stärkt den Intellekt und den Willen. Die physiologischen und psychologischen Wirkungen wurden über ein Jahrhundert genau beobachtet und die Übungen ständig weiterentwickelt. Der Weg des Yoga energetisiert bei regelmäßiger Praxis Körper und Seele, macht wendiger und somit flexibler - Fähigkeiten, die helfen, sich auf ein kleines Kind einzulassen.

Er lehrt darüber hinaus Geduld, Ruhe und Bescheidenheit.

Über Yoga kann eine schwangere Frau lernen, dass sie nicht zu fliehen braucht vor der umfassenden Erfahrung, die vielleicht auf sie wartet. Sie darf erfahren, dass sie dem Schmerz nicht auszuweichen braucht, sondern begreift, wie sie ihn annehmen und transformieren kann, um sich und ihrem Kind den bestmöglichen Weg zu öffnen. Denn Yoga lehrt sie auch die Kunst der Entspannung.

Auf diese Weise lässt sich die Angst vor der Geburt in einen angemessenen Respekt verwandeln. Ein Knoten löst sich, wenn wir die Angst, die Verspannung, den Schmerz als etwas sehen, was mit einer unbewussten Erinnerung zu tun hat und wenn wir lernen, mit den unterschiedlichen Empfindungen der einzelnen Haltungen und Bewegungen eine neue Kategorie – abseits vom Schmerz - zu gestalten.

Das körperliche und seelische Gleichgewicht einer schwangeren Frau ist die Grundlage für die Entwicklung des Kindes in der Zeit, in der sie es in sich trägt und in den Stunden oder Tagen, die es braucht, seinen Weg nach draußen zu finden. Yoga ist dabei kein Muss. Aber es könnte ein hilfreicher und liebevoller Weg sein auf dem Weg der Verwandlung von der Frau zur Mutter.

Unna, 11.07.2011
Anna Rockel-Loenhoff
Ärztin und Hebamme

Wenn man einen Beruf erlernen möchte, so sucht man sich einen Lehrer, der diesen Beruf ausübt. Natürlich möchte man den besten Lehrer haben, den man kriegen kann, damit man in seinem Beruf erfolgreich wird. Genau so sucht man sich einen Menschen, der etwas von Gesundheit versteht, wenn man ein gesundes Leben führen möchte. Wenn es jedoch um das Heil der eigenen Seele, des eigenen Geistes geht, dann vertrauen die meisten Menschen auf ihre »eigene innere Stimme«. Dies macht jedoch keinen Sinn und geht meistens schief. Auch geistiges, spirituelles Wachstum ist nur möglich, wenn man einen guten Lehrer hat, der einem den Weg, die Stolperstellen und vor allem die eigenen Schwächen zeigen kann. Lernen unter der Führung eines Meisters ist eine wahre Freude. Deshalb möchte ich dieses Buch meinem Guru Shri Yogi Hari widmen, der mich liebevoll auf diesem Weg begleitet und führt, sodass mein Geist sich immer mehr entfalten und die Wonne des Göttlichen in sich aufnehmen kann. Ich bin zutiefst dankbar für das göttliche Wissen, das durch ihn zu mir fließt, die Liebe und Geduld, die er mir schenkt und die Zeit, die ich in seiner Gegenwart verbringen darf.

Jeder, der sich durch meine Bücher inspiriert fühlt, sollte sich auf den Weg machen, diesen lebenden Meister kennen zu lernen! Denn was ich hier aufschreibe, sind zwar meine Worte, aber seine Lehren.

Vielen Dank!
Brahmadev

Gott kommt als unsere Mutter, um uns in die Welt zu bringen und uns zu nähren. Gott kommt als Vater, um für uns zu sorgen und uns zu beschützen. Selbst vor der Empfängnis sehnt sich die Mutter nach einem Baby mit göttlichen Qualitäten. Wenn die Eltern verstehen, dass ihr Bewusstseinsstand und ihre Art zu leben bestimmen, was für ein Kind zu ihnen kommen wird, dann werden sie eine spirituelle, göttliche Beziehung führen.

Die Zeit der Ehe ist ein sehr wichtiger Abschnitt des Lebens, der unbeschreibliche Möglichkeiten zum spirituellen Wachstum bietet, besonders wenn man Kinder bekommt. Dieser Prozess bringt viel Veränderung mit sich, die abhängig von der Einstellung der Eltern, erhebend sein kann, oder nicht.

Als Mutter hat man keine Wahl, man muss ein diszipliniertes Leben führen und ein diszipliniertes Leben führt unwiderruflich zu geistigem Wachstum. Während der ganzen Zeit der Schwangerschaft, Geburt und Aufwachsen des Kindes drückt die Mutter Liebe, Selbstlosigkeit, Geduld, etc. aus, wodurch sie eine ausgeglichene, starke Persönlichkeit entwickelt. Wenn der Vater diesen Prozess unterstützt, wird sich dies auch in seiner Persönlichkeit ausdrücken.

Brahmadev und Lalita sind ein ideales Beispiel einer solchen Ehe. Sie haben zwei unbeschreiblich schöne Kinder und das dritte wird mit der Veröffentlichung dieses Buches erscheinen. Brahmadevs Erfahrung in Praxis und Lehre und sein Verständnis von der Wissenschaft des Sampoorna Yoga sind außerordentlich. Hinzu kommt die Erfahrung als Eltern, die diese yogischen Weisheiten im täglichen Leben anwenden, sodass ich mir keinen besseren vorstellen könnte, dieses Buch zu schreiben. Alle, die den Segen erhalten dieses Buch zu lesen, werden in sehr hohem Maße davon profitieren.

Ehre allen Müttern. Möget Ihr mit guter Gesundheit und Frieden gesegnet sein.

OM Shanti
Shri Yogi Hari

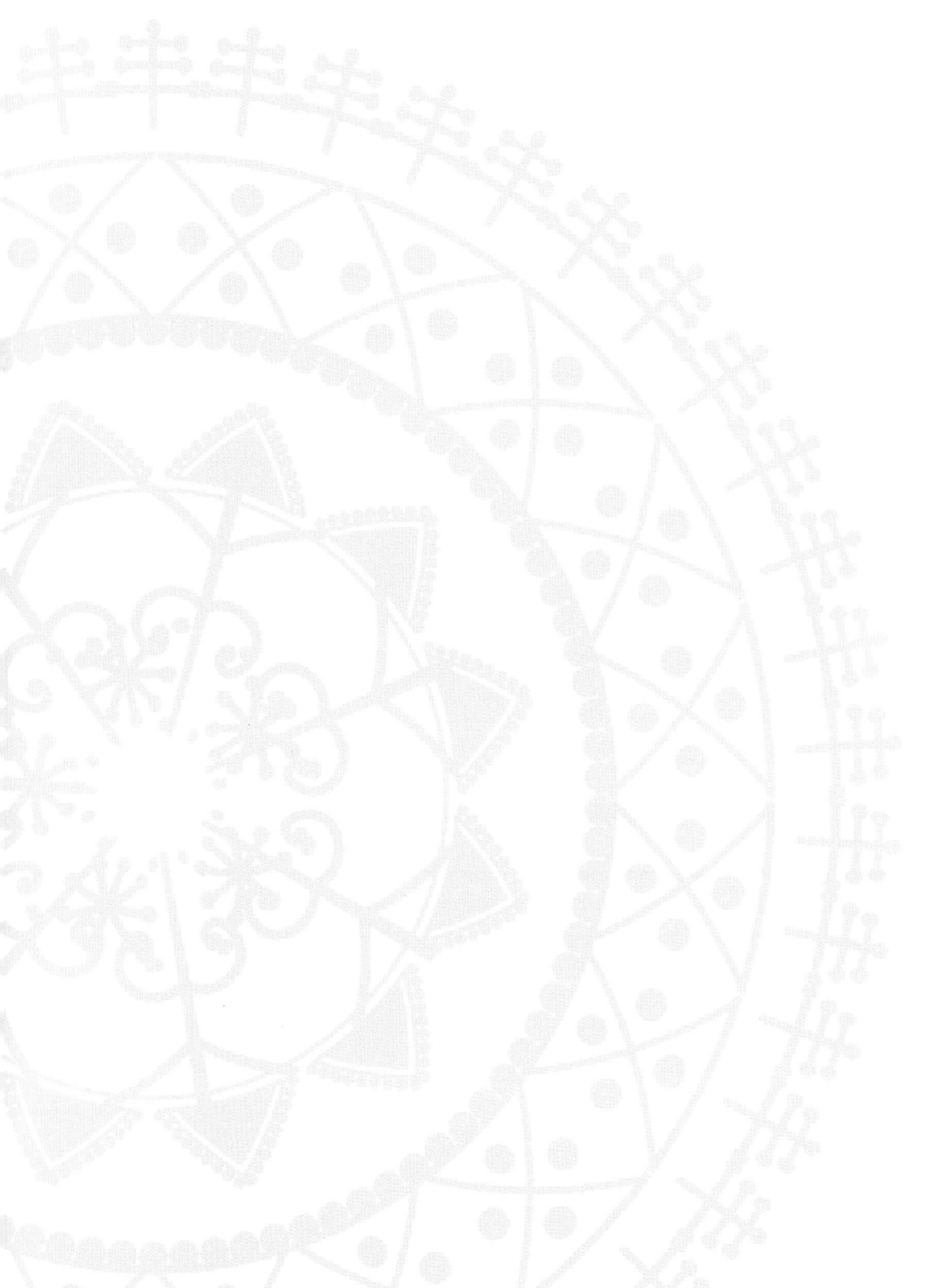

Ich möchte mich ganz herzlich bei folgenden Menschen bedanken:

Meinen Eltern Janneke und Hartmut für den ununterbrochenen Strom an Liebe, Unterstützung, Vertrauen, Freundschaft, Rat u.v.m. Es wird gesagt, dass die Eltern die ersten Gurus (Lehrer) sind. Für das, was und wie ihr mich gelehrt habt, möchte ich mich sehr bedanken. Euer Elternsein weiß ich jetzt, da ich selbst Elter bin, noch viel mehr zu schätzen.

Meinem Bruder Michael. Du bist zwar nicht mein Elter, warst aber immer mein Vorbild in so vielen Dingen. Ich danke Gott mit dir leben zu dürfen.

Meiner Frau Lalita für ihre uneingeschränkte Liebe und ihr Verständnis. Es ist schön mit dir wachsen zu können. Und natürlich auch danke, dass du mir geholfen hast Elter zu werden. Welch ein Segen, eine Familie mit dir zu haben.

Herzlichen Dank auch an Bettina Stawinski und Basilissa Jessberger für die schöne Begleitung durch Schwangerschaft und Geburt. Und Anna Rockel-Loenhoff für die tolle ärztliche Betreuung unserer Kinder.

Ganz besonders möchte ich jedoch meinen Kindern Brahmananda, Saraswati und »wie auch immer du heißen wirst« danken. Ihr füllt mein Leben mit so viel Freude, Liebe, Reichtum, Wachstum und Inspiration, wie ich es mir nie hätte träumen lassen. Wenn ich in eure Augen sehe, brauche ich Gott nicht mehr zu suchen.

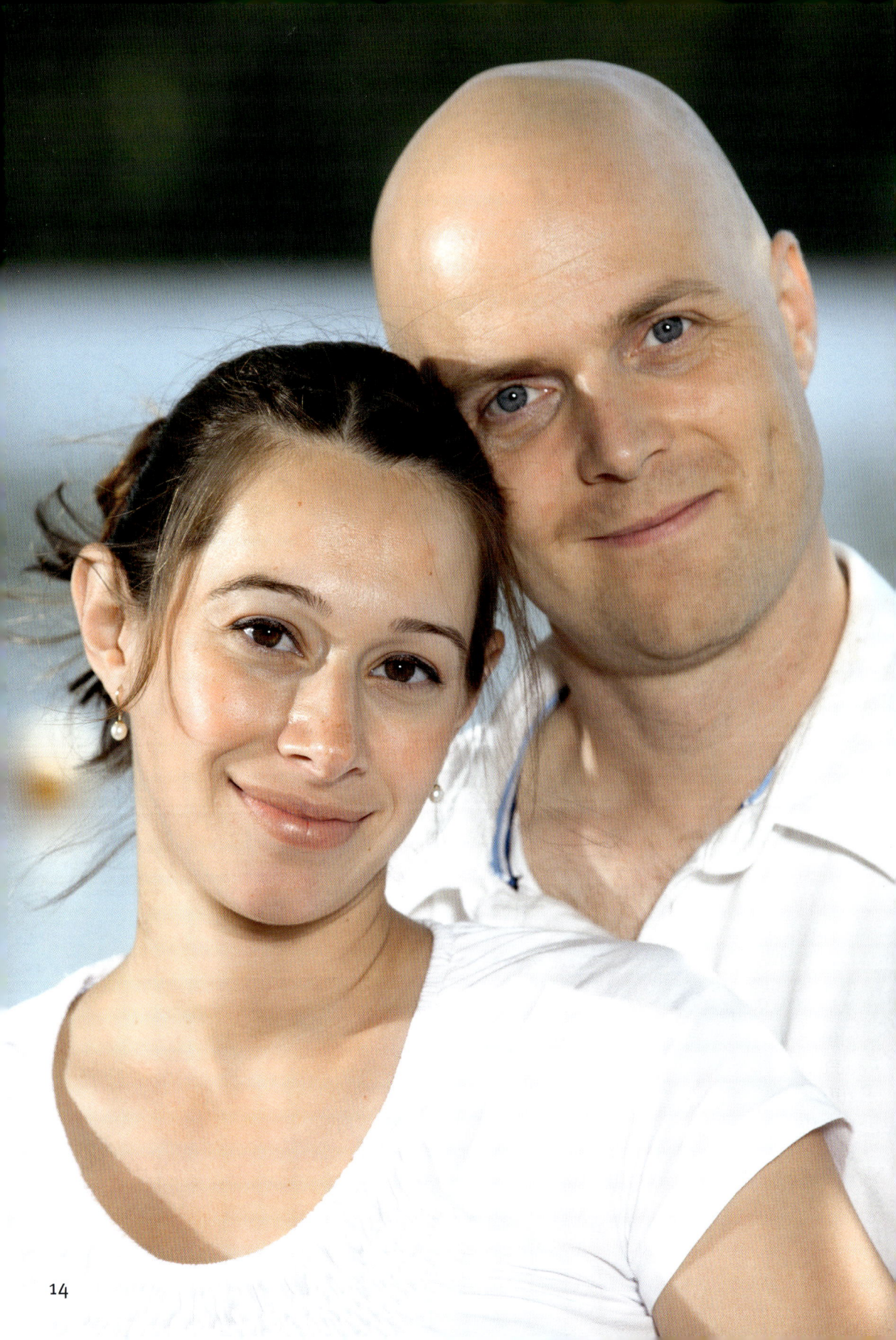

HEBAMMEN YOGA

Einleitung

Guten Tag und herzlichen Glückwunsch zur Empfängnis Ihres Kindes! Ich freue mich von ganzem Herzen für Sie, dass Sie dieses Wunder des Kinderkriegens miterleben dürfen. Es wird Ihr Leben bereichern und erfüllen, wie Sie es sich nie hätten vorstellen können.

Mein Name ist Brahmadev Marcel Anders-Hoepgen, ich bin Sampoorna Yoga Meister und Vater von drei Kindern (das dritte entsteht mit der Entstehung dieses Buches, wie Sie auf den Fotos sehen können). Ein Buch für Schwangere von einem Mann geschrieben ist sicherlich etwas ungewöhnlich, und deshalb freue ich mich umso mehr, dass Sie dieses Buch in den Händen halten und offensichtlich begonnen haben, es zu lesen. Sowohl ich als auch meine geliebte Frau (sie ist ausgebildete Sampoorna Yoga Lehrerin und Doula*) haben durch unzählige Kontakte mit Schwangeren in unseren Kursen und natürlich durch das unbeschreibliche Erlebnis des mehrfachen Elternwerdens miterleben dürfen, was für eine Bereicherung und Hilfe das hier niedergeschriebene Wissen des Sampoorna Yoga während Schwangerschaft und Geburt darstellt.

Es geht in diesem Buch nicht um Informationen, die zeigen, was in welcher Woche der Schwangerschaft für Veränderungen beim Kind und bei Ihnen passieren werden, dazu gibt es sicherlich schon genug Bücher. In diesem Buch geht es darum, Ihnen einen Weg zu zeigen, wie Sie gesund und zufrieden durch die Schwangerschaft kommen und sich geistig und körperlich auf die Geburt und die Zeit danach (das Elternsein) vorbereiten können. Ich habe dieses Buch Hebammen Yoga genannt, weil ich Ihnen eine bestimmte Stimmung bzw. Einstellung diesem Buch gegenüber ver-

> In diesem Buch geht es darum, Ihnen einen Weg zu zeigen, wie Sie gesund und zufrieden durch die Schwangerschaft kommen und sich geistig und körperlich auf die Geburt und die Zeit danach (das Elternsein) vorbereiten können.

*Eine Doula ist eine Frau, die einer werdenden Mutter vor, während und nach der Geburt als emotionale und psychische Begleiterin zur Seite steht. Eine Begleitung durch eine Doula fördert das Vertrauen in die Geburt und in die eigenen Kräfte der Frau, selbstbestimmt zu gebären, selbstverständlich zu stillen und die Umstellung auf ein Leben mit Kind zu meistern.

mitteln wollte. Wir haben unsere Kinder als Hausgeburten mit einer Hebamme zur Welt gebracht. Das waren wundervolle Erlebnisse, die wir nie vergessen möchten. Wir haben uns für diesen Weg entschieden, weil wir unsere Kinder so natürlich wie möglich zur Welt bringen wollten, in einer Umgebung, in der wir uns wohlfühlen und so sein können, wie wir normalerweise sind. Dazu war die Wahl und Begleitung der Hebamme sehr wichtig, denn nur mit einer Person, bei der wir uns gut aufgehoben fühlten und die uns nahe war, konnte eine solche Intimität entstehen, wie es bei uns der Fall war. Und genau dieses Gefühl wünsche ich mir, in Ihnen zu erzeugen. Ein Gefühl der Vertrautheit und des Vertrauens, denn es geht in diesem Buch um ein Wissen, das Sie sehr tief berühren kann, wenn Sie das möchten und zulassen. Ich habe deshalb für den weiteren Verlauf des Buches die Du-Form verwendet, da ich hoffe, dass Sie sich so persönlicher angesprochen fühlen und sich leichter auf die Übungen und neuen Gedanken einlassen können. Also noch einmal:

Hallo, ich heiße Brahmadev und freue mich, ein Stück des Weges mit dir gehen zu dürfen!

Sampoorna Yoga
Was ist Sampoorna Yoga

Als du dich entschlossen hast, während der Schwangerschaft Yoga zu üben, hast du wahrscheinlich »nur« an ein Übungssystem gedacht, mit dem du den Körper trainierst und entspannst und gleichzeitig lernst, etwas »runterzukommen«, zu entspannen. Dies sind sicherlich gute Gründe, mit Yoga anzufangen, denn Yoga ist ohne Zweifel das beste System dazu, da es all diese Punkte auf einmal trainiert. Aber Yoga kann noch viel mehr als das! Das Wort Yoga kommt aus der indischen Tradition und beschreibt einen Geisteszustand, in dem man vollkommen zufrieden, anhaltend glücklich und sich seines innersten Selbst, dem Göttlichen bewusst ist. Andere Traditionen nennen diesen Zustand Erleuchtung, Nirvana, Christusbewusstsein etc. In allen Teilen der Welt gibt und gab es immer wieder Menschen, die diesen Zustand erreicht haben. Diese Yogis oder Heiligen haben zwar unterschiedliche Wege beschritten, um dort anzukommen, haben das Erlebnis aber alle identisch beschrieben. Wenn man das mit modernen Worten beschreiben wollte, könnte man vielleicht sagen: »Wow, das ist super! So ein unbeschreibliches Gefühl der Stille, der Fülle und der Glückseligkeit. Es bleiben keine Fragen offen! Es lohnt sich wirklich, dorthin zu streben. Mach es, du kannst das auch erreichen!« Erklärt dies, was es wirklich ist? Sicherlich nicht, denn es geht um ein Erlebnis, das jenseits des Fassungsvermögens unseres Geistes liegt. Aber es bietet Menschen, die ein glücklicheres, zufriedeneres und ausgeglicheneres Leben führen wollen einen Anreiz, den Anleitungen dieser Yogis zu folgen. In der indischen Tradition wird nicht nur dieser erhobene Geisteszustand als Yoga bezeichnet, sondern auch jeder Weg, der zum Erleben dieses Zustandes führt.

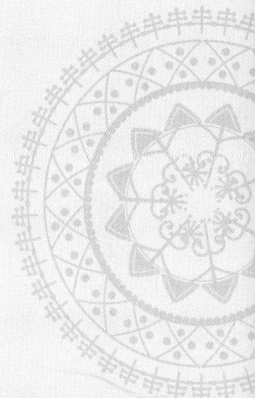

Ein unbeschreibliches Gefühl der Stille, der Fülle und der Glückseligkeit. Es bleiben keine Fragen offen.

Die unterschiedlichen Yogawege sind in sich abgeschlossene Systeme, die den Übenden schrittweise zum Erleben des höchsten Geisteszustandes führen können. Das Wissen der einzelnen Wege wurde über die Generationen hinweg immer von einem Meister an seine Schüler weitergegeben, bis der Schüler selbst die Meisterschaft erreicht hat und dann seinerseits zum Lehrer wurde. Wie bereits erwähnt, gibt es sehr viele verschiedene Yogawege, ich möchte hier jedoch nur ein paar davon kurz erwähnen. Wenn dich dieses Thema interessiert und du mehr darüber lernen möchtest, empfehle ich dir mein Buch »Das Hatha Yoga Lehrbuch«, systemed Verlag.

Zu Beginn des 20. Jahrhunderts gab es einen großen Yogameister namens Swami Sivananda Saraswati. Er war ursprünglich Arzt, wurde jedoch mit seiner Arbeit unzufrieden, da er durch sie die Krankheiten der Menschen nur oberflächlich behandeln konnte und so den Menschen nicht nachhaltig helfen konnte. Er suchte also nach einem Weg, mit dem er den Menschen zu anhaltender Gesundheit, Zufriedenheit und Wohlbefinden helfen konnte. Diesen Weg fand er im Yoga. Er gab seinen Beruf als Arzt auf, um sich ganz dem Studium des Yoga zu widmen und wurde zu einem der großen Yogameister seiner Zeit. Je mehr er

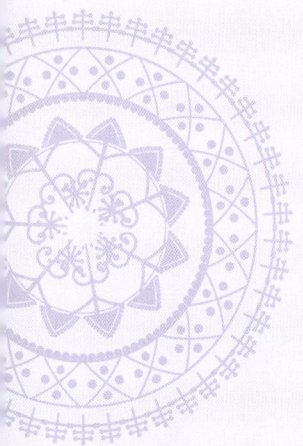

praktizierte und andere in diesen Techniken unterwies, desto mehr musste er feststellen, dass durch eine einseitige Yogapraxis ein Ungleichgewicht in den meisten Menschen entstand und dadurch der gewünschte Effekt ausblieb. Deshalb integrierte er Techniken aus verschiedenen Yogawegen, um eine harmonische Entwicklung der ganzen Persönlichkeit zu gewährleisten. Das von Swami Sivananda Saraswati gegründete Integrale Yoga verbindet Techniken aus den folgenden Yogasystemen:

Hatha Yoga ist der Weg des Yoga, der mit der Arbeit am physischen Körper beginnt und ist deshalb sicherlich der bekannteste Yogaweg. Eine ausgeglichene Hatha Yoga Praxis kräftigt den Körper gleichmäßig, dehnt und entspannt ihn und schafft ein Gleichgewicht in allen körperlichen Systemen. Darüber hinaus hat sie einen starken Einfluss auf das energetische System (siehe Seite 37) und lehrt die Kontrolle über den Atem, was zu starker Konzentrationskraft und Ausgeglichenheit führt. Das höchste Ziel des Hatha Yoga ist wie bei allen anderen Systemen die Erleuchtung.

Raja Yoga wird auch als das Yoga der Meditation bezeichnet. Es bietet ein System, das schrittweise dazu führt, den Geist zur Ruhe zu bringen und Konzentrationskraft aufzubauen. Dieses System beschäftigt sich viel mit dem Geist. Es erklärt, wie der Geist funktioniert, wo seine Schwächen und Stärken liegen und wie man damit umgehen kann. Außerdem zeigt es, wie man den Geist trainieren kann, sodass er ein gutes Werkzeug für uns wird. Einer der bekanntesten Aussprüche in der Yogawelt stammt von dem Weisen, der dieses System formuliert hat, Maharishi Patanjali: »Yoga ist das Kontrollieren und zur Ruhe bringen der Gedanken im Geist.«

Bhakti Yoga ist der Aspekt des Yoga, der sich darum bemüht, unsere Emotionen auf eine Weise zu nutzen, dass sie hilfreich für unsere Entwicklung sind und den Geist erheben. Wie stark Emotionen unser tägliches Leben beeinflussen, wirst du in der Schwangerschaft sicherlich noch stärker erleben, z. B. wenn du plötzlich aus heiterem Himmel anfangen musst zu weinen und gar nicht mehr klar denken kannst. Beobachte dann einmal, wie müde und erschöpft du dich hinterher fühlst. Emotionen sind nichts Negatives, aber der Verlust der Energie ist unnötig und hinterlässt das genaue Gegenteil von anhaltender Zufriedenheit.

Wie stark Emotionen unser tägliches Leben beeinflussen, wirst du in der Schwangerschaft sicherlich noch stärker erleben.

Karma Yoga arbeitet am Ego, im Sinne von »meins, meins, meins« bzw. der Verhaftung an äußere Dinge (ich bin so alt, arbeite als, bin so groß, habe ein Auto, Haus etc.). Die Yogis sagen, dass die Verhaftung an äußere Dinge uns davon abhält, unseren innersten Kern zu erleben und somit das Erleben der gewünschten Zufriedenheit ausbleibt. Das System des Karma Yoga probiert Selbstlosigkeit in uns zu stärken, was man als Eltern seinen Kindern gegenüber immer wieder praktizieren muss und natürlich gerne tut.

Gian Yoga Ein weiterer Aspekt der menschlichen Persönlichkeit ist der Intellekt. Ein geschulter Intellekt ist für unsere geistige Entwicklung unablässig, da er richtige Unterscheidungskraft und Verhaftungslosigkeit mit sich bringt. Richtige Unterscheidungskraft ist sehr wichtig, damit wir den richtigen Weg gehen können und Verhaftungslosigkeit, damit wir weiter lernen können. Denn nur wenn wir das, was wir bereits kennen, loslassen können, sind wir offen für Neues. Ein Spruch aus den indischen Schriften (Upanishaden) sagt: »Herr, führe mich von Wahrheit zu Wahrheit.«

Nada Yoga ist der Aspekt des Yoga, der über Klangschwingung und Musik den Geist zur Ruhe bringt. Die Yogis haben sehr früh festgestellt, wie leicht der Geist von Musik beeinflusst werden kann und haben sich dies zunutze gemacht, um ein System zur Geisteserhebung zu formulieren (siehe Seite 53).

Swami Sivananda Saraswati lehrte viele Menschen diese Techniken und wurde in kurzer Zeit so bekannt, dass Menschen aus aller Welt zu ihm kamen, um bei ihm zu lernen. Einige blieben für lange Zeit bei dem Meister, bis sie selbst zum Meister wurden und dann in die Welt auszogen, um dieses göttliche Wissen zu verbreiten. Sie folgten alle der Tradition des Integralen Yoga, setzen jedoch ihre eigenen Schwerpunkte auf bestimmte Bereiche. So hatte der eine etwas mehr Aspekte des Hatha Yoga in seinen Lehren und der andere vielleicht etwas mehr Aspekte des Raja Yoga. Zwei dieser Meisterschüler waren Swami Vishnudevananda und Swami Nada Brahmananda. Diese beiden Meister wurden zu Shri Yogi Haris Lehrern, oder wie wir sagen Gurus. Shri Yogi Hari ist einer der großen Yogameister dieser Zeit. Er nennt seine Art der Praxis und Lehre Sampoorna Yoga, das Yoga der Fülle.

Sampoorna Yoga reinigt und verfeinert alle Systeme der menschlichen Persönlichkeit, sodass das göttliche Selbst in seinem vollen Glanz erstrahlen kann. Ein großer Schwerpunkt des Sampoorna Yoga ist das Nada Yoga, das Yoga der Musik. Es zieht sich wie ein roter Faden durch alle anderen Praktiken, wodurch in sehr kurzer Zeit Balance, Harmonie und das Gefühl des Einklangs entstehen.

Ich habe das große Glück, mit diesem Meister leben und von ihm lernen zu dürfen. Die Transformation, die durch seine Führung und das Umsetzen dieses wundervollen Systems in mir passiert ist und immer weiter geschieht, ist unbeschreiblich. Für mich besteht kein Zweifel darin, dass jeder Mensch, der dieses System in die Tat umsetzt, ein gesünderes, reicheres und zufriedeneres Leben führen wird. Alles, was ich über den Weg des Yoga weiß, habe ich von ihm gelernt. Alles, was du in diesem Buch findest, sind zwar meine Worte, aber das Wissen kommt von meinem Guru bzw. der Tradition, aus der wir kommen, in der dieses Wissen seit Jahrhunderten weitergereicht wird. Ich möchte dir deshalb Shri Yogi Hari etwas näher vorstellen.

> Sampoorna Yoga reinigt und verfeinert alle Systeme der menschlichen Persönlichkeit, sodass das göttliche Selbst in seinem vollen Glanz erstrahlen kann.

Shri Yogi Hari

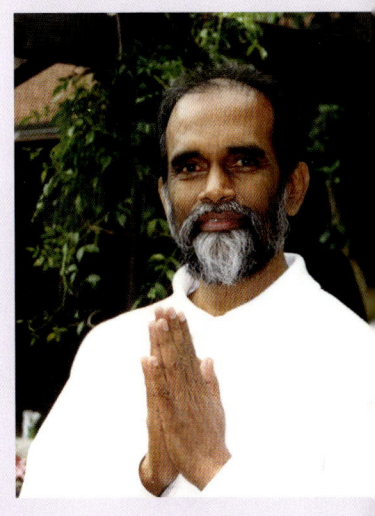

Yogi Hari wurde am 22. Juni 1945 in einer traditionell hinduistischen Familie geboren. Er ist ein weltweit anerkannter, respektierter Meister, hochgeschätzt für sein klares, inspirierendes Unterrichten. Im Alter von 22 Jahren sagten ihm seine Ärzte voraus, dass er für den Rest seines Lebens Medikamente nehmen müsste, da durch falsche Ernährung in der Kindheit sein Immunsystem nicht stark genug sei. Diese Vorstellung war natürlich nicht sonderlich erfreulich, und so begann er, intensiv Yoga zu üben. Seine Gesundheit verbesserte sich stetig, sodass er nach wenigen Monaten die Medikamente endgültig absetzen konnte. Nach acht Jahren intensiver Praxis erkannte er, dass er für den weiteren Yogapfad einen kompetenten Lehrer brauchte. Als er dann 1975 seine Gurus (Meister) Swami Vishnudevananda und Swami Nada Brahmananda traf, zog er sich aus dem weltlichen Leben zurück und verbrachte sieben Jahre im Sivananda Ashram, wo er sich komplett dem Yogastudium (Sadhana) hingab. 1986 wurde er von Swami Vishnudevananda in den heiligen Rishi Orden eingeweiht. 1982 gründete er seinen eigenen Ashram in Fort Lauderdale, Florida, wo ihn Swami Nada Brahmananda jeden Winter einige Monate lang besuchte und ihn weiter lehrte.

Sampoorna Yoga ist die Frucht von Yogi Haris unermüdlichem Streben nach Perfektion, sowohl in seiner Praxis als auch in seinen Lehren. Es ist das Yoga der Fülle; es integriert auf intelligente Weise Hatha, Raja, Karma, Bhakti, Jnana und Nada Yoga, um alle Aspekte der menschlichen Persönlichkeit zu verfeinern und harmonisch zu entwickeln, sodass die Seele in ihrem göttlichen Glanz erstrahlen kann. Sein Ansatz ist tiefgehend, einfach und praktisch. Er hilft Menschen ungeachtet ihrer Herkunft, ein reicheres, fröhlicheres Leben zu führen. Sampoorna Yoga kann uns helfen, Gesundheit, inneren Frieden und Zufriedenheit zu erlangen, da diese sowieso in uns liegen und wir sie nur entdecken müssen.

Sampoorna Yoga kann uns helfen, Gesundheit, inneren Frieden und Zufriedenheit zu erlangen, da diese sowieso in uns liegen und wir sie nur entdecken müssen.

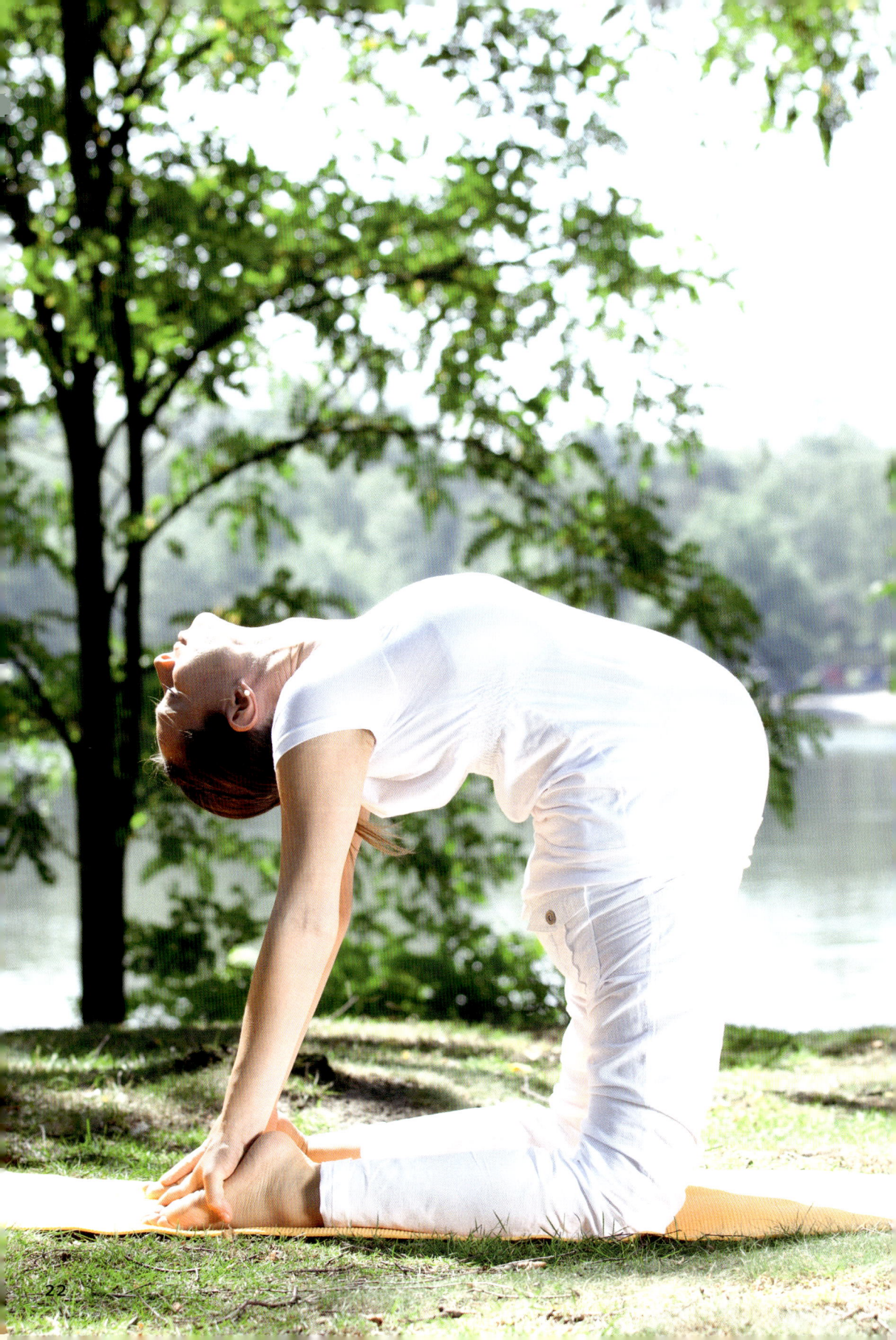

Warum Yoga in der Schwangerschaft?

Veränderungen

Wie bereits erwähnt, werden Schwangerschaft und Geburt viele Veränderungen auf körperlicher, geistiger und emotionaler Ebene für dich mitbringen. Es wird dir sicherlich leichter fallen, mit diesen Veränderungen umzugehen, wenn du dich auf sie vorbereitest. Hierzu bietet das Sampoorna Yoga das optimale System, da es dir Übungen und Hilfsmittel auf allen Ebenen deiner Persönlichkeit anbieten kann.

Veränderungen auf körperlicher Ebene

Hauptaugenmerk der Veränderung während der Schwangerschaft ist sicherlich der Bauch. Wenn du dir ein Bild der inneren Organe im weiblichen Körper vor der Empfängnis ansiehst, so wirst du feststellen, dass dort kein Platz verschwendet wird. Alle Organe sind so perfekt arrangiert, dass sie genug Platz haben, um richtig zu funktionieren, sich gegenseitig nicht behindern und trotzdem kaum extra Raum zur Verfügung steht. Die Gebärmutter wiegt vor der ersten Empfängnis etwa 80 Gramm, hat die Größe einer Faust. Im Verlauf der Schwangerschaft nimmt sie das 20- bis 30-Fache an Gewicht zu und wächst je nach Größe des Kindes und Menge des Fruchtwassers dementsprechend mit. Du kannst dir also vorstellen, dass alle anderen Organe ziemlich zusammengedrückt werden und den Organen, die Platz zum Ausdehnen brauchen (Lungen, Magen, Darm und Blase), dieser Platz viel weniger zur Verfügung steht. Dies hat u. a. zur Folge, dass du nicht mehr so viel auf einmal essen kannst. Da du aber etwa 20 Prozent mehr Kalorien als im nicht schwangeren Zustand brauchst, musst du dafür sorgen, dass du viel regelmäßiger, in kleineren Abständen isst. Meine Frau fand es sehr hilfreich, sich eine Kleinigkeit zu essen neben das Bett zu stellen und es mitten in der Nacht zu verzehren, um die Morgenübelkeit zu vermeiden oder zu lindern.

Schwangerschaft und Geburt bringen viele Veränderungen auf körperlicher, geistiger und emotionaler Ebene für dich mit.

Lege dir etwas zu essen neben das Bett, um Morgenübelkeit zu vermeiden.

Achte darauf, dass du genug trinkst.

Das Einengen der Blase wird zur Folge haben, dass du häufiger zur Toilette gehen musst. Da gibt es leider keinen Trick, um dies zu vermeiden. Einige meiner schwangeren Kursteilnehmerinnen erzählten mir, dass sie deshalb weniger trinken wollten. Dies wäre aber ein großer Fehler, da du dann schnell dehydrieren wirst, was dich und dein Kind gesundheitlich stark beeinflussen würde. Zu wenig trinken hat auch einen starken Einfluss auf die Konzentrationsfähigkeit und das allgemeine Wohlbefinden. Eigentlich musst du sogar noch mehr trinken, da du dich durch euer wachsendes Gewicht in deinem normalen täglichen Leben mehr anstrengen musst. Außerdem verlierst du durch die sich erhöhende Atemfrequenz mehr Feuchtigkeit als normal, die du wieder ersetzen musst.

Der Atemmechanismus wird über bestimmte Muskeln gesteuert, die die Lunge auseinanderziehen, wodurch ein Vakuum entsteht und die Luft einfließt. Der für die Einatmung wichtigste Muskel ist das Zwerchfell, eine Muskelgruppe, die ringförmig am unteren Ende des Brustkorbs liegt und ihn vom Bauchraum trennt. Das Zwerchfell ist im entspannten Zustand leicht nach oben gewölbt, wie eine umgedrehte Schüssel. Wenn es sich anspannt, zieht sich diese Kuppel nach unten, wodurch die Lungen auseinandergezogen werden, sodass Luft einfließt. Während das Zwerchfell nach unten zieht, drückt es auf die Bauchorgane, die dann wiederum ausweichen müssen. Sie tun dies, indem sie die weiche Struktur der Bauchmuskulatur nach außen drücken. Der Bauch wölbt sich mit der Einatmung also nach außen (siehe Seite 86). Wenn der Bauchraum nun durch das wachsende Baby zunehmend eingenommen wird, wird der Raum, der dem Zwerchfell zur Verfügung steht, immer kleiner. Die Atmung muss nun von anderen Muskeln unterstützt werden, nämlich den Zwischenrippenmuskeln, die den Brustkorb weiten und den Atemhilfsmuskeln, die die Schultern anheben. Die Atmung wird im Laufe der Schwangerschaft immer flacher und der Sauerstoffaustausch geringer. Dies ist natürlich nicht gut, da du eigentlich mehr Sauerstoff aufnehmen musst. Deshalb ist es sehr wichtig, dass du regelmäßig Atemübungen machst (siehe Seiten 110 ff).

Je größer der Bauch wird, desto mehr verändert sich auch die Stellung des Beckens. Zum einen verändert sich das Becken in sich, es wird auseinandergedrückt und die Stellung der Beckenhälften zueinander verschiebt sich. Hierdurch verändert sich der Winkel der Oberschenkel zum Becken. Gleichzeitig wird durch das zunehmende Gewicht des Bauches das Becken immer weiter nach vorne gerollt, sodass sich nach und nach das Steißbein weiter hebt und du immer mehr in ein Hohlkreuz kommen wirst. Diese Veränderungen der Stellung des Beckens und der Beine haben eine Auswirkung auf den gesamten Körper. Der untere Rücken bildet sozusagen das Fundament der Wirbelsäule. Jede Verschiebung dieses Fundaments muss vom Rest der Wirbelsäule ausgeglichen werden. Dies tut sie durch Gegenbewegungen, wodurch viele Teile der Rückenmuskulatur stärker angespannt werden müssen als normalerweise. Diese Überspannung der Muskulatur kann dann im Laufe der Zeit zu Verspannungen werden, die sehr schmerzhaft sind. Am häufigsten treten sie im unteren Rücken und im Nacken auf. Die Nackenverspannung wird durch das zunehmende Gewicht der Brust noch verstärkt. Untersuchungen zur Behebung oder Vorsorge solcher Rückenschmerzen haben gezeigt, dass einzig regelmäßiges Training, Entspannung und Korrektur der Sitz- und Stehhaltung wirksam sind. Hierzu bietet dir Sampoorna Hatha Yoga wiederum das ideale Werkzeug, da das Augenmerk dieser Praxis auf der Kräftigung und Flexibilisierung der Rückenmuskulatur liegt, immer verbunden mit Atem- und Entspannungsübungen.

> Viele Teile der Rückenmuskulatur werden stärker angespannt als normalerweise und werden im Laufe der Zeit zu schmerzhaften Verspannungen.

Die meisten Frauen machen den Fehler, dass sie im Laufe der Schwangerschaft immer weniger körperlich aktiv werden. Das ist auf der einen Seite natürlich verständlich, da die Bewegungen umständlicher werden, die eigene Energie abnimmt etc. Auf der anderen Seite macht es aber überhaupt keinen Sinn! Zum einen bist du als Schwangere nicht krank!!

Du kannst und musst dich bewegen. So wie ein Baum einen Ast absterben lässt, der nicht genug Sonne bekommt, so entzieht unser Körper jedem Muskel, den wir nicht regelmäßig nutzen, die Energie. Dies hat zur Folge, dass die Muskelmasse abnimmt und der Muskel weniger leistungsfähig wird. Wenn du schon einmal ein Kind be-

> Schwangere sind nicht krank! Du kannst und musst dich bewegen.

kommen hast, dann weißt du, wie viel körperliche Kraft die Geburt kostet. Wenn dies dein erstes Kind ist, stelle dir vor, dass du dich auf einen Marathon vorbereitest. Dies soll dir keine Angst machen, denn wenn du dich gut vorbereitest, ist auch ein Marathon kein Problem. Aber du musst dich darauf vorbereiten, d. h. du musst regelmäßig deinen Körper auf Kraft und Ausdauer trainieren. Wenn du regelmäßig trainierst, wird nicht nur die Geburt einfacher, sondern auch die ganze Zeit der Schwangerschaft leichter, und die Regeneration des Körpers nach der Geburt wird schneller gehen.

Die Muskulatur wird durch das Ausschütten bestimmter Hormone weicher, um den Körper auf die Geburt vorzubereiten. Gleichzeitig wird die innere Anspannung aber höher, was die Muskulatur zu der bereits auftretenden Verspannung der sich ändernden Haltung noch weiter verspannt. Die hier aufgezeigten Entspannungsübungen werden dir helfen, den inneren Stress zu reduzieren und Kontrolle über die Muskulatur zu bekommen, sodass du sie im Laufe der Zeit bewusst loslassen kannst. Dadurch sparst du viel Energie und wirst konzentrierter bleiben können.

Dies sind sicherlich nicht die einzigen Veränderungen, die im Körper passieren, aber ich möchte es hierbei belassen, da du diese Veränderungen am deutlichsten spüren wirst und so konkret daran arbeiten kannst.

Veränderungen auf der emotionalen Ebene

Wie du sicherlich schon bemerkt hast, ändert sich während der Schwangerschaft auch sehr viel auf der emotionalen Ebene. Den Medizinern zufolge liegt dies an dem sich verändernden Hormonhaushalt. Aus yogischer Sicht kommen aber noch einige Punkte dazu. Zum einen natürlich der rein psychologische Aspekt des Nachdenkens und Zweifelns: Wie wird sich mein Leben jetzt verändern? Werde ich eine gute Mutter sein? Kann ich das? Was ist mit der Geburt, wird alles gut gehen? Ist mit dem Kind alles in Ordnung? Klappt finanziell alles? Solche Fragen werden dich bewusst oder unbewusst beschäftigen. Das Beste, was du tun kannst, um diesen Stress und die damit einhergehende Emotion zu reduzieren, ist, dich bewusst mit solchen Fragen auseinanderzusetzen.

> Zweifel zermürben dich, deshalb beseitige sie.

Übung

> Setze dich hin, nimm ein Blatt Papier, schreibe die Fragen auf, die dir in den Kopf kommen und diskutiere sie mit dir. Je mehr du dich damit beschäftigst, je mehr Licht du auf diese Fragen wirfst, desto weniger werden sie dich aufwühlen und unruhig machen.

In der Schwangerschaft wird sich ganz automatisch deine Aufmerksamkeit weiter nach innen richten, und du wirst dich mehr und mehr von der Außenwelt abschirmen wollen. Dein Kind fordert schon jetzt deine Aufmerksamkeit! Es braucht deine Energie und Kraft zum Wachsen und deine Aufmerksamkeit und Zuwendung, um diesen Prozess des Auf-die-Welt-kommens zu überstehen. Als Mutter stehst du in direkter Verbindung mit deinem Kind, bewusst oder unbewusst wirst du die Empfindungen, Wahrnehmungen und Gedanken deines Kindes empathisch erleben. Das macht verständlich, wieso dich manche Emotionen aus heiterem Himmel »überfallen«, sie sind nämlich gar nicht deine eigenen. Du kannst deinem Kind in diesem Prozess helfen, indem du regelmäßig mit ihm sprichst und ihm erklärst, was passiert. Ich konnte das sehr stark nach der Geburt

> Dein Kind fordert schon jetzt deine Aufmerksamkeit!

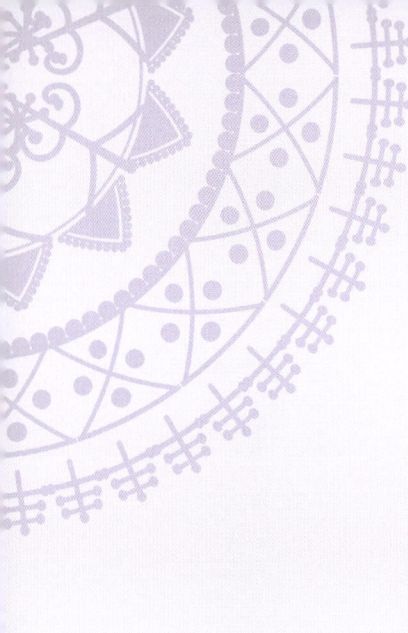

meiner Tochter erleben. Die erste Woche nach der Geburt konnte ich ihr ansehen/fühlen, wie schrecklich sie sich in diesem kleinen Körper fühlte, wie eingeengt und in ihrem Ausdruck beschränkt. Ganz deutlich zeigte sie mir, dass sie nicht in diesem Körper sein wollte, sodass ich um ihr Leben fürchtete. Ich habe dann sehr viel mit ihr gesprochen und ihr erklärt, dass das ein Teil des Prozesses ist, durch den sie gehen muss, dass sich der Körper dem Geist anpassen wird und sie sich immer mehr und besser ausdrücken und bewegen wird. Die Veränderung, die in ihr passierte, war unbeschreiblich. Plötzlich kam Leben in ihre Augen. Seitdem ist sie eins der fröhlichsten Kinder, die ich je gesehen habe. Ihre Ungeduld bezüglich des Lernens und Wachsens ist nach wie vor ungezügelt, aber sie erfreut sich des Weges.

Da sich dein Geist immer weiter nach innen zieht, wird die Belastung durch die äußeren Einflüsse immer größer. Du wirst bewusster wahrnehmen, was durch deine Sinne zu dir kommt. Wahrscheinlich wirst du feststellen, dass die Masse an Informationen, denen man sich im »normalen« Leben täglich aussetzt, ziemlich überwältigend ist. Das hat nichts damit zu tun, dass du plötzlich unbelastbar und übersensibel wirst. Ganz im Gegenteil, du kommst langsam zu dem zurück, was die normale Reaktion deines Geistes ist!

> Du kommst langsam zu dem zurück, was die normale Reaktion deines Geistes ist!

Übung

Nimm dir mal die Zeit, Kinder bewusst zu beobachten und achte darauf, wie sie auf äußere Einflüsse reagieren. Laute Musik, wilde Filme, viele fremde Menschen auf einmal, starke Gerüche, extreme Geschmäcker usw. Kinder können das nicht ertragen, weil ihre Sinne und der dahinter stehende Geist noch ganz rein und unbelastet sind. Erst im Laufe des Lebens »lernen« Kinder damit umzugehen und es zu »genießen«. Diese permanente Belastung und Überforderung der Sinne und des Geistes verursacht Stress und Unruhe im Geist. Wenn du darüber nachdenkst, wie du dein Kind aufwachsen lassen möchtest, wirst du sicherlich nur das Beste für dein Kind wollen. Du wirst sehr darauf achten, was es zu essen bekommt, was für Musik es hört und später auch, was für Filme es sehen darf. Regelmäßi-

Meist tut man das nicht annähernd so genau wie bei seinen Kindern. Was dazu führt, dass der Geist abstumpft und »verdreckt«. Nun zieht sich dein Geist in der Schwangerschaft zurück, du bist permanent mit der reinen Energie deines Kindes im Kontakt und plötzlich kannst du dein normales Leben nicht mehr so aushalten wie sonst. Ist doch eigentlich kein Wunder, oder? Und schlimm ist das auch nicht, ganz im Gegenteil. Es bietet dir eine Chance, wieder mehr mit dir in Kontakt zu kommen und deinen Geist zur Ruhe zu bringen.

Kümmere dich um dich, wie du dich um deine Kinder kümmern würdest

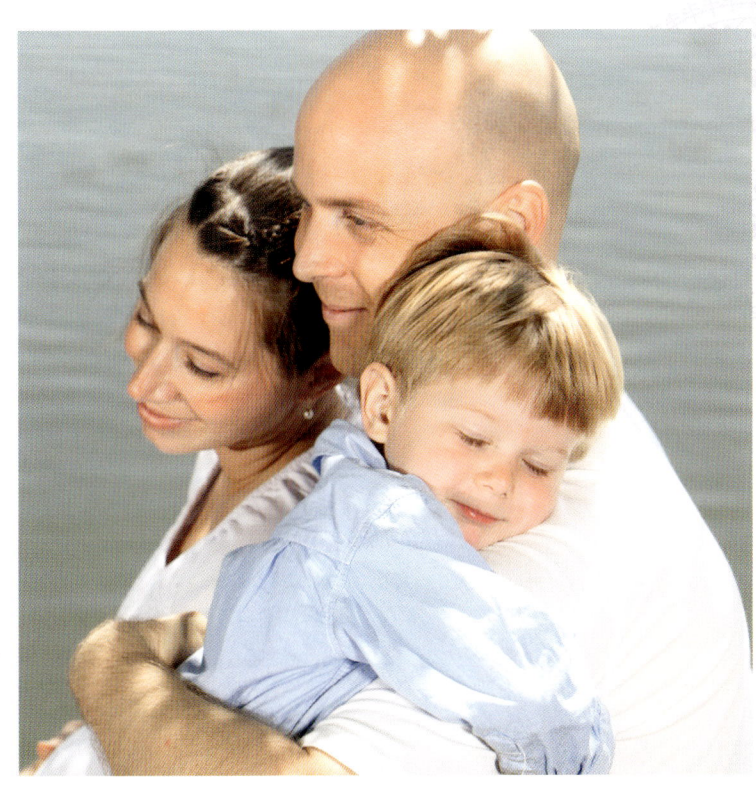

Chancen

Wie gesehen, bringt die Schwangerschaft sehr viele Veränderungen mit sich. Nun liegt es an dir, ob du diese Veränderungen als Belastung bzw. Herausforderung empfindest oder als Chance, an dir zu arbeiten, dich weiterzuentwickeln und deinen Geist zu erheben. Aus Sicht des Yoga ist der einzige Sinn des Lebens, dich permanent weiterzuentwickeln, deinen Geist zu verfeinern, mehr zur Ruhe zu kommen und die Göttlichkeit in dir zu erleben. Die Schwangerschaft bietet dir dazu die besten Voraussetzungen, da du nicht mehr nur für dich selbst verantwortlich bist, sondern auch für das Kind, das in dir heranwächst. All die Dinge, die du nun tust oder tun solltest, damit dein Kind die optimalen Voraussetzungen zum Wachsen hat, tun nicht nur dem Kind gut, sondern auch dir.

So wirst du z. B. deiner Ernährung mehr Beachtung schenken und nicht mehr so viel ungesunde Sachen essen, keinen Alkohol mehr trinken, weniger Zucker und Koffein zu dir nehmen. Viele Menschen sehen das als Entbehrung, die sie für ihr Kind auf sich nehmen. Wenn du in dieser Zeit beobachtest, welch guten Einfluss das auf deine eigene Gesundheit hat, kann dies ein guter Anstoß sein, dich generell wieder besser zu ernähren.

Genau so verhält es sich auch mit der Hatha Yoga Praxis. Viele Frauen beginnen während der Schwangerschaft mit dieser Praxis, weil sie etwas zur Kräftigung und Entspannung während der Schwangerschaft tun wollen. Der positive Effekt dieser Übungen ist jedoch so überzeugend, dass sie sie auch nach der Schwangerschaft weiter praktizieren. Wenn du also während der Schwangerschaft eine regelmäßige Praxis aufbauen kannst, weil du dich auf die Geburt vorbereiten *musst*, wird es dir leichter fallen, diese nach der Geburt aufrecht halten zu können. Du erlernst also auf unterschiedlichen Ebenen, durch die »anderen Umstände« in denen du dich befindest, eine Form von Disziplin, die du hinterher leicht weiterführen kannst.

> Aus Sicht des Yoga ist der einzige Sinn des Lebens, dich permanent weiterzuentwickeln.

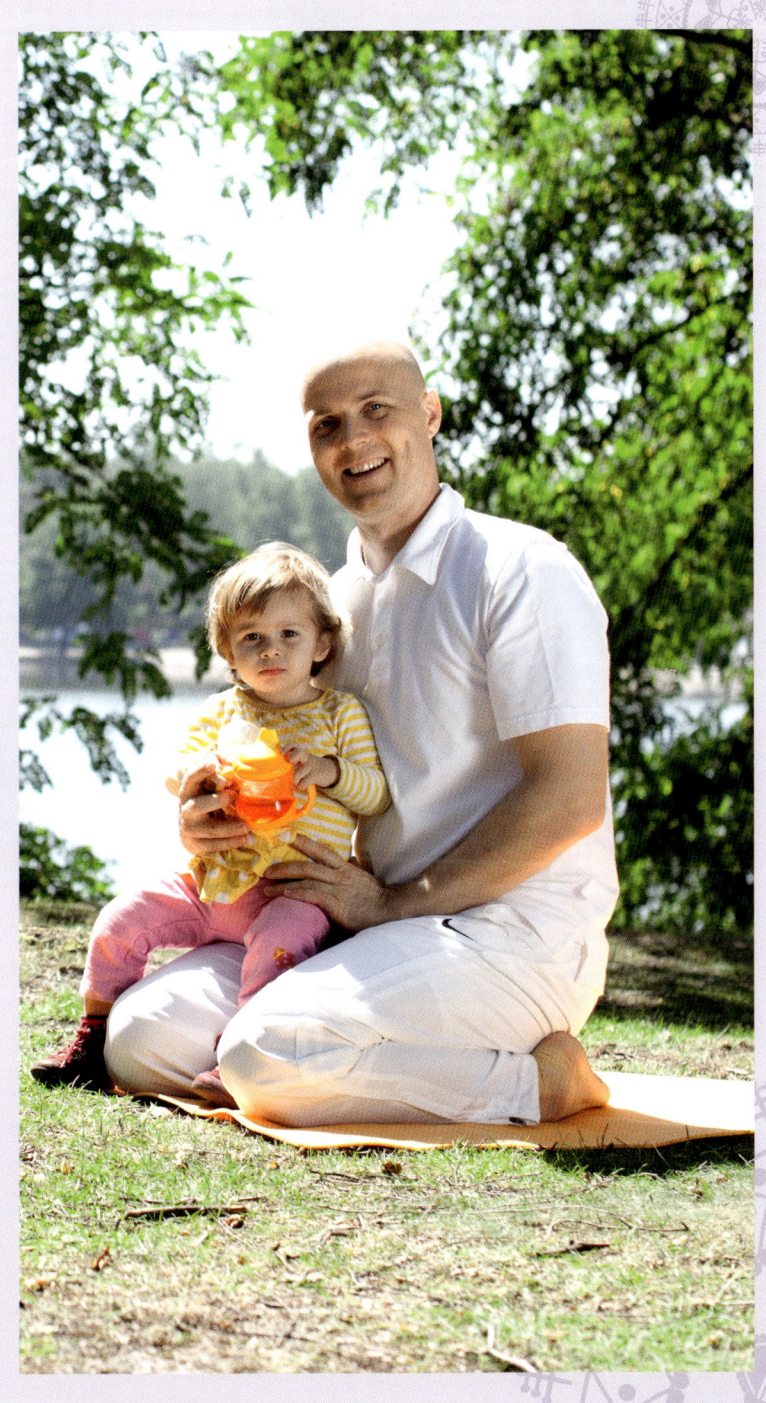

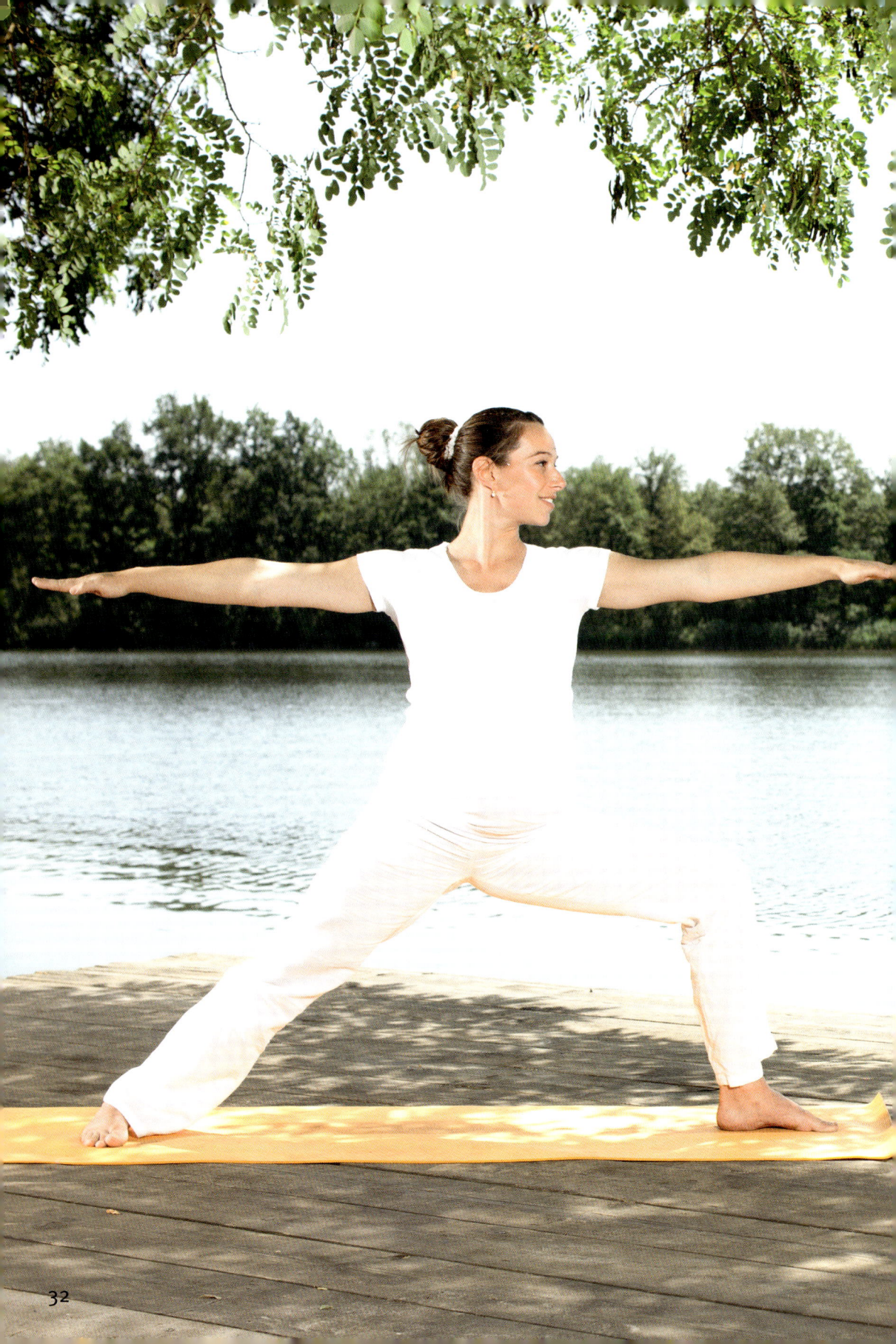

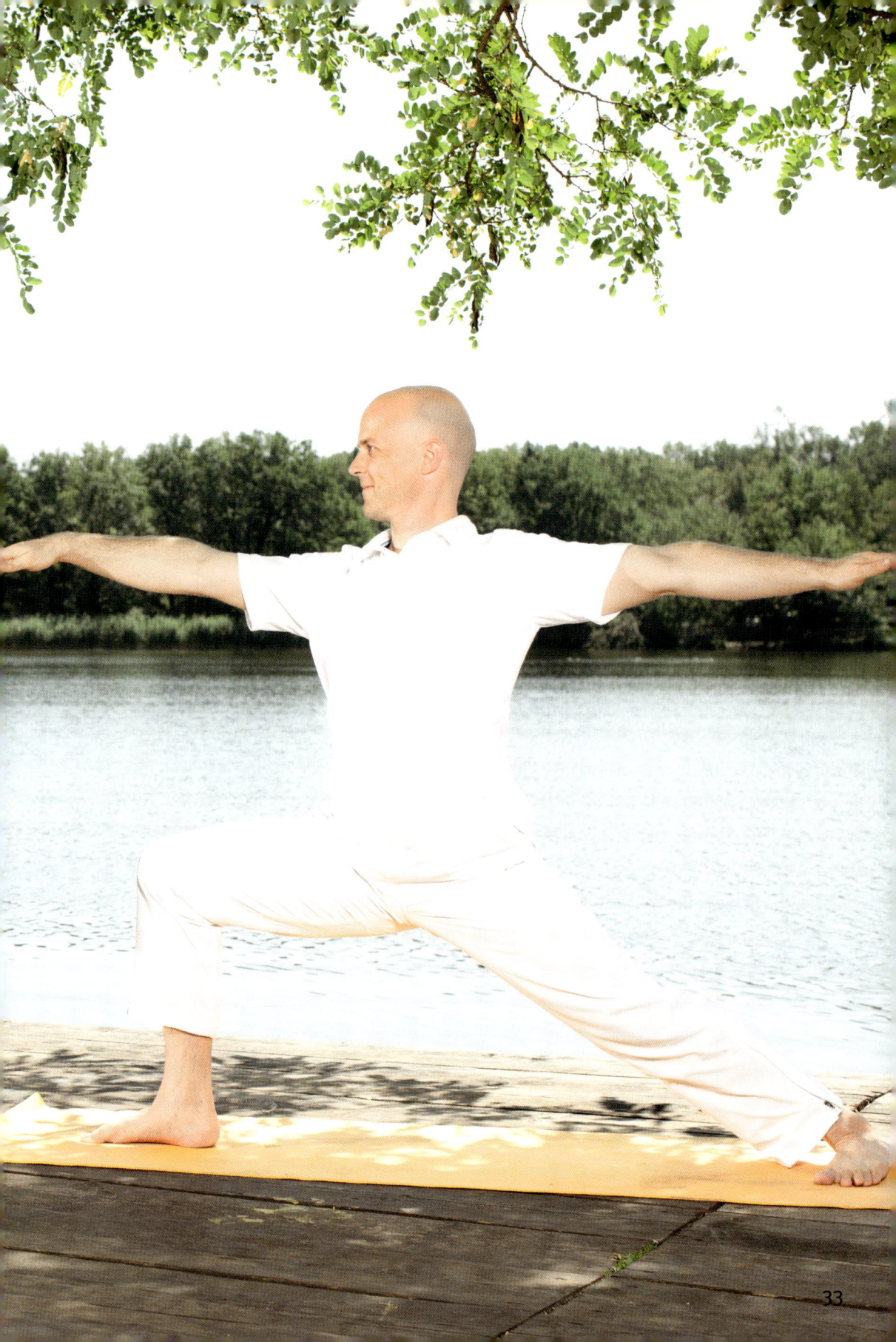

Vorbereitung auf die Geburt
Körperliche Vorbereitung

D ie Geburt ist ein Prozess, in dem du alle Muskeln des Körpers über einen längeren Zeitraum immer wieder kraftvoll anspannen musst. Wenn deine Muskeln untrainiert sind, werden sie schneller schlappmachen und du wirst schneller ermüden. Du wirst die Geburt als anstrengender empfinden und dadurch als weniger schön. Das wäre sehr schade, denn die Geburt ist ein wundervolles Erlebnis!

Die auf den Seiten 83 ff gezeigten Übungsreihen bereiten dich körperlich ideal auf dieses Ereignis vor, da sie den Körper gleichmäßig kräftigen, dehnen und entspannen. Je mehr du damit übst, desto besser. Du wirst ein gutes Körpergefühl entwickeln und lernen, bewusst Muskeln zu spannen und zu entspannen. Dies wird in der Zeit der Wehen sehr wichtig werden. Wenn du die Zeiten zwischen den Wehen nutzt, den Körper bewusst zu entspannen, wirst du viel Energie sparen und die Muskulatur wird länger leistungsfähig bleiben. Gleichzeitig wird dies dein Schmerzempfinden verändern bzw. den Schmerz reduzieren. Natürlich hat eine regelmäßige Praxis schon während der Schwangerschaft viele positive Wirkungen, da sie dich im Allgemeinen fitter sein lässt, dir mehr Energie gibt und dich ausgeglichen hält. Die Übungen werden dich auch beweglicher machen, sodass du für die Geburt verschiedene Stellungen in Betracht ziehen kannst (siehe Seiten 73-74).

Ein weiterer Punkt, den du unbedingt beachten solltest, ist das Dehnen der Scheide. Spätestens ab dem siebten Monat solltest du die Scheide täglich dehnen. Hierzu führe von jeder Hand einen Finger ein (wenn das ab einer bestimmten Bauchgröße nicht mehr geht, bitte deinen Partner), lege sie an die »Längsendpunkte« und ziehe die Finger sanft auseinander, bis du die Dehnung gut spürst. Dann halte die Stellung und atme tief in den Bauch (siehe Seite 86). Nach ein paar Atemzügen wirst du merken, wie die Spannung nachlässt, dann kannst du die Finger etwas weiter auseinanderziehen. Wiederhole so für ein bis zwei

Wenn du die Zeiten zwischen den Wehen nutzt, den Körper bewusst zu entspannen, wirst du viel Energie sparen und die Muskulatur wird länger leistungsfähig bleiben.

Minuten. Dann löse die Stellung langsam auf und wiederhole in die »Querrichtung«. Wenn du auf diese Weise regelmäßig übst, wird der Kopf des Kindes leichter hindurchpassen und du kannst Risse vermeiden oder stark reduzieren.

Achte darauf, dass du genug trinkst, dich gut ernährst und ausreichend ruhst bzw. schläfst, sodass deine inneren Batterien so voll wie möglich sind. Die letzten Wochen der Schwangerschaft sind meist nicht mehr so bequem für dich, sodass du frühzeitig damit anfangen solltest, dich aufzutanken.

Atemübungen

Ich kann nicht genug betonen, wie wichtig richtige Atmung ist!!! Zum einen wird durch richtige Atmung der Körper mit mehr Sauerstoff versorgt, wodurch die Muskulatur besser und länger arbeiten kann. Gleichzeitig werden über den Atem viele Giftstoffe aus dem Körper abtransportiert (in der chinesischen Medizin wird gesagt, dass die Lunge das größte Organ der Ausscheidung ist).

In einer Stresssituation, wie der Geburt, schaltet sich das autonome Nervensystem ein und erzeugt eine Stressreaktion. Hierbei werden u. a. Herz- und Atemfrequenz erhöht, der Blutdruck steigt, die Muskulatur spannt sich und es werden verschiedene Hormone ausgeschüttet. Diese Reaktionen sind gut und hilfreich, ermüden Körper und Geist aber unnötig, wenn sie zu lange anhalten. Vieles davon können wir nicht bewusst beeinflussen, aber über bewusstes kontrolliertes Atmen können wir dem ein bisschen gegensteuern und den Gegenspieler, den Parasympathikus anschalten, sodass die Entspannung wieder einsetzen kann. Jeder Moment, in dem du während der Geburt entspannen kannst, ist wichtig, da du so viel Energie sparen kannst.

Aus yogischer Sicht bekommst du über richtige Atmung noch etwas viel Wichtigeres, nämlich Prana, Lebensenergie. Je kontrollierter du atmest, je mehr Aufmerksamkeit du dem Atem schenkst, desto mehr Energie und Kraft wirst du daraus ziehen können. Dies gilt nicht nur für die Zeit, in der du Yoga übst, sondern für jeden Moment, in dem du etwas

Ich kann nicht genug betonen, wie wichtig richtige Atmung ist!

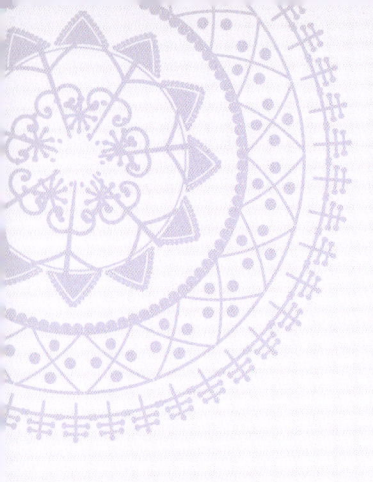

Aufmerksamkeit entbehren kannst. Gleichzeitig wirkt sich eine regelmäßige Atmung beruhigend auf den Geist aus. Die Yogis haben festgestellt, dass Atem und Geist direkt miteinander verbunden sind. Wenn der Geist unruhig ist, ist auch der Atem unruhig und umgekehrt. Dies kannst du sehr leicht nachvollziehen, wenn du dich an eine Stresssituation erinnerst oder an jemanden denkst, der sehr aufgeregt war. Der Atem war garantiert sehr flach und schnell. Wenn der Stress dann etwas nachlässt, ist das Erste, was man tut, tief durchzuatmen oder zu seufzen. Die Yogis haben daraus den Schluss gezogen (und über Jahrhunderte erprobt und belegt), dass man über konzentriertes, kontrolliertes Atmen den Geist zur Ruhe bringen kann und Konzentrationskraft aufbauen kann.

> Über kontrolliertes Atmen kann man den Geist zur Ruhe bringen.

Was bedeutet dies für dich während Schwangerschaft und Geburt? Mache die Atemübungen aus den Übungsreihen so oft es geht. Du kannst sie auch losgelöst von den restlichen Übungen machen. Du wirst viel Energie und Kraft daraus ziehen können, sodass du konzentrierter, wacher, entspannter, zufriedener und kraftvoller sein wirst.

Während der Geburt wird die Atmung dein wichtigstes Werkzeug sein! Ich muss mich an dieser Stelle einmal gegen die Atemtechnik, die in vielen Geburtsvorbereitungskursen gelehrt wird, aussprechen. Dieses stoßweise Ausatmen durch den Mund kostet dich viel Energie. Wenn du kurz und kräftig ausatmen musst, tue dies durch die Nase (siehe Seite 143). Besser jedoch ist es, wenn du probierst, zwischen den Wehen tief in den Bauch zu atmen, sodass Muskulatur und Geist kurz entspannen können und du frisch für die nächste Wehe bist. Je entspannter du während der Geburt bist, desto einfacher wird es werden. Hierbei meine ich nicht nur den Körper, sondern vor allem den Geist. Wenn der Geist angestrengt, eng und verkrampft wird, kann die Energie im Körper nicht mehr frei fließen, wodurch der natürliche Prozess der Geburt behindert wird und du selbst mehr arbeiten musst.

Das energetische System

Die Yogaphilosophie besagt, dass wir nicht nur einen Körper haben, sondern drei, die direkt miteinander verbunden sind: den physischen, astralen und kausalen Körper. Der kausale Körper, der auch als Samenkörper bezeichnet wird, beinhaltet alle Informationen über unsere Persönlichkeit, Charakterzüge, körperlichen Merkmale etc. Genau so, wie ein Apfelsamen alle Informationen über den möglicherweise daraus entstehenden Apfelbaum enthält. Um diese Informationen, diese Idee auf der physischen Welt zum Ausdruck zu bringen, brauchen wir ein Vehikel, das aus den Elementen dieser Welt geschaffen ist, den physischen Körper. Das Verbindungsstück zwischen dem kausalen und dem physischen Körper ist der astrale Körper. Er dient als Übermittler von Informationen in beide Richtungen und beherbergt viele Aspekte unserer Persönlichkeit, die wir normalerweise dem physischen Körper zusprechen. So sagen die Yogis, dass der Intellekt als unterscheidende Fakultät, der Geist als aufzeichnende, speichernde Fakultät und die Emotionen im astralen Körper angesiedelt sind. Genauso befindet sich dort auch der empfindende Teil unserer Sinne. Beispielsweise dient die Nase nur als Tor, durch das die Information von außen einfließen kann. Das Riechen findet im astralen Körper statt, diese Information wird dann an den Intellekt weitergeleitet, der sie verarbeitet und darauf reagiert.

Ein weiterer Teil des astralen Körpers ist das energetische System, das die Lebensenergie, das Prana, zum physischen Körper leitet, sie speichert und an die betreffenden Stellen verteilt. Dieses System besteht aus einer Vielzahl von energetischen »Adern«, die im Yoga als Nadis bezeichnet werden. Die Yogis sagen, dass wir 72.000 dieser Nadis haben. In der Traditionellen Chinesischen Medizin werden etwa 1.200 dieser Nadis für Akupunktur und Akupressur benutzt, dort heißen sie Meridiane. Du kannst dir das etwa wie das energetische System eines Hauses vorstellen. Dort sind Kabel durch das ganze Haus verlegt, um überall Strom zu haben, wo wir ihn brauchen. Die Kabel werden in Verteilerdosen gebündelt und laufen durch einen Sicherungskasten, der die Menge an Energie

> Die Yogaphilosophie besagt, dass wir nicht nur einen Körper haben, sondern drei.

regelt, die durch die jeweiligen Kabel laufen darf. Solche Sicherungskästen und Verteilerdosen haben wir auch in unserem energetischen System. Sie heißen Chakras und befinden sich an vielen Stellen unseres astralen Körpers. Jedes Chakra hat eine Stelle im physischen Körper, an der es die Energie überträgt. So ist jedes Organ mit einem Chakra verbunden, genauso auch die Hände und Füße und noch viele andere Teile des Körpers. Im Yoga konzentrieren wir uns jedoch hauptsächlich auf sieben Chakras, die ihre Verbindung mit dem Körper entlang der Wirbelsäule haben. Sie befinden sich am untersten Ende des Steißbeins, auf Höhe der Geschlechtsorgane, auf Höhe des Bauchnabels, des Brustbeins, der Kehle, zwischen den Augenbrauen und auf dem Scheitel.

Diese sieben Chakras repräsentieren, neben den bereits erwähnten Funktionen, unterschiedliche Bewusstseinsstufen, die der Geist auf dem Weg zur höchsten Erleuchtung durchlaufen muss. Hierbei repräsentiert das Chakra am untersten Ende der Wirbelsäule den niedrigsten Zustand der Erleuchtung (der schon jenseits unseres normalen Fassungsvermögens liegt) und das Chakra am Scheitel den höchsten. Normalerweise nutzen wir im Sampoorna Yoga für Konzentrationsübungen immer das Chakra zwischen den Augenbrauen, das auch als Sitz des Bewusstseins bezeichnet wird, da es die Konzentration erleichtert, die Energie zu den höheren Chakras lenkt und hilft, den Geist schneller zu beruhigen und das Gefühl der Stille zu erzeugen.

Die Energiequelle, das Kraftwerk, ist die göttliche Energie selbst. Wir können diese Energie auf unterschiedliche Art »anzapfen« und so Energie gewinnen. Eine uns allen bekannte und beliebte Art ist durch Essen. Jede Nahrung, die wir zu uns nehmen, hat eine bestimmte Menge an Energie in sich. Bitte beachte, dass ich nicht über Kilokalorien spreche, sondern über Lebensenergie, Prana. Wenn die Nahrung mehr Prana bringt, als du für die Verarbeitung benötigst, dann gewinnst du Prana und fühlst dich besser, wacher, kraftvoller. Wenn du Nahrung aufnimmst, die dich mehr Prana kostet als sie dir bringt, dann fühlst du dich nach dem Essen müde und lethargisch (der sogenannte postprandiale Dip, oder wie wir im Ruhrgebiet sagen, die Fressnarkose). Ich möchte nur kurz die Nahrungsmittel

Die Energiequelle, das Kraftwerk, ist die göttliche Energie selbst.

aufzählen, die als energiebringend angesehen werden, alles andere gehört dann eben in die andere Gruppe. Die energiebringenden Nahrungsmittel sind: frisches Obst und Gemüse (nicht eingemacht, eingefroren oder aus der Dose), Getreide, Kartoffeln, Nüsse, Milchprodukte, Sojaprodukte, Honig und Kräuter (für nähere Erklärungen zur yogischen Ernährung empfehle ich mein Buch »Das Hatha Yoga Lehrbuch«, systemed Verlag).

Eine weitere Art der Energiegewinnung ist über Atemübungen, da wir über den physischen Atem viel Prana aufnehmen. Gleichzeitig helfen Atemübungen und Hatha Yoga Übungen, das energetische System zu reinigen, sodass das Prana leichter und gleichmäßiger fließen kann, was wiederum einen Energiegewinn darstellt. In den Bereich der aktiv ausgeführten Übungen gehören auch die Entspannungsübungen, da sie, wie bereits erwähnt, dafür sorgen, dass man nicht unnötig Energie verbraucht (siehe Seiten 45 ff).

Die beste Art der Energiegewinnung geschieht jedoch über das zur Ruhe bringen des Geistes. Zum einen, weil unser Geist durch seine permanente Bewegung sehr viel Energie verbraucht. Man kann den Geist hier mit einem Muskel vergleichen. Jedes Mal, wenn der Muskel betätigt wird, verbraucht er Energie. Wenn du nun deinen Geist ein bisschen beobachtest, wirst du feststellen, dass er *immer* etwas tut! Es gibt keinen Moment, in dem der Geist nicht aktiv ist. Selbst wenn wir »abschalten« gehen Gedanken durch den Kopf und Gedanken verbrauchen Energie. Wenn du jedoch lernst, den Geist zu beruhigen, musst du für diese Arbeit zwar Energie investieren, bekommst aber viel mehr zurück, da du gleichzeitig Energie sparst.

Zum anderen wirst du über das zur Ruhe bringen des Geistes immer mehr mit deinem innersten Kern in Berührung kommen. Da dieser innerste Kern, das Absolute, die reine Göttlichkeit, die niemals endende Quelle der Energie ist, wirst du mehr und mehr Zugang zu dieser Energie bekommen. Im Laufe der Zeit kannst du einen Entwicklungsstand erreichen, in dem die Energie ungehindert durch dich hindurchfließt, wodurch du kaum noch Schlaf benötigst und immer voller Energie bist (das ist mit kleinen Kindern sehr hilfreich).

> Selbst wenn wir »abschalten« gehen Gedanken durch den Kopf und Gedanken verbrauchen Energie.

Die fünf Vayus

Die Lebensenergie, die dem gesamten Universum unterliegt, in jedem Tier, Stein, Pflanze, Mensch vorhanden ist, wird im Yoga allgemein als Prana bezeichnet. Im menschlichen Körper übernimmt das Prana verschiedene Funktionen, die in fünf Hauptgruppen unterteilt werden können, die fünf Vayus (Vayu bedeutet Wind oder Luft).

Prana-Vayu Prana-Vayu reguliert den Fluss der Energie zum Kopf, Sprache, Denken und alles, was über Mund und Nase nach außen fließt. Die Bewegung von Prana-Vayu ist also aufwärts.

Apana-Vayu Apana-Vayu reguliert den Fluss der Energie im Unterleib. Seine Bewegung geht abwärts und aus dem Körper hinaus. Ausscheidung und Fortpflanzung gehören zu den Aufgaben von Apana-Vayu.

Samana-Vayu Dieses Vayu sitzt im Bauch und reguliert den Verdauungsprozess sowohl von Essen und Luft als auch Gedanken und Emotionen.

Udana-Vayu Udana-Vayu ist verantwortlich für den Ausdruck in der Sprache, für den Übergang in den Schlafzustand und für das Zurückziehen der Lebensenergie beim Tod.

Vyana-Vayu Vyana-Vayu ist der Verteiler im energetischen System. Es bringt Energie, Nährstoffe und alle anderen Substanzen durch den physischen und astralen Körper.

Wenn alle Vayus ungehindert fließen und harmonisch miteinander arbeiten, erfahren wir einen Zustand perfekter Gesundheit, Ausgeglichenheit und Harmonie.

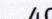

Energetische Veränderungen während der Schwangerschaft

ie gesagt, erleben wir einen Zustand absoluter Gesundheit, wenn alle Vayus im Einklang sind. Dies ist bei den meisten Menschen jedoch nicht der Fall. Durch schlechte Essgewohnheiten, zu wenig oder falscher Bewegung, negative Emotionen etc. werden die Vayus aus dem Gleichgewicht gebracht. Die Energien in uns sind zwar bestrebt im Gleichgewicht zu sein, genauso wie der Körper bestrebt ist, gesund zu sein. Aber wenn wir sie nicht lassen und immer wieder mit »störenden« äußeren Einflüssen bombardieren, haben sie auf Dauer wenig Chancen richtig zu funktionieren. Unser Körper gibt uns immer wieder Zeichen, wenn etwas nicht in Ordnung ist. Dies drückt sich in den Anfangsstadien als Unwohlsein aus, dann als kleine Krankheiten, wie Erkältungen und Grippe, Muskelverspannungen und, wenn man dann immer noch nicht einlenkt, als ernsthafte Krankheiten.

In der Schwangerschaft verändert sich der Fluss und die Zusammenarbeit der Vayus sehr stark. Dies hängt zum einen damit zusammen, dass das Wachstum des Kindes viel Energie fordert und somit ein Großteil der Energie zur Gebärmutter umgelenkt wird. Gleichzeitig baut sich im Laufe der Schwangerschaft Apana-Vayu, die Energie, die für Ausscheidung und Sexualität zuständig ist, auf. Apana-Vayu wird für die Geburt, die wahrscheinlich größte »Ausscheidung« die man sich vorstellen kann, sehr wichtig sein. Der Anstieg von Apana-Vayu und die Verbindung der Gebärmutter zum zweiten Chakra von unten, dem Chakra der Sexualorgane, erklärt auch, warum viele Frauen während der Schwangerschaft ein erhöhtes Bedürfnis nach sexuellen Kontakten verspüren. Durch den Anstieg von Apana-Vayu entsteht ein Ungleichgewicht in den Energien, das sich auf verschiedene Weise ausdrücken kann, je nachdem, von welchem anderen Vayu diese Energie abgezogen wird. Wird sie hauptsächlich von Prana-Vayu abgezogen, so drückt sich dies als Vergesslichkeit, der Unfähigkeit sich zu konzentrieren oder dem Gefühl »der Kopf ist in den Wolken« aus. Wird sie von Samana-Vayu abgezogen, drückt sich dies in einer schlechteren Verdauung, Dünnhäutigkeit und

> Unser Körper möchte gesund sein und gibt uns Zeichen, wenn etwas nicht in Ordnung ist.

Abneigung gegenüber bestimmten Nahrungsmitteln aus. Als meine Frau mit meinem Sohn schwanger war, konnte sie z. B. an Nudeln nur Spaghetti essen, alle anderen Formen an Nudeln brachten sie zum Würgen. Verliert man Vyana-Vayu, so drückt sich das als Kreislaufschwäche aus und bei Udana-Vayu treten Schlafstörungen auf. Normalerweise wird die Energie gleichmäßig von den anderen vier Vayus abgezogen, sodass du wahrscheinlich all diese Symptome ein bisschen kennenlernen wirst. Durch eine regelmäßige Hatha Yoga Praxis kannst du die Energien jedoch recht gut im Einklang halten und bekommst zusätzlich viel Energie, sodass die anderen vier Vayus nichts einbüßen müssen.

Der Fluss der Energie wird stark durch dein Kind beeinflusst. Zum einen, weil dein Kind seine eigene ganz spezifische Energie mit sich bringt. Diese Energie vermischt sich dann mit deiner, sodass du dich auf ein neues Energiefeld einstimmen musst. Unbewusst erleben wir so etwas ständig in unserem täglichen Leben. Immer wenn wir mit anderen Menschen zusammen sind, vermischen sich unsere Energiefelder. Mit manchen Menschen harmoniert unser Energiefeld, dann fühlen wir uns wohl. Bei anderen bereitet es uns fast körperliche Schmerzen, auch nur in der Nähe dieser Menschen zu sein, wir probieren, so schnell wie möglich zu entkommen. Du magst dein Kind mehr lieben als alles andere auf der Welt und so harmonisch mit ihm sein, wie es nur geht. Nichtsdestotrotz fordert die Vermischung der Energien eine Umstellung an dein Erleben und eine Gewöhnungszeit an diesen neuen Zustand. Aber wie bereits gesagt, darin besteht ja auch die große Chance der Schwangerschaft, da die Energie der Kinder meist reiner und höher ist als unsere eigene.

Der Bereich des Yoga, der sich um die Behandlungen von Krankheiten kümmert, heißt Ayurveda (die Wissenschaft vom langen Leben). Die Lehre des Ayurveda unterteilt alle körperlichen und geistigen Merkmale des Menschen in drei Kategorien, die drei Doshas Vata, Pita und Kapha.

Vata ist verantwortlich für alle Bewegungsabläufe in Körper und Geist. Es ist der kreative Aspekt der Persönlichkeit. Vata unterstützt das Gewebe und reguliert den Kreislauf.

Die Energie der Kinder ist meist reiner und höher als unsere eigene.

Die Elemente Vatas sind Luft und Äther. Typische körperliche Merkmale sind lange, dünne Gliedmaßen, langes Gesicht, trockene Haut, leichter Körperbau und geringes Gewicht.

Pitas Element ist das Feuer, es ist verantwortlich für alle biochemischen Prozesse und reguliert den Stoffwechsel. Auf der geistigen Ebene stellt Pita eine schnelle Auffassungsgabe und gute Systematik dar. Typische körperliche Merkmale sind muskulöser, athletischer Körperbau, viele Sommersprossen und Pigmentflecken, frühzeitiger Haarausfall.

Kapha reguliert die Elemente Wasser und Erde und wird vom Prinzip der Trägheit reguliert. Kapha sorgt für Stabilität und das Nährende und ist für Knochen, Zähne und Nägel zuständig. Auch auf geistiger Ebene repräsentiert Kapha die Trägheit, durch eine langsame Auffassungsgabe, aber ein gutes Langzeitgedächtnis gekennzeichnet. Typische Merkmale sind ein stabiler, schwerer Körperbau mit der Neigung zum Übergewicht, kräftiges Haar und eine glatte ölige Haut.

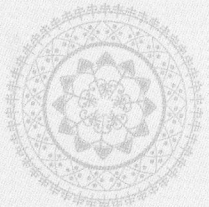

Jeder Mensch wird mit einem eigenen Mischungsverhältnis dieser Doshas geboren, das als Prakriti bezeichnet wird. Dieses Mischungsverhältnis ist der ideale Zustand, in dem der Mensch gesund ist. Die Doshas können hierbei in ganz unterschiedlichen Anteilen vorhanden sein (z. B. 10 Prozent Kapha, 20 Prozent Vata und 70 Prozent Pita), was dann in unterschiedlichen Körperbauten und geistigen Funktionen resultiert. Jede Prakriti, jeder Konstitutionstyp braucht unterschiedliche Nahrung, Bewegung, Aktivitäten etc., um im Gleichgewicht zu bleiben. In der Schwangerschaft wird dieses Gleichgewicht jedoch stark gestört bzw. beeinflusst, da dein Kind seinen eigenen Konstitutionstypen mitbringt und dieser probiert, über deinen zu dominieren. Dies kann sich in einem unterschiedlichen Wärme-/Kälteempfinden, Verlangen nach bestimmten Nahrungsmitteln, die du sonst nicht magst, u.v.m. ausdrücken. Als meine Frau mit unserer Tochter schwanger war, war ihr immer sehr warm, obwohl sie normalerweise eher friert. Dies hing damit zusammen, dass unsere Tochter sehr viel Pita in sich hat. Ein hoher Pita-Anteil im Kind kann auch die Ursache für eine verstärkte Pigmentierung der Haut während der Schwangerschaft sein. Du kannst probieren, das Ganze etwas auszugleichen, indem du dein Leben sehr stark an deinen eigenen Konstitutionstypen anpasst. Um den herauszufinden und dich dementsprechend zu verhalten, solltest du dich an einen ayurvedischen Arzt wenden. Ich würde hier stark von dem »Büchertest« abraten. Eine regelmäßige Sampoorna Yoga Praxis hilft jedoch auch schon sehr, dies in Balance zu halten.

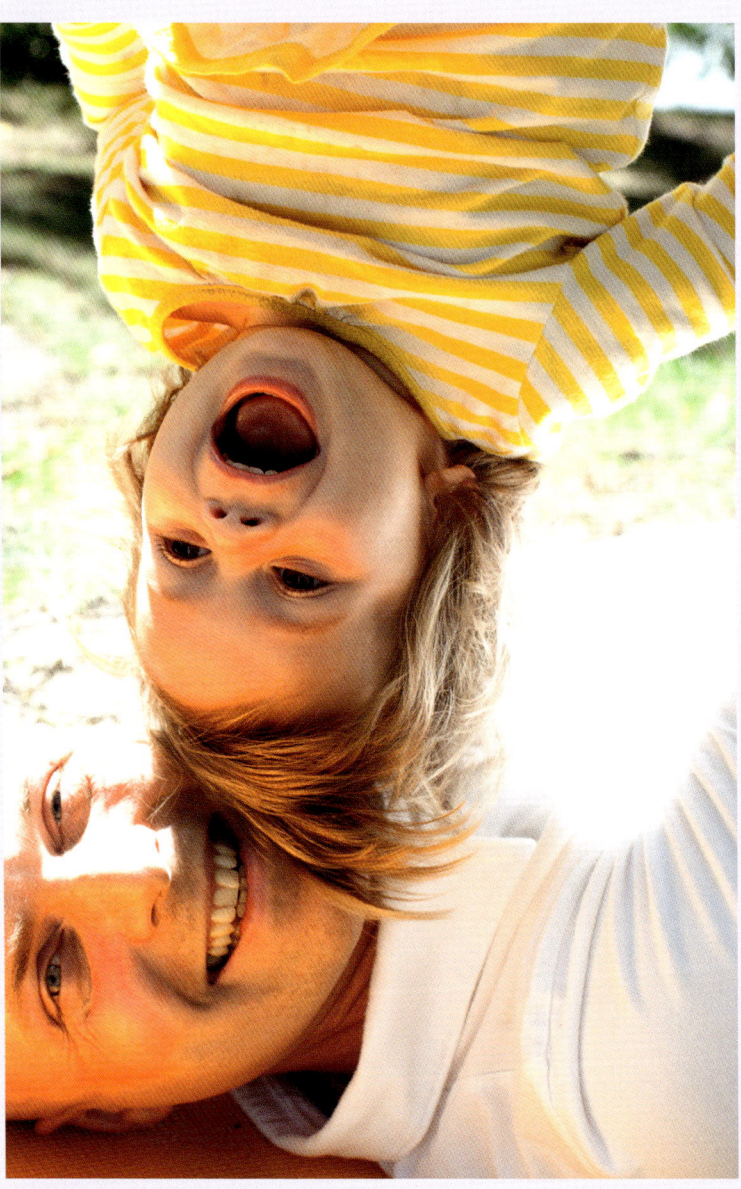

Geistige Vorbereitung

Um effektiv mit dem Geist arbeiten zu können, musst du zunächst einmal verstehen, wie er funktioniert. Unser Geist besteht aus Gedankenwellen (dazu gehören auch Emotionen, intellektuelle Analyse, Wahrnehmungen etc.), die durch bestimmte innere oder äußere Anstöße in Bewegung gesetzt werden. Die äußeren Anstöße sind alle Eindrücke, die durch unsere Sinne zu uns kommen. Die inneren Anstöße kommen von bereits gemachten Erfahrungen. Jede Erfahrung, die wir machen, hinterlässt einen Eindruck im Geist, je stärker die Erfahrung ist, desto tiefer wird der Eindruck werden. Diese Eindrücke erzeugen eine Störung im Fluss des Geistes, sodass ein Gedanke an die Oberfläche tritt, so wie eine Unebenheit im Flussbett den Verlauf des Wassers stört und eine kleine Welle erzeugt. Je nach Tiefe des ursprünglichen Eindrucks wird der Gedanke stark oder schwach sein. Die meisten Gedanken, die an die Oberfläche des Geistes kommen, sind so schwach, dass wir sie gar nicht wahrnehmen. Wenn wir dem Gedanken jedoch Beachtung schenken, geben wir ihm Kraft und vertiefen so den Eindruck. Auf diese Art formen wir bestimmte Muster im Geist, nach denen wir unser Leben führen. Je häufiger wir diese Muster wiederholen, desto stärker werden sie und »verselbstständigen« sich im Laufe der Zeit, sodass wir in bestimmten Situationen immer auf die gleiche Art reagieren, ohne darüber nachzudenken. Diese Muster werden jedoch oft von sozialen Vorgaben, den Reaktionen der Eltern oder anderer Menschen geprägt und müssen nicht unbedingt die besten für uns sein. Du kannst den Verlauf des Geistes jedoch bewusst verändern und dadurch neue Muster erzeugen. Dies ist auf dem yogischen Weg unablässig, da du dich, wie in Kapitel 3 schon angedeutet, von der äußeren Welt und deinen Gewohnheiten abwenden musst, um den Geist zur Ruhe zu bringen. Dieser Prozess erfordert sehr viel Disziplin, und du wirst durch ihn viel Konzentrationskraft, Ausdauer und Willenskraft aufbauen.

Für Schwangerschaft und Geburt ist dies meines Erachtens eines der wichtigsten Hilfsmittel. Wenn du lernst, deinen Geist konzentriert zu halten, kannst du mit ihm alles

> Um effektiv mit dem Geist arbeiten zu können, musst du zunächst einmal verstehen, wie er funktioniert.

> Angst oder Zweifel kannst du dir selbst nehmen.

machen, was du möchtest. Du kannst ihn so programmieren, dass er sich als hilfreich erweist und nicht als Ablenkung oder gar als Angstmacher. Wenn man sich mit dem Thema Schwangerschaft beschäftigt, hört man immer wieder die schrecklichsten Geschichten über Geburten und was alles schief gehen kann. Die meisten Schwangeren, die ich gesprochen habe, hatten deshalb Angst vor der Geburt. Je mehr du dich mit solchen negativen oder Angst machenden Gedanke beschäftigst, desto mehr wird sich dein Geist verspannen, wodurch sich wiederum der Körper verspannt, du mehr Schmerzen verspüren wirst etc. Diese Angst oder die Zweifel kannst du dir selbst nehmen, indem du den Geist umprogrammierst und dich gut auf die Geburt vorbereitest.

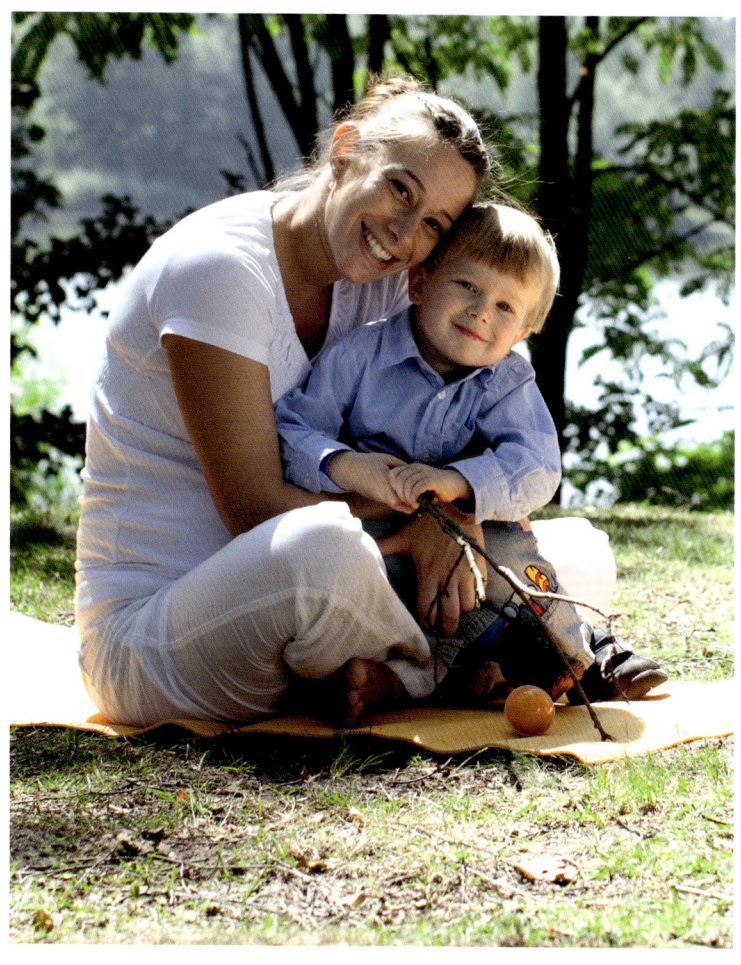

Affirmationen während der Schwangerschaft

Alle Übungen, die ich dir hier in diesem Buch zeige, nützen dir nur etwas, wenn du sie regelmäßig machst. Je mehr Zeit du in die Übungen investierst, desto effektiver werden sie. Wenn du die Übungen nur in eine geistige Schublade legst in der Hoffnung, sie während der Geburt hervorzuholen und dann anzuwenden, werden sie wahrscheinlich nicht so gut gelingen. Wenn du sie aber regelmäßig geübt hast, wird es Körper und Geist leichter fallen, sich wieder darauf einzulassen.

Bevor du mit den Konzentrationsübungen beginnst, nimm dir einen Moment Zeit und schreibe auf, was du über dich in Bezug auf die Schwangerschaft, die Schwangerschaft selbst und die Geburt denkst. Dies ist eine sehr wichtige Übung, deshalb sei bitte ehrlich mit dir und werte nichts, was du aufschreibst. Behandle »ich habe Angst – ich fühle mich unsicher – ich bin aufgeregt« genauso wie »ich freue mich total – ich kann es kaum erwarten – ich habe Vertrauen«.

Übung

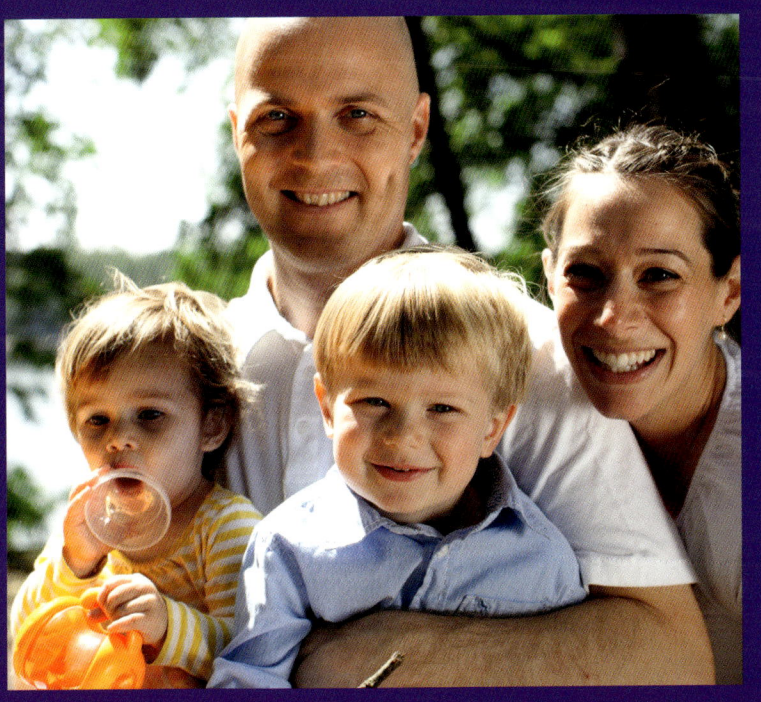

47

Übung

Betrachte diese Liste nun und unterstreiche die Punkte, die dich am meisten berühren, sowohl positiv als auch negativ. Diese Punkte werden nun deine Hausaufgabe, deine ständigen Begleiter. Wandle die positiven in kurze, prägnante Sätze um und schreibe jeweils einen auf eine kleine Karte oder Post-It, sodass du sie für eine Zeitlang mit dir tragen kannst oder sie an Orte klebst, wo du sie immer wieder sehen wirst. Hier ein paar Vorschläge:

Ich kann das!
Ich habe Kraft!
Ich habe Vertrauen!
Ich bin eine Frau, ich weiß wie das geht!

Wiederhole die Sätze so oft es geht, probiere, dich ganz bewusst an die guten Gefühle zu erinnern, die du mit dem jeweiligen Satz verbindest, sodass sie sich in dir festigen können. Wenn du dies immer wieder wiederholst, erzeugst du daraus ein festes Gedankenmuster, auf das du während der Geburt und in Zeiten des Zweifels zurückgreifen kannst.

Diese Übung wirkt am intensivsten, wenn du sie in Ruhe übst. Setze dich dazu an einen ruhigen Ort, schließe die Augen, atme ein paar Mal tief ein und aus und entspanne. Dann versetze dich in die Stimmung, die Energie, die deine positive Affirmation hervorrufen soll und wiederhole die Affirmation ununterbrochen. Fahre so für ein paar Minuten fort, dann vertiefe den Atem wieder, bewege leicht Hände und Füße und öffne die Augen. Im Laufe der Zeit wird es dir immer leichter fallen, in diese Energie zu kommen, sodass schon ein kurzer Gedanke an die Affirmation dich mit seiner Kraft erfüllt.

Nun werden wir uns ein bisschen um die Punkte auf deiner Liste kümmern, die dich belasten. Es ist ganz wichtig, dass du dich diesen Punkten stellst und an ihnen arbeitest, sodass sie nicht permanent in deinem Unterbewusstsein wühlen und dich negativ beeinflussen. Wenn wir uns im Yoga mit dem Geist beschäftigen, stoßen wir immer wieder auf Gedanken, Charakterzüge, niedere Emotionen, die wir eigentlich nicht wollen, da sie uns herunterziehen, uns unruhig machen und uns daran hindern, zufrieden zu sein. Viele Menschen probieren, diese Art der Gedanken einfach zu ignorieren oder gar zu unterdrücken. Das geht jedoch leider nach hinten los, und irgendwann werden diese Gedanken aus dir herausplatzen. Dann haben sie so viel Kraft angesammelt, dass das sehr überwältigend sein kann. Der yogische Weg damit umzugehen ist, sie als Allererstes zu erkennen und zuzugeben, dass sie in dir sind. Das ist nichts Schlimmes, jeder Mensch hat negative Gedanken, aber wie bereits gesagt, sind das oftmals gar nicht unbedingt unsere eigenen und selbst wenn es unsere eigenen sind, liegt es nun an uns, wie wir damit umgehen. Der nächste Schritt ist, dass du probierst, sie mit dem Gegenteil zu ersetzen. Wenn du also vor etwas Angst hast, denke über Mut nach. Wenn du unsicher bist, denke über Sicherheit nach etc. Bei diesem intellektuellen Prozess wird die Emotion ein bisschen außen vor gelassen, sodass du Abstand von der negativen Emotion bekommen kannst. Je stärker und klarer das Bild des gegenteiligen Gedankens wird, desto weniger wird dich die »alte« Emotion berühren können und du kannst den Gedanken mit einer neuen, positiven Emotion belegen. Hier kommen dir deine geübten positiven Affirmationen wieder zuhilfe. Das klingt sehr technisch, ist es auch, aber es funktioniert!

> Wenn du vor etwas Angst hast, denke über Mut nach.

Konzentrationsübungen während der Schwangerschaft

Der Geist funktioniert wie ein Muskel, wenn du ihn trainierst, wird er stark, wenn du ihn in Ruhe lässt, wird er weich und verliert an Ausdauer. Wie wichtig und wertvoll ein disziplinierter Geist und Konzentrationskraft im normalen Leben sind, wissen wir alle. Wie wichtig er in Schwangerschaft und Geburt ist, unterschätzen die meisten jedoch. Ich habe es schon gesagt, möchte es aber noch einmal wiederholen: Disziplin in der Schwangerschaft ist das A und O für einen gesunden, zufriedenen Verlauf und dein bester Freund in der Geburt! Nur mit Disziplin wirst du regelmäßig Yoga und Konzentrationsübungen ma-

> Disziplin in der Schwangerschaft ist das A und O für einen gesunden, zufriedenen Verlauf und dein bester Freund in der Geburt!

chen, auf Ernährung und Schlaf achten und dich nicht von negativen Gedanken runterziehen lassen. Diszipliniert zu sein kostet Willenskraft und Durchhaltevermögen, aber was man davon zurückbekommt, ist ein Vielfaches mehr.

Ich möchte dir hier drei Konzentrationsübungen anbieten, die sehr schnell und effektiv wirken. Wie immer gilt, je mehr du übst, desto besser werden sie funktionieren. Probiere, die Übungen immer auf die gleiche Weise zu beginnen, dadurch fällt es dem Geist leichter, sich auf die Übung einzulassen. Genauso solltest du die Übungen immer beenden wie hier beschrieben. Der Kreislauf wird sich während der Übungen sehr beruhigen, sodass du ihn wieder ein bisschen in Schwung bringen musst, um Schwindel zu vermeiden.

Am besten führst du die Übungen immer am gleichen Ort zur gleichen Zeit aus, so gewöhnt sich der Geist am schnellsten an die neue Disziplin. Die Atemzählen-Übung findest du auch auf der CD (Stück 1), sodass du dich von mir durch die Übung führen lassen kannst.

Übung

Beginne die Übungen wie folgt:

Komme in eine bequeme aufrechte Sitzhaltung (siehe Seiten 159 ff). Achte darauf, dass du wirklich bequem sitzen kannst, ohne dich anzulehnen und deine Kleidung dich nicht einengt. Atme ein paar Mal tief ein und aus, um Körper und Geist zu energetisieren und Müdigkeit zu vertreiben. Dann lasse den Atem ganz natürlich kommen und gehen. Gib dem Körper den Befehl für die Dauer der Übung, ganz ruhig und entspannt zu bleiben, sodass er dich nicht stört. Gib dem Geist den Befehl, für die Dauer der Übung ganz konzentriert und aufmerksam zu sein. Wenn du Körper und Geist eindeutige Befehle gibst, werden sie auch folgen.

Dann fahre mit einer der Konzentrationsübungen fort:

Tratakam Für diese Übung stelle eine Kerze etwa zwei bis drei Meter entfernt von dir auf. Die Kerzenflamme sollte auf

Augenhöhe sein. Starre mit weichem Blick auf die Kerzen-flamme, ohne zu blinzeln, bis die Augen anfangen zu tränen. Dann schließe die Augen und stelle dir die Kerzenflamme im Punkt zwischen den Augenbrauen, dem dritten Auge, vor. Wenn du merkst, dass sich die Augen beruhigt haben, öffne sie und wiederhole diesen Ablauf ein paar Mal. Du kannst Tra-takam auch ohne Kerze machen, indem du, wie in den Hatha Yoga Übungsreihen, auf einen Punkt an der Wand starrst. Es ist eine wundervolle Übung, um den Geist zu bündeln.

Atemzählen Richte deine Aufmerksamkeit auf die Nasen-spitze und beobachte, wie der Atem ganz natürlich ein- und ausfließt. Spüre, wie sich der Atem mit der Einatmung et-was kühl in der Nasenspitze kräuselt und wie er mit der Ausatmung etwas wärmer wieder rausfließt. Dann beginne die Atemzüge zu zählen, zähle einatmen, ausatmen, 1, ein-atmen, ausatmen, 2. Fahre so fort, bis du bis 10 gezählt hast, dann beginne wieder bei 1. Zähle so immer von 1 bis 10, wenn du dich verzählst, zu weit zählst oder den Faden verlierst, beginne wieder bei 1. Diese Konzentra-tionsübung wird dir helfen zu entspannen, Stress abzubau-en und gleichzeitig Kraft zu tanken.

Mantrameditation Richte deine Aufmerksamkeit auf den Punkt zwischen den Augenbrauen, das dritte Auge. Trainiere deinen Geist, sich auf diesen Punkt zu konzent-rieren. Immer, wenn du merkst, dass der Geist abschweift, bringe ihn zurück zu diesem Punkt. Wenn die Konzentrati-on etwas fester wird, wirst du dort das Pulsieren der Le-benskraft, des Herzschlages spüren. Dies kann sich als ein Pulsieren, als Licht oder ein leichter Druck ausdrücken. Egal was kommt oder nicht kommt, fahre einfach mit der Übung fort. Um den Prozess der Konzentration weiter zu unterstützen, kannst du geistig ein Mantra wiederholen. Für den Anfang empfehle ich dir das Mantra »OM«. OM re-präsentiert die Energie, die dem gesamten Universum un-terliegt oder mit anderen Worten Gott. Wenn du OM wie-derholst, stimmst du dich in diese Energie ein, was dich mit Kraft und Energie anfüllen wird und dich in Einklang mit deinem göttlichen Selbst bringt.

Um die Übungen zu beenden, folge immer diesem Ablauf: Vertiefe zunächst den Atem, atme tief in den Bauch ein und aus (siehe Seite 86). Dann bewege leicht Hände und Füße, spanne Arme und Beine und öffne erst dann die Augen, beende die Übung.

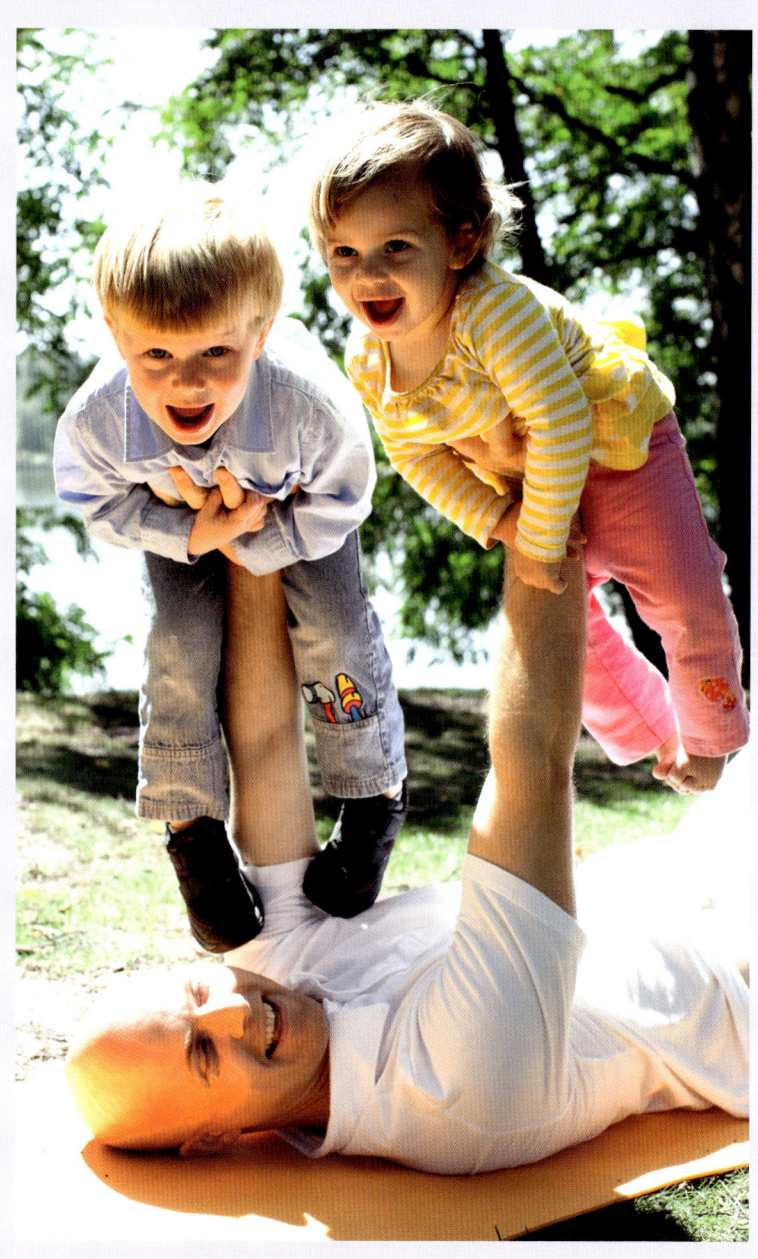

Nada Yoga, Mantra singen

Ein weiterer wundervoller Aspekt des Sampoorna Yoga ist Nada Yoga, das Yoga der Musik, der göttlichen Klangschwingung. Die Yogis haben schon sehr früh herausgefunden, wie leicht der Geist von Musik beeinflusst wird. Musik kann den Geist in alle möglichen Geisteszustände bringen, es kann ihn traurig oder müde machen, aufgeregt, glücklich oder auch ruhig und ausgeglichen. Dies haben sich die Yogis zunutze gemacht, indem sie ein System entwickelt haben, das der indisch klassischen Musik, das den Geist sehr schnell beruhigt, erhebt und glücklich macht. Genau genommen haben sie dieses System nicht entwickelt, sondern haben es im transzendentalen Zustand der Erleuchtung erlebt und es dann auf dieser physischen Ebene reproduziert. Diese Musik hat nicht nur einen großen Einfluss auf den Geist, sondern auch auf den physischen und astralen Körper. Die Körper werden in Schwingung versetzt, was Blockaden und Spannungen löst, den Fluss der Energie verbessert und erhöht, die Chakras harmonisiert und die Systeme der Körper in Einklang bringt.

Das Hören dieser Musik hat schon einen starken Einfluss, einen noch größeren Effekt bekommst du jedoch, wenn du sie selbst machst. Am besten funktioniert das Singen, zum einen, weil du dazu kein Instrument lernen musst, zum anderen, weil es die meiste Schwingung in dir erzeugt. Die Stimme wird auch als der Spiegel der Seele bezeichnet, du kannst über die Arbeit mit deiner Stimme viele Spannungen und Blockaden auf körperlicher und geistiger Ebene lösen. Eine der größten Blockaden in uns ist das »Das kann ich nicht«. Dies drückt sich oft in der Stimme aus bzw. schon in dem nicht singen wollen. Ich kann dir wirklich nur empfehlen, so viel zu singen, wie es geht. Gerade in der Zeit der Schwangerschaft, da diese Schwingungen auch dein Kind stark beeinflussen. Ich lege sehr oft meinen Kopf an den Bauch meiner Frau und singe. Alle unsere Kinder haben immer auf die gleiche Art reagiert, sie sind sofort zu mir gekommen und haben sich an mich »gekuschelt«. Meine Frau berichtet immer das Gleiche, wenn sie singt, reagieren die Kinder im Bauch sofort. Sie beruhigen sich oder bewegen sich auf einmal ganz anders, sanfter, fast tanzend. Es gibt auch Studien, die zeigen, dass sich das

> Ich kann dir wirklich nur empfehlen, so viel zu singen, wie es geht.

Gehirn von Kindern, die viel mit klassischer Musik in Kontakt sind, schneller entwickelt.

Nada Yoga verwendet verschiedene Aspekte der Musik, um den Geist zu bändigen. Zum einen nutzt es das Singen von einzelnen Tönen. Hierdurch wird u.a. die Stimme trainiert und befreit, und du erlangst Kontrolle über den Atem.

Übung

Ich habe dir eine solche Übung aufgenommen (siehe CD Stück 2), sodass du damit zu Hause üben kannst. Komme dazu in eine bequeme, aufrechte Sitzhaltung (siehe Seiten 159 ff). Schließe die Augen, probiere, den Körper so weit es geht zu entspannen und möglichst nur über die Bewegung des Bauches ein- und auszuatmen. Du wirst hierbei Töne der Tonleiter singen und jeden Ton dreimal wiederholen, auf A, O und M, dadurch wirst du den gesamten Körper in Schwingung versetzen. Die Töne korrespondieren mit den Chakras entlang der Wirbelsäule, wobei der tiefste Ton mit dem Chakra am untersten Ende der Wirbelsäule korrespondiert und jeder aufsteigende Ton ein Chakra nach oben klettert (Ende des Steißbeins, Geschlechtsorgane, Bauchnabel, Brustbein, Kehle, Stirn, Schädeldecke). Wenn du mit der Übung vertraut geworden bist, kannst du dich während des Singens auf die unterschiedlichen Chakras konzentrieren. Dies wird den harmonisierenden Effekt der Übung noch verstärken. Wenn du die Übung beendet hast, bleibe noch ein paar Momente ruhig sitzen und spüre den Schwingungen nach. Dann vertiefe den Atem, bewege leicht Hände und Füße, spanne Arme und Beine und öffne die Augen.

Ein weiterer Teil des Nada Yoga ist das Singen von Kirtan, Bhajans oder Mantras. Kirtan und Bhajans sind Musikstücke, deren Text Gott in all seinen Formen preist, wobei Kirtan mit mehreren gesungen werden kann und Bhajans meist von einem Sänger vorgetragen wird. Die Texte sollen als Inspiration dienen und uns daran erinnern, wie wundervoll Gott und seine Schöpfung sind und wie einfach es eigentlich ist, dies zu erleben. Mantras sind wie unterschiedliche Namen Gottes. Shri Yogi Hari definiert ein Mantra wie folgt: »Ein Mantra ist der Ausdruck eines ganz spezifischen Aspektes Gottes in Schwingung oder Musik.« Diese Aspekte Gottes beziehen sich meist auf die indische Mythologie, die besagt, dass Gott immer dann inkarniert, wenn das Schlechte auf der Welt zu stark wird, sodass er den Menschen den rechten Weg weisen kann und die reine Lehre zur Selbstverwirklichung wieder etabliert wird. Die normalerweise verwendete Sprache ist Sanskrit, was auch als die Sprache der Götter bezeichnet wird, da sie unserem ursprünglichen Schwingungszustand am nächsten kommt. Genau wie bei dem System der indisch klassischen Musik findet diese Sprache ihren Ursprung in den transzendentalen Erlebnissen der Yogis.

Auf der beiliegenden CD findest du einige Kirtan und Mantras (Stück 3 - 8), sodass du mit ihnen singen kannst. Die Mantras wurden von Shri Yogi Hari aufgenommen und bieten dir einen kleinen Einblick in die indisch klassische Musik. Shri Yogi Hari hat über 30 CDs mit Kirtan, Mantras und Bhajans aufgenommen, die ich dir wärmstens empfehlen kann. Ich habe auch einige anderssprachige Kirtans aufgenommen, sodass du die Texte besser verstehen kannst. Hier sind die Texte mit Übersetzungen, sodass du die Stücke leichter lernen kannst:

Bless the Lord my soul and bless Gods holy name.
Bless the Lord my soul, who leads me into life.

(Preise den Herrn meine Seele und preise seinen heiligen Namen.
 Preise den Herrn meine Seele, er führt mich ins Leben.)

Stück 3

Nada te turbe, nada te espante
Quien a dios tiene, nada le falta
Nada te turbe, nada te espante
Solo Dios, Basta!
(Nichts beunruhige dich, nichts beängstige dich.
Wer Gott hat, dem fehlt nichts. Gott allein genügt!)

Stück 4

Bleibet hier und wachet mit mir,
wachet und betet, wachet und betet.

Stück 5

Stück 6

OM Namo Bhagavate Vasudevaya

Mit diesem Mantra wird die Energie Gottes angerufen, die als Krishna bezeichnet wird. Krishna inkarnierte, um den Menschen den Weg absoluter, göttlicher Liebe zu zeigen. Außerdem lehrte er, wie man die Erfüllung seiner Pflicht als Weg zur Selbstverwirklichung nutzen kann.

Stück 7

OM Namah Shivaya

Shiva ist der Aspekt Gottes, der von den Yogis angerufen wird, um Konzentration zu erlangen und alle negativen Gedanken und Gefühle zu beseitigen. Shiva ist voller Mitgefühl und Hingabe für seine Kinder, die Menschen.

Stück 8

Shri Ram Jay Ram Jay Jay Ram OM

Rama inkarnierte, um den Menschen zu zeigen, wie man sein normales Leben spiritualisieren kann, sodass man jeden Moment nutzen kann, seinen Geist zu erheben.

Bhava, die innere Einstellung

Bhava bedeutet »innere Einstellung, innere Gefühlswelt oder auch Verschmelzen mit Gott«. Bhava ist ein sehr wichtiger Aspekt des Yoga, da wir allem eine bestimmte Einstellung gegenüber haben bzw. eine bestimmte Emotion damit verbinden. Wie bereits erwähnt, wollen wir die negativen Gedanken und Einstellungen mit positiven ersetzen, da sie den Geist herabziehen und Energie kosten. Dies kannst du auch sehr gut beim Singen üben, indem du dich während des Singens auf die erhebenden, erhabenen, wundervollen Gefühle und Eigenschaften konzentrierst, die du Gott zuschreibst. Je mehr du dich auf diese göttlichen Eigenschaften konzentrierst, desto mehr werden sie sich auch in dir manifestieren. Je mehr sie sich in dir manifestieren, desto leichter wird es dir fallen, sie auch in anderen Menschen zu sehen. Hier wird dir dein Kind wieder sehr zuhilfe kommen, denn nirgendwo ist es leichter, die Göttlichkeit zu sehen, als in Kindern, vor allem den eigenen.

Nirgendwo ist es leichter die Göttlichkeit zu sehen, als in Kindern.

Nimm ein Blatt Papier und schreibe alle guten Qualitäten und Eigenschaften auf, die du Gott zuschreibst, z. B. Liebe. Wenn du damit fertig bist, wähle eine dieser Eigenschaften und denke darüber nach, was sie eigentlich bedeutet. Suche dir Vorbilder in Menschen oder Geschichten, die diese Eigenschaft verkörpern. Dann betrachte dich selbst und siehe, wie viel du davon in dir hast, wie viel du davon in die Tat umsetzt und wo du es noch verbessern könntest.

Vertrauen in Gott

Je mehr ich mich mit dem Thema Yoga und dem Wunderwerk des menschlichen Körpers und Geistes auseinandersetze, desto mehr entsteht in mir ein tiefes Gefühl der Ehrerbietung und des Vertrauens Gott gegenüber. Betrachte nur einmal den Vorgang der Zeugung und der darauffolgenden Entwicklung des Kindes. Die gesamte genetische Information von Mann und Frau befindet sich in zwei Zellen. Diese beiden Zellen verschmelzen miteinander, bilden einen neuen genetischen Code, aus dem sich ein Zellhaufen bildet und nach und nach ein neuer Mensch entsteht. Alle Informationen über Haar-, Augen- und Hautfarbe, Körpergröße u.v.m. sind von Anfang an enthalten. Welch ein Wunder! Wenn ich das Wunder der Geburt betrachte, besteht für mich kein Zweifel, dass es Gott, oder wenn dich dieses Wort stört, eine höhere Intelligenz ,gibt, die hinter allem steht, alles leitet und dirigiert. Wenn man nun davon ausgeht, dass Gott oder der Schöpfer hinter allem steht und alles kreiert hat, dann kann man auch davon ausgehen, dass er oder sie es so kreiert hat, dass es funktioniert. Und genauso hat er auch dich als Frau und werdende Mutter so kreiert, dass du richtig funktionierst, zumindest wenn du dich an die Richtlinien hältst und Körper und Geist die Chance gibst, so zu funktionieren, wie sie sollen. Vertraue in Gott und seine Schöpfung und damit auch in dich selbst. Als Frau bist du dafür gemacht, Kinder zu bekommen, du kannst das und hast das schon unendlich viele Male gemacht, zumindest, wenn man der indischen Lehre der Reinkarnation glaubt.

> Wenn ich das Wunder der Geburt betrachte, besteht für mich kein Zweifel, dass es Gott gibt.

> Vertraue in Gott und seine Schöpfung und damit auch in dich selbst.

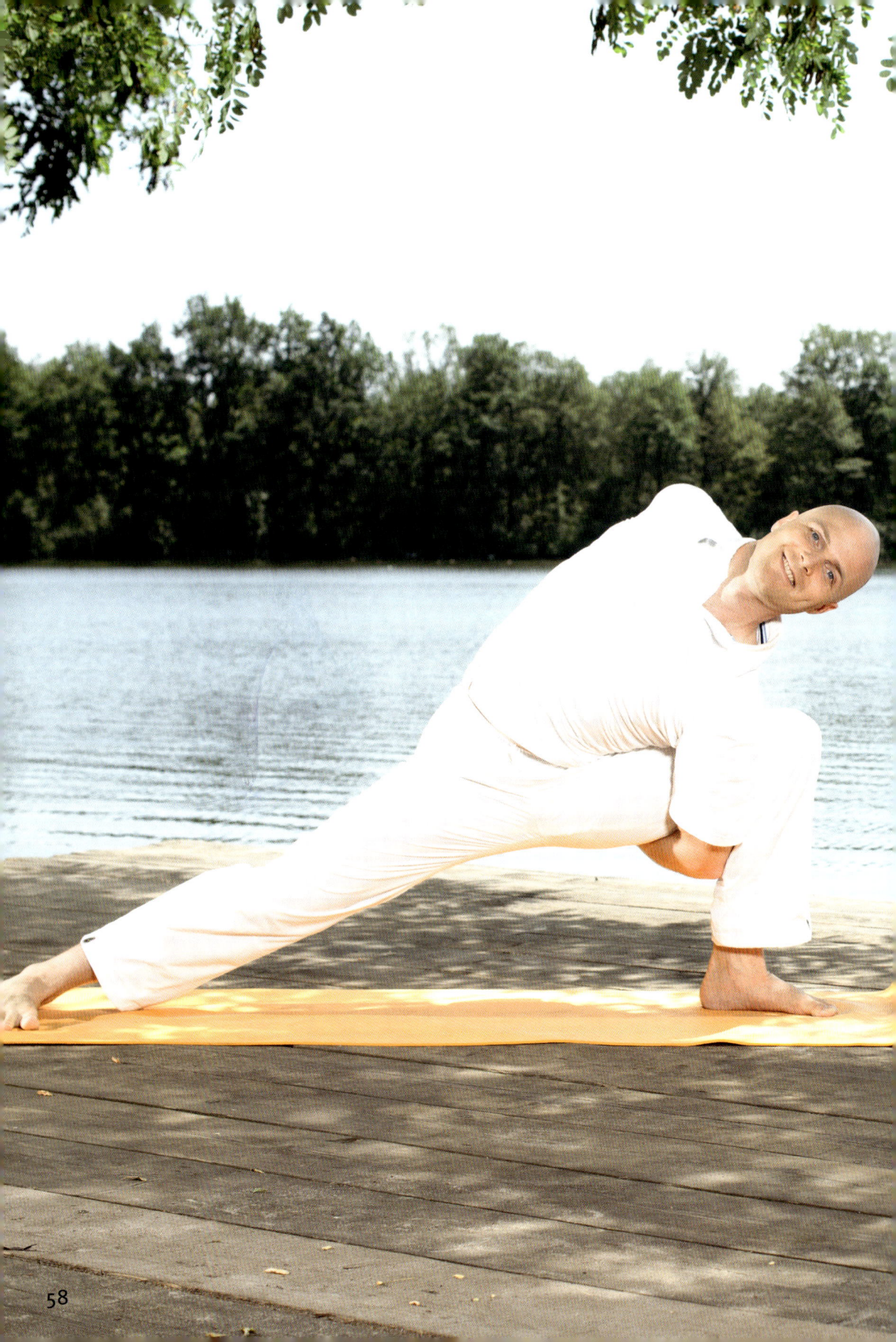

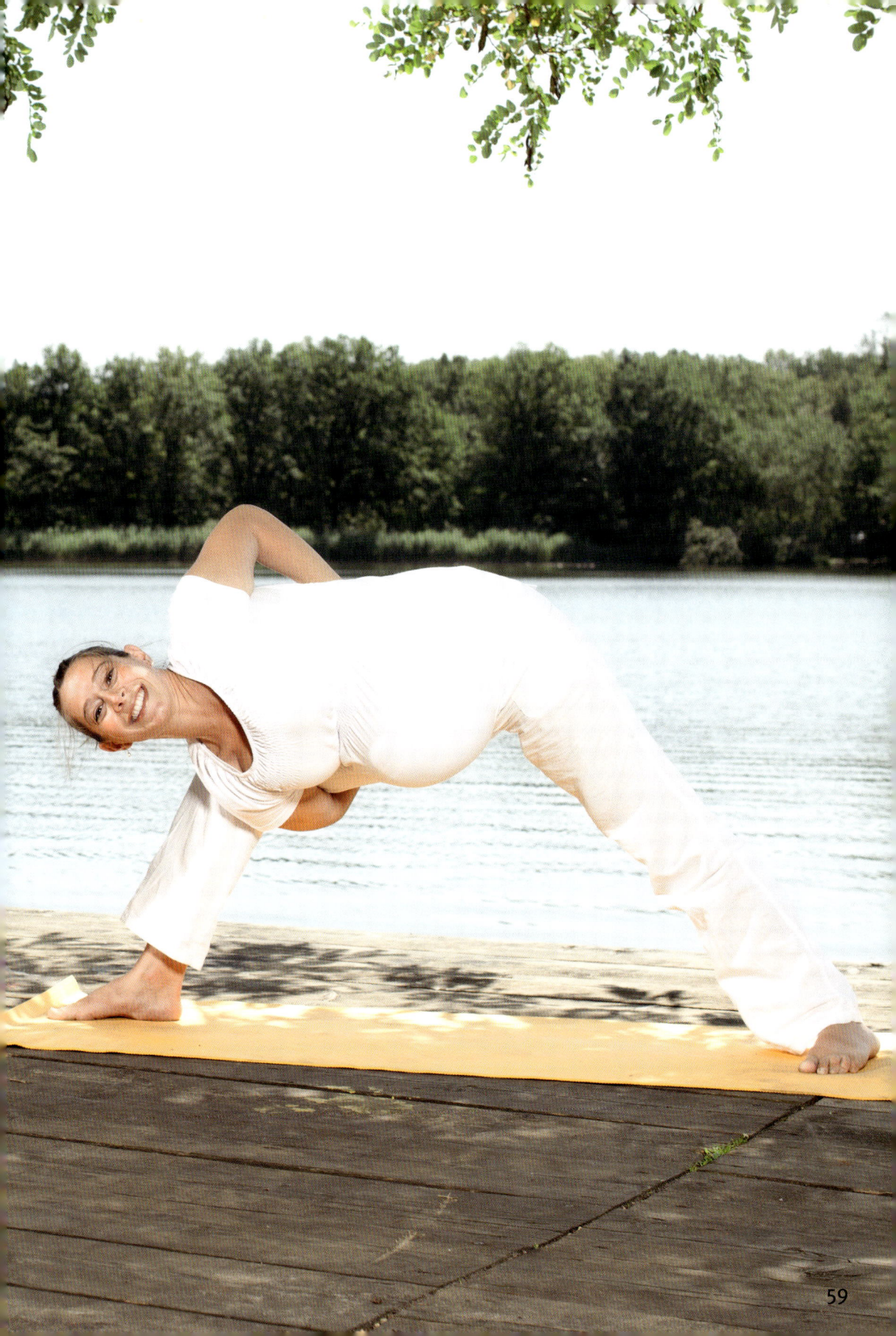

Reinkarnation und Karma

Der indischen Mythologie zufolge schafft Gott das Universum, aus sich selbst heraus, mit dem einzigen Grund, sich daran erfreuen zu können. Um sich daran erfreuen zu können, muss er es jedoch betreten. Stelle dir einmal vor, dass du der Erfinder und Erbauer von Disney World wärest, du hast die Idee, investierst Zeit in die Entwicklung und den Bau und stellst das Projekt fertig. Natürlich möchtest du danach auch alles erleben, was du geschaffen hast, jedes Karussell, jede Show, einfach alles. Genauso will auch Gott seine gesamte Schöpfung erleben und so inkarniert Gott immer wieder, um alles zu durchlaufen und zu erfahren, was es zu erfahren gibt. Er beginnt die Reise in dem Teil der Schöpfung, die am »verhülltesten« ist, in dem das göttliche Bewusstsein am wenigsten deutlich hindurchscheint, dem Mineralreich. Durch die Verkörperung und die damit einhergehende Verhüllung des reinen Bewusstseins »vergisst« Gott nun, dass er Gott ist. Der Einfachheit halber werde ich diesen Aspekt Gottes nun als Seele bezeichnen. Mit jeder neuen Reinkarnation erhebt sich die Seele ganz automatisch Stück für Stück und »pellt« die Verhüllungen ab. Dabei macht sie viele Erfahrungen, die auf der großen »seeleneigenen Festplatte« gespeichert werden. Die Seele durchläuft alle möglichen Aspekte des Mineralreiches, tritt dann in das Pflanzenreich ein und durchlebt alle möglichen Aspekte der Pflanzenwelt. Dann geht die Seele in das Tierreich über, um letztendlich in das Menschenreich einzugehen. Bis hierhin geschah die Enthüllung des Bewusstseins ganz automatisch. Nun als Mensch haben wir jedoch die Möglichkeit, diese Entwicklung zu beschleunigen, indem wir Übungen machen, die den Geist erheben, ihn zur Ruhe bringen und es dem reinen, göttlichen Bewusstsein ermöglichen, mehr und mehr hindurchzuscheinen. Hierzu müssen wir uns jedoch mit all den Eindrücken, die die Seele in den unendlich vielen Reinkarnationen gemacht hat, auseinandersetzen.

Du kannst dir die Idee der Reinkarnation in etwa so vorstellen: Gott inkarniert, um Spaß zu haben. Hierzu verkleidet er sich als verkörpertes Wesen auf dieser Welt und spielt dann mit sich selbst Schnitzeljagd, d. h. er gibt sich selbst Anhaltspunkte, wie er wieder zu sich selbst kommen kann. Das klingt sicherlich etwas verwirrend, aber nimm es für den Moment einfach mal so hin. Alle Erfahrungen, die die Seele auf dieser Reise macht, dienen eigentlich nur dem Zweck, dass Gott sein reines Bewusstsein wieder enthüllen kann. Ein ganz praktisches Beispiel: Um den Geist zur Ruhe zu bringen, ist es sehr hilfreich, wenn der Körper gesund ist. Deine Aufgabe ist es also, den Körper gesund zu halten. Wenn du nun deine Hand auf eine heiße Herdplatte legst, was den Körper verletzen würde, warnt dich der Körper, indem er dir einen Schmerzimpuls sendet. Du reagierst darauf, indem du die Hand schnell wegziehst und hoffentlich daraus lernst, dass du deine Hand nicht mehr auf eine heiße Herdplatte legen wirst. Auf diese Weise funktioniert eigentlich alles, was wir tun. Jede Aktion hat eine Reaktion! Die Reaktion dient uns dazu, dass wir lernen können. Ähnlich wie in der Schule entscheidet unsere Reaktion auf das zu Lernende, ob wir für die nächste höhere Lektion bereit sind. Wenn wir in der ersten Klasse nicht verstehen, dass $1 + 1 = 2$ ist, dann werden die Lehrer mehr Zeit mit uns verbringen und probieren, es auf verschiedene Arten zu erklären. Wir können jedoch nichts Neues oder Weiterführendes lernen, bis wir diesen Schritt verstanden haben. Ähnlich mit unserer Herdplatte. Wenn wir nicht verstehen, dass unsere eigene Aktion, das Legen der Hand auf die Platte, Ursache für den Schmerz ist, dann werden wir es immer wieder probieren oder vielleicht beginnen, die Herdplatte zu beschimpfen oder sie zu bekämpfen.

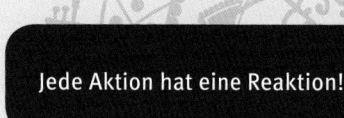

Jede Aktion hat eine Reaktion!

Manche Reaktionen kommen direkt zu uns zurück, wie der Schmerzimpuls, andere brauchen etwas mehr Zeit, um zu uns zurückzukommen. Dass ich heute gesund bin, ist die Reaktion des gesunden Lebensstils, den ich führe, und zwar nicht erst seit gestern, sondern schon seit einer langen Zeit. Wenn ich auch in 20 Jahren noch gesund und fit sein möchte, muss ich kontinuierlich etwas dafür tun, ich kann also meine eigene Reaktion in 20 Jahren beeinflussen.

Wieder andere Reaktionen bzw. Lektionen können wir nicht in einem Leben lernen und so kommen sie zu uns zu-

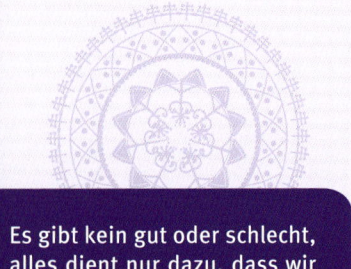

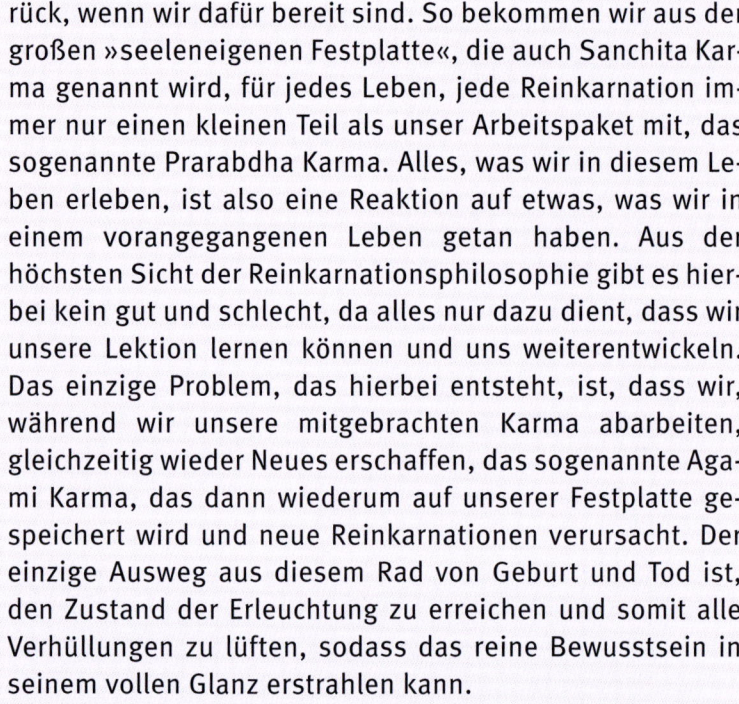

rück, wenn wir dafür bereit sind. So bekommen wir aus der großen »seeleneigenen Festplatte«, die auch Sanchita Karma genannt wird, für jedes Leben, jede Reinkarnation immer nur einen kleinen Teil als unser Arbeitspaket mit, das sogenannte Prarabdha Karma. Alles, was wir in diesem Leben erleben, ist also eine Reaktion auf etwas, was wir in einem vorangegangenen Leben getan haben. Aus der höchsten Sicht der Reinkarnationsphilosophie gibt es hierbei kein gut und schlecht, da alles nur dazu dient, dass wir unsere Lektion lernen können und uns weiterentwickeln. Das einzige Problem, das hierbei entsteht, ist, dass wir, während wir unsere mitgebrachten Karma abarbeiten, gleichzeitig wieder Neues erschaffen, das sogenannte Agami Karma, das dann wiederum auf unserer Festplatte gespeichert wird und neue Reinkarnationen verursacht. Der einzige Ausweg aus diesem Rad von Geburt und Tod ist, den Zustand der Erleuchtung zu erreichen und somit alle Verhüllungen zu lüften, sodass das reine Bewusstsein in seinem vollen Glanz erstrahlen kann.

Damit die Seele auf dieser Welt inkarnieren kann, muss sie eine Form annehmen, die aus den Materialien dieser Welt geschaffen wurde, den physischen Körper. Über den physischen Körper macht die Seele ihre Erfahrungen, die über den astralen Körper an den kausalen weitergeleitet werden, wo sie dann gespeichert werden. Wenn wir unser Arbeitspaket für diese Reinkarnation abgearbeitet haben, wird es Zeit, den physischen Körper abzulegen. Wenn dies passiert, zieht sich der astrale Körper vom physischen zurück und tritt in die Astralwelt ein, wo er dann für eine bestimmte Zeit verweilt. Wenn die Zeit in der Astralwelt abgelaufen ist, wird auch der Astralkörper abgelegt, sodass nur noch der Kausalkörper zurückbleibt.

Die Empfängnis

Jeder Mensch erzeugt im Laufe des Lebens durch seine Art zu denken und sein Leben zu führen eine ganz bestimmte Schwingung in sich. Wenn sich der kausale Körper aus dem physischen und astralen Körper zurückzieht, nimmt er diese Schwingung mit und tritt in einen

> Es gibt kein gut oder schlecht, alles dient nur dazu, dass wir uns weiterentwickeln können.

Ruhezustand ein. Ähnlich wie bei einem Pflanzensamen, der auf die richtigen Bedingungen von Erde, Wärme und Wasser angewiesen ist, damit er sprießen kann, braucht auch der Kausalkörper die richtigen Bedingungen, sodass er wieder reinkarnieren kann. Diese Bedingungen sind u. a. abhängig von Ort und Zeitalter, vor allem aber vom Bewusstseinszustand der Eltern. So wird gesagt, dass die gemeinsame Schwingung der Eltern genau der Schwingung des »wartenden« Kausalkörpers entsprechen muss, damit dieser inkarnieren kann. In den indischen Schriften wird deshalb der Akt der Zeugung und vor allem die Zeit davor als sehr wichtig angesehen. Natürlich möchte jedes werdende Elternteil, dass seine Kinder so gesund, kräftig und intelligent wie möglich sind. Aus yogischer Sicht wünschen sich Eltern, dass Seelen mit einer möglichst hohen Schwingung in ihrem Haus reinkarnieren. Deshalb sollten die Eltern in der Zeit, wenn es an die Familienplanung geht, probieren, ihre eigene Schwingung so weit es geht zu erheben, damit sie diesen Seelen die Möglichkeit bieten, zu ihnen zu kommen.

Aber auch nach der Empfängnis sollten die Eltern probieren, ihren eigenen Geist so weit es geht zu erheben, da sie darüber ihre Kinder sehr positiv beeinflussen. Meine Kinder z. B. machen schon seit sie zehn oder elf Monate alt sind regelmäßig Atemübungen. Sie sehen das als Spiel an und lachen darüber, gleichzeitig bekommen sie aber all die guten Wirkungen der Atemübung mit. Genauso wirst du das Kind in deinem Bauch über deine Gedanken, Emotionen und Lebensgewohnheiten stark beeinflussen und schon das ein oder andere Gedankenmuster im Geiste deines Kindes erzeugen. Es lohnt sich also sehr, deine Gewohnheiten immer wieder zu überprüfen. Vor allem solltest du immer wieder probieren, die Eigenschaften an dir, die du nicht so magst, zu verändern, da du sie sonst an deine Kinder weitergeben wirst. Es gibt einen sehr inspirierenden Film über das Leben von Bruce Lee, wo das »Weiterreichen« eines »Familiendämonen« (schlechten Angewohnheiten etc.) sehr schön dargestellt wird.

> Eltern sollten probieren, ihre eigene Schwingung, ihren eigenen Geisteszustand so weit es geht zu erheben.

Geburt und Tod

In der indischen Mythologie gibt es eine sehr schöne Geschichte, in der ein Prinz gefragt wurde, was er für das größte Wunder der Welt halten würde. Er antwortete, dass für ihn das größte Wunder sei, dass, obwohl wir ständig vom Tod umgeben sind, wir annehmen, dass er uns selbst nie erhaschen wird. Und an anderer Stelle sagt er, dass der Tod (des physischen Körpers) das Einzige ist, was sicher zu uns kommen wird.

Ich möchte dir damit keine Angst oder schlechten Gefühle machen, aber Geburt und Tod liegen nun mal ganz eng zusammen. In der heutigen westlichen Welt sind die Risiken einer Geburt sicherlich deutlich reduziert, aber die Möglichkeit einer Fehlgeburt, einer Totgeburt oder eines frühen Kindstodes besteht leider weiter. Bislang wurde mir eine solche Erfahrung erspart, wofür ich sehr dankbar bin, nichtsdestotrotz beschäftige ich mich immer mal wieder mit diesem Thema, um der unterbewussten Angst etwas Wind aus den Segeln zu nehmen und mehr Klarheit zu diesem Thema zu bekommen.

Mir hilft es sehr, dieses Thema ganz intellektuell zu betrachten und zu probieren, alle Emotionen herauszunehmen, denn nur so kann der Kopf einigermaßen klar bleiben. Mir bietet die Reinkarnationstheorie viel Trost, da sie mir immer wieder zeigt, dass es eigentlich kein gut und schlecht gibt, sondern nur Anstöße für uns, uns weiterzuentwickeln. Wir mit unserem begrenzten menschlichen Verstand können das große Bild, den großen Zusammenhang von Karma nicht erfassen, wir können nur darauf vertrauen, das alles zum Besten ist und probieren, die Teile zu finden, an denen wir wachsen und den Geist erheben können. Ich möchte dir dazu noch eine kleine Geschichte aus dem indischen Epos »Mahabharata« erzählen, die mein Gefühl zu diesem Thema stark verändert hat.

>> Als König Shantanu eines Tages auf die Jagd ging, erblickte er eine wunderschöne Frau, Ganga, in die er sich sofort verliebte. Als er sie jedoch bat, ihn zu heiraten, antwortete sie, dass sie ihn nur heiraten könne, wenn er eine Bedingung akzeptierte. Natürlich stimmte Shantanu gleich zu, worauf sie zur Bedingung machte, dass er niemals infrage stellen dürfte, was sie tut. Würde er dieses Versprechen brechen, würde sie ihn sofort verlassen. Shantanu sah darin kein Problem, da er sich nicht vorstellen konnte, dass ein so göttliches Wesen etwas tun könnte, dem er nicht zustimmen würde. Sie heirateten und bekamen ihr erstes Kind. Ganga nahm dieses Kind jedoch direkt nach der Geburt, trug es zum nahegelegenen Fluss, sagte lächelnd »es ist zu deinem Besten« und ertränkte das Baby. Genauso handelte sie mit sechs weiteren Kindern. König Shantanu, an sein Versprechen gebunden, konnte sie nicht daran hindern. Als sie jedoch das achte Kind ertränken wollte, konnte er es nicht mehr aushalten, stoppte sie und fragte sie, was für ein Unwesen sie sei, dass sie lächelnd ihre eigenen Kinder ermorden konnte. Ganga blickte liebevoll und traurig zugleich auf ihren geliebten Gemahl und sagte, dass sie nun, da er sie infrage stellte, nicht mehr an ihn gebunden sei und zurück in den Himmel gehen würde. Sie wolle ihm ihre Tat jedoch noch erklären. Die acht Kinder, die sie zur Welt gebracht hatte, waren Götter, die dazu verflucht waren, auf der Erde zu inkarnieren. Sie wusste von dem Fluch und hatte den Göttern im Himmel versprochen, sie so bald es geht von diesem Fluch zu erlösen, sodass sie wieder in den Himmel konnten. Mit diesen Worten verließ sie ihren Gemahl und brachte den achten Sohn in die Obhut des besten Lehrers, sodass er sein Karma auf der Erde so gut es geht abarbeiten konnte.« «

Von einem anderen Standpunkt aus ist der Tod nur ein Übergang von einem Zustand in den nächsten. Einen solchen Übergang wirst du mit der Geburt deines Kindes auch erleben. Dein Kind und du gehen von einem Zustand des Einsseins in einen Zustand des Getrenntseins über. Den Zustand des Einsseins in dieser Form wirst du nie wieder herstellen können, er stirbt. Viele Frauen finden es sehr seltsam, dass sie in der Zeit nach der Geburt traurig oder niedergeschlagen sind, obwohl sie ihr Engelchen endlich in den Armen halten dürfen. Wenn du aber bedenkst, dass du mit der Geburt auch einen Tod miterlebt hast, ist es nicht mehr verwunderlich. Hinzu kommt noch, dass du nicht nur deine eigene Trauer verarbeiten musst, sondern auch die des Kindes spürst. Stelle dir nur einmal vor, was für eine Umstellung es für dein Kind sein muss …

> Dein Kind und du gehen von einem Zustand des Einsseins in einen Zustand des Getrenntseins über.

Übung

> Auch hier empfehle ich dir einen offenen Umgang damit. Schreib deine Gefühle auf, schreib die auf, die dein Kind haben könnte und sprich mit ihm darüber. Auch wenn Kinder noch nicht verbal antworten können, sie verstehen alles!

Komplikationen in der Schwangerschaft

Ich gehe eigentlich immer erst mal davon aus, dass alles in Ordnung ist. Dass dies jedoch nicht immer der Fall ist, wissen wir leider alle. Ich bin kein Arzt und selbst wenn ich einer wäre, könnte ich über ein Buch keine Diagnose erstellen. Aber ich will dir ein paar Anregungen mit auf den Weg geben, dass du mit bestimmten Situationen vielleicht etwas anders umgehen kannst, als das normalerweise der Fall ist.

Steißlage

In der heutigen westlichen Welt ist die Diagnose Steißlage fast gleichzusetzen mit Kaiserschnitt. Das ist jedoch nicht immer nötig. Zum einen können auch Steißlagenkinder normal zur Welt kommen, zum anderen gibt es viele Übungen, die du auch noch kurz vor dem errechneten Geburtstermin machen kannst, sodass sich das Kind noch dreht. Hier ein paar Anregungen:

- gehe so oft wie möglich Schwimmen
- führe den unterstützten Schulterstand aus (siehe Seite 173)
- nimm die folgende Position so oft es geht ein und halte sie, so lange es bequem geht

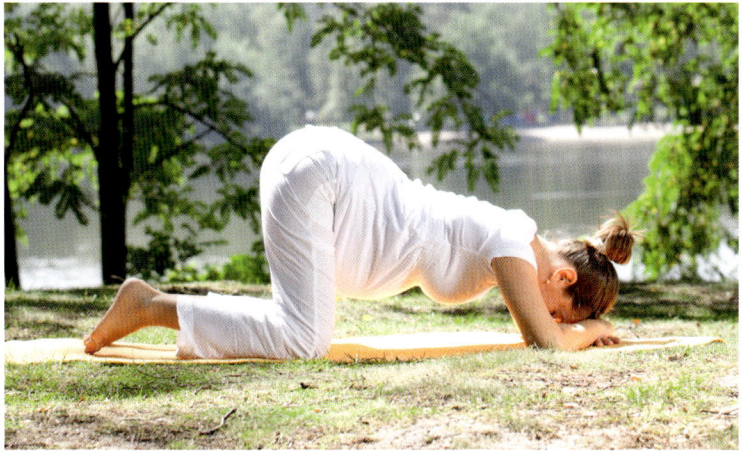

- mache Entspannungsübungen

Schwangerschaftsdiabetes

Aus yogischer Sicht entsteht Schwangerschaftsdiabetes aus der Vermischung deiner Doshas mit denen deines Kindes (siehe Seiten 41 ff) Du kannst aber sehr viel über die Ernährung regulieren, konsultiere hierzu am besten einen ayurvedischen Arzt.

Im Bett bleiben müssen

Wenn du während der Schwangerschaft im Bett bleiben musst, um eine Fehl- oder Frühgeburt zu vermeiden, kannst du trotzdem etwas dafür tun, an dir zu arbeiten und dich auf die Geburt vorzubereiten. Du wirst in diesem Buch viele geistige Übungen finden, die du machen kannst. Du wirst sie sogar viel mehr und öfter machen können als jede andere, da du ja sonst nicht viel machen kannst. Sieh diesen Umstand als einen Segen, da du dich nun wirklich um deinen Geist kümmern kannst.

Hämorrhoiden

Viele Frauen bekommen während der Schwangerschaft und vor allem während der Geburt Hämorrhoiden. Das ist eine sehr schmerzhafte, unangenehme Sache. Leider gibt es hier nur wenig hilfreiche Behandlungsmethoden und selbst Operationen scheinen nicht anhaltend zu helfen.

Aus yogischer Sicht treten Hämorrhoiden durch ein Übermaß an Apana-Vayu auf (siehe Seite 40). Wenn du nach der Geburt Übungsreihe 3 regelmäßig machst, wirst du starken Einfluss auf den Ausgleich von Apana-Vayu nehmen, wodurch du auch die Hämorrhoiden in den Griff kriegen solltest.

Sexualität in und nach der Schwangerschaft

Sexualität als Ausdruck deiner Zuneigung zu deinem Partner sollte etwas ganz Natürliches sein, frei von Zwang und Verpflichtung. Was sollte sich daran in der Schwangerschaft ändern? Sex ist bei einer normalen Schwangerschaft vollkommen ungefährlich, und du kannst es vielleicht sogar noch mehr genießen, da du dich nicht mehr um die Verhütung kümmern musst.

Wie bereits beschrieben, wird sich in der Schwangerschaft viel in deinem energetischen Fluss verändern, was dein Verlangen nach sexuellem Kontakt stark vermehren kann. Du wirst im Laufe der Schwangerschaft feststellen, dass auf dem Rücken liegen nicht mehr so gut geht. Das liegt vor allem daran, dass das Gewicht von Gebärmutter, Fruchtwasser und Kind zu stark auf ein paar ganz wichtige Teile der Blutversorgung für das Baby und deinen Unterleib drückt. Aber du musst ja nicht unbedingt auf dem Rücken liegen ...

Nach der Geburt lässt bei vielen Frauen das sexuelle Verlangen sehr stark nach. Das hat viele verschiedene Gründe. Zum einen ist der Geist so sehr mit dem Baby beschäftigt, dass der Gedanke an Sex gar nicht aufkommt. Zum anderen fordert das Baby so viel deiner Energie, dass du sie oft nicht mehr für Sex über hast. Abgesehen davon möchte dein Körper natürlich eine direkt folgende Schwangerschaft vermeiden, da er sich erst von der letzten Schwangerschaft und Geburt wieder erholen muss. Hinzu kommt, dass sich sehr viel im Fluss der Energie verändert. All die Energie, die vor der Geburt zur Gebärmutter geflossen ist, fließt nun hoch zum Herzen und zur Brust, um das Kind zu stillen. Sie fließt also weg vom Sexualzentrum, und es kostet Konzentration, sie wieder dorthin zu bringen.

> Sex ist bei einer normalen Schwangerschaft vollkommen ungefährlich.

Partnerschaft

Die Veränderungen in dir betreffen nicht nur dich, sondern auch deinen Partner.

Ein Kind zu bekommen ist ein unglaubliches Wunder und ein unbeschreiblicher Segen. Die Veränderung, die es mit sich bringt, betrifft jedoch nicht nur dich, sondern auch deinen Partner. Denn wenn sich in einem Universum von zwei einer stark verändert, hat das einen großen Einfluss auf das gesamte Universum. All die Veränderungen, die in dir vorgehen, die du direkt erlebst, kann dein Partner nur von außen betrachten.

Übung

Nimm einen Zettel und schreibe auf, wie du meinst, dass dein Partner dich in den letzten Wochen wahrgenommen hat.

Dein Partner hat sich in dich verliebt, deine Charakterzüge kennen und schätzen gelernt und sich an dich, wie du »normalerweise« bist, gewöhnt. Und plötzlich, in relativ kurzer Zeit und ohne ersehbaren Grund bist du jemand anders. Und du bist auch jemand anders, nämlich Du + Baby und du bist Mutter. Diese Umstellung geht bei den Frauen meist schneller als bei den Männern, da wir ja auch lange Zeit erst mal nicht so einbezogen sind. Du reagierst anders, sprichst anders, gehst anders, denkst anders, siehst anders aus und das in verhältnismäßig kurzer Zeit. Das kann für deinen Partner unter Umständen schwierig sein zu realisieren und zu akzeptieren. Vergiss nicht, der Mensch ist ein Gewohnheitstier! Nimm deinen Partner mit auf die Reise, bezieh ihn ein und lass dabei nicht los. Wir Männer sind dickköpfig und wehren uns gerne gegen Veränderungen. Aber wenn ihr nicht zusammen durch die Veränderung geht, dann kann das Ganze zu einer Herausforderung werden und nicht zu einer Bereicherung. Viele Frauen erleben leider immer wieder, dass sich ihre Partner dem spirituellen Pfad nicht öffnen wollen. Gib die Hoffnung nicht auf! Vielleicht hilft es dir ja bei der Überzeugungsarbeit, dass dieses Buch von einem Mann geschrieben wurde. Ich habe das in meinen Yogakursen so oft erlebt, dass Männer sich dagegen »gewehrt« haben, in den Kurs zu kommen, weil sie immer dachten, dass Yoga »ein Frauensport ist«, »man gestrickte Hosen tragen muss« etc. etc. Wenn sie dann aber gesehen haben, dass ein Mann der Trainer ist, ging es schon leichter. Und nachdem sie eine Stunde (anfangs eher mürrisch) mitgemacht haben und gemerkt haben, wie körperlich anspruchsvoll und zugleich wohltuend Yoga ist, waren sie danach meist fleißiger dabei als ihre Frauen.

In diesem Prozess der Schwangerschaft musst du das Ruder in die Hand nehmen und deinen Partner mit einbeziehen, denn du bist diejenige, in der die Veränderung passiert. Vielleicht mag dein Partner die Übungen (auch die geistigen) mit dir gemeinsam machen, das erzeugt eine tolle Energie zwischen euch.

In diesem Prozess der Schwangerschaft musst du das Ruder in die Hand nehmen.

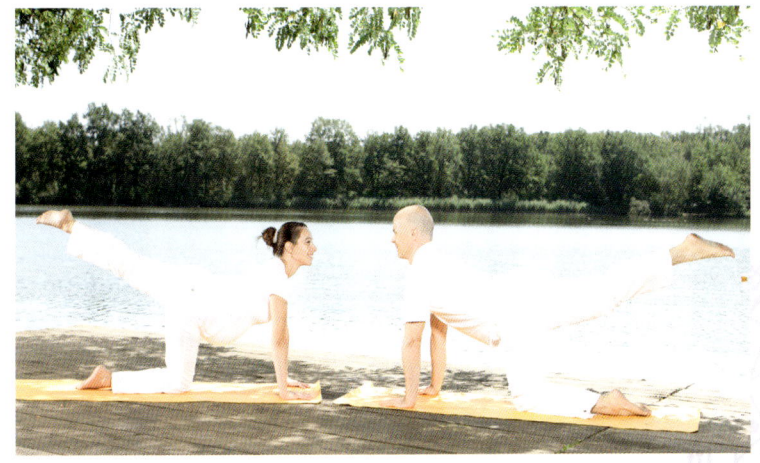

Die Geburt deines Kindes

Nun ist es endlich so weit! In den letzten Monaten hast du dich gedanklich sicherlich viel mit diesem Ereignis beschäftigt, dich gefragt, wie es wohl sein wird, bist aufgeregt, in freudiger Erwartung, oder willst, dass es endlich so weit ist. Ich hoffe, dass die Übungen in diesem Buch dir ein bisschen geholfen haben, dich geistig und körperlich auf ein Wunder vorzubereiten, denn das ist genau das, was du erleben wirst. Das Wunder der Geburt, das Wunder der göttlichen Intelligenz, die hinter allem steht und alles lenkt, und du darfst in diesem Moment ein Kanal für diese Energie sein. Wenn ich Yogakurse, Vorträge oder Yogalehrerausbildungen gebe oder Bücher schreibe, fühle ich mich auch immer wie ein Kanal für Gottes Energie. Damit diese Energie so gut und ungestört wie möglich durch mich hindurchfließen kann, muss ich aber immer auf ein paar Dinge achten. Je mehr ich auf diese Dinge achte, desto mehr kann ich mich diesem göttlichen Energiefluss hingeben, wodurch ich unendlich viel Kraft habe, mein Geist ruhig und konzentriert ist und dadurch das Gefühl absoluter Wonne in mir entsteht. Ich möchte dir diese Punkte gerne als kleine Anregung mit auf den Weg geben und hoffe, dass sie dir dabei helfen, die Geburt deines Kindes zu einem wunderschönen Erlebnis werden zu lassen.

1. Wie bereits erwähnt, ist der Geist ein Gewohnheitstier. Um die Geburt zu einem schönen Erlebnis werden zu lassen, brauchst du also zunächst einen Ort, an dem du dich wohlfühlen kannst. Es muss optisch angenehm für dich sein, und die Atmosphäre muss einer Stimmung entsprechen, die dir gefällt. Wir haben uns deshalb entschlossen, unsere Kinder als Hausgeburten zu bekommen. Wenn dies für dich nicht geht, frage, ob du den Geburtsraum etwas umdekorieren kannst, z. B. durch Bilder, die dich inspirieren, oder Kerzen. Lege beruhigende Musik auf, hierzu kann ich dir Shri Yogi Haris CD »Shantih« empfehlen. Achte auch darauf, dass es geruchlich für dich stimmt.

2. Wähle deine Begleitpersonen sehr sorgfältig. Während der Geburt brauchst du Menschen, auf die du dich verlassen kannst, bei denen du dich wohlfühlst und vor allem, bei denen du dich frei fühlst. Wenn du bei manchen Menschen Hemmungen hast, nackt zu sein, laut zu sein, zu tun, was du tun musst, dann nimm sie nicht mit in den Raum! Sprich dich mit deinem Partner ab, sodass er für dich sorgen kann und dich alle anderen Anwesenden möglichst in Ruhe lassen.

3. Versichere dich vorher, dass alle Anwesenden verstehen, dass du bestimmst, was zu welcher Zeit passieren soll. Du wirst schon wissen, wenn das Baby rauskommen will. Wir haben bei uns die Absprachen gemacht, dass nur ich meiner Frau Vorschläge oder Anweisungen geben durfte, sofern etwas nicht richtig lief oder einen anderen Blickwinkel brauchte. Die Hebammen konnten mir dann Vorschläge machen, die ich an meine Frau weitergegeben habe, sodass sie sich nur auf sich, das Baby und mich konzentrieren konnte. Je weniger Abweichungen du in der Konzentration hast, desto besser.

Du solltest dir auch verschiedene Geburtsstellungen aneignen, sodass du während der Geburt wechseln kannst. Ich möchte dir hier noch ein paar anbieten, die bei meiner Frau gut gingen:

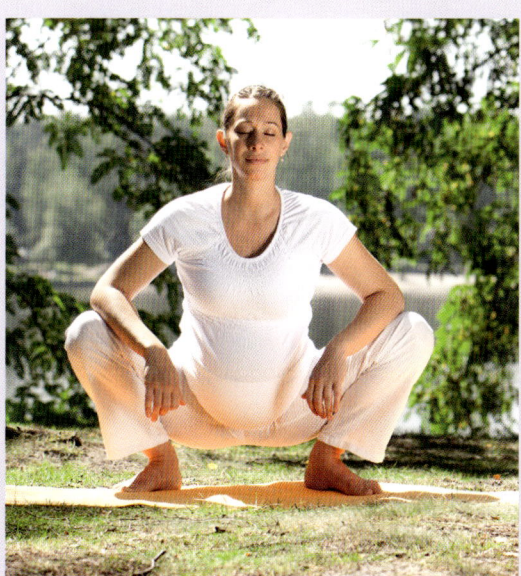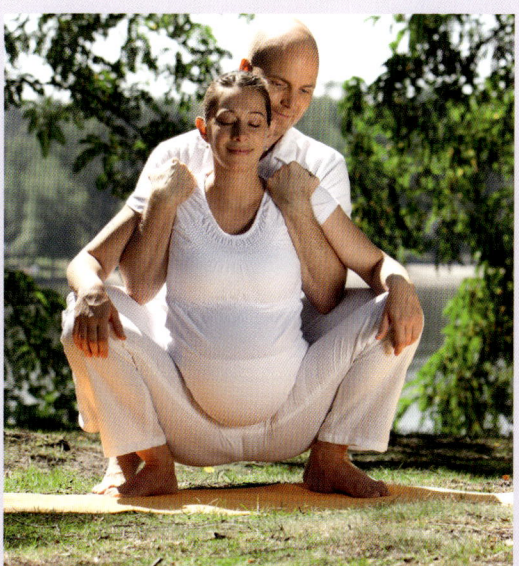

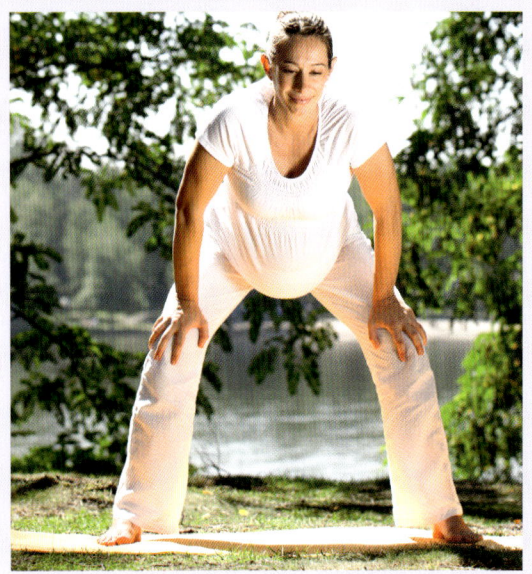 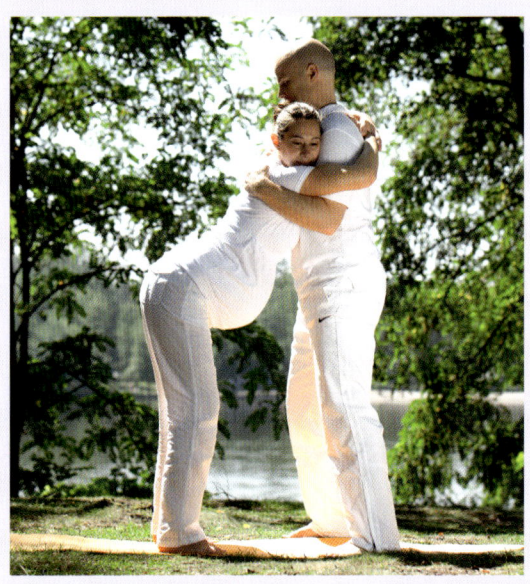

Mit großer Wahrscheinlichkeit wird es aber ganz anders werden.

Lege dir etwas Traubenzucker oder Gemüsebrühe zurecht, sodass du nach der Geburt dem Körper schnell Energie zufügen kannst.

So, nun genug dazu, was du zur Vorbereitung tun kannst. Du kannst dir die Geburt deines Kindes zwar bis ins letzte Detail ausgemalt und Pläne gemacht haben, wie es ablaufen soll, mit großer Wahrscheinlichkeit wird es aber ganz anders werden. Und das liegt daran, dass wir auf den Verlauf der göttlichen Energie einfach keinen Einfluss haben. Für mich waren die Geburten unserer Kinder ganz besondere Erlebnisse, da ich beobachten konnte, wie diese Energie meine Frau (und mich) mehr und mehr ergriffen hat und sie körperlich und geistig in den Zustand gebracht hat, in der sie frei walten konnte. Dieser Vorgang beginnt schon mit den Wehen. Wenn man sieht, wie sich die Bauchmuskulatur während einer Wehe bewegt, kann man direkt erkennen, dass diese Bewegung nicht von der Frau ausgeführt wird. Eine solch komplexe ausgeklügelte Bewegung könnten wir willentlich nämlich nicht steuern. Der Vorgang der Geburt wird nach und nach immer mehr Besitz von dir ergreifen und das Beste, was du tun kannst, ist, dich dem einfach hinzugeben. Du kannst es der göttlichen Energie leichter machen, indem du probierst, dich immer wieder zu entspannen und den Geist konzentriert zu halten. Wiederhole die Bauchatmung, wann immer du kannst. In den Wehen kannst du Tratakam (siehe Seite 50) machen, sodass du den Schmerz nicht so spürst. Du kannst auch probieren, zwischen und während der Wehen zu singen. Singe tiefe Töne auf A oder U, dadurch wird die Energie nach unten fließen, du kontrollierst deinen Atem und die Vibration wird dich entspannen. Ab einem gewissen Zeitpunkt musst du dich dann aber nur noch an die göttliche Energie übergeben, was sich oft auch in einem körperlichen Übergeben ausdrückt.

Man sieht im Fernsehen und auf Geburtsvorbereitungskursen immer wieder, dass Außenstehende die arme Gebärende mit gut gemeinten »Press, Press, Press«- Schreien anfeuern wollen. Ich glaube, das ist zum einen unnötig, zum anderen sehr störend. Erinnere dich einmal an das letzte Mal, dass du wegen einer Magen-Darm-Grippe Bauchschmerzen hattest oder dir übel war. Du kannst so viel pressen wie du möchtest, wenn es noch nicht rauskommen möchte, wird nichts passieren. Aber wenn es rauskommen möchte, musst du überhaupt nichts mehr machen. Dein Körper wird genau die Muskeln verwenden, die er braucht, um alles zu entsorgen. Genauso ist es auch bei der Geburt. Wenn es noch nicht Zeit für die nächste Wehe ist, wird gar nichts passieren. Und wenn es Zeit für das Kind ist, rauszukommen, werden eure beiden Körper das einfach machen. Lass dich also nicht unnötig anschreien, Gott kann das auch ohne.

Wenn dein Kind zur Welt gekommen ist, lass es dir nicht sofort wegnehmen. Dein Kind und du brauchen sofort die Zeit, körperlichen Kontakt aufzunehmen. Ihr wart neun Monate lang ein Organismus, diese Trennung ist schon Schock genug. Man kann ein Kind auch am nächsten Tag noch wiegen und vermessen.

Wenn es beim ersten Stillen noch nicht so recht klappen will, liegt das oft daran, dass du noch nicht die richtige Technik des Anlegens hast. Lasse dir verschiedene Haltungen zeigen und übe mit deinem Kind, bis es sich wohlfühlt. Deine Milch ist die beste Nahrung, die dein Kind bekommen kann. Sie wird nämlich extra für dieses Kind hergestellt und hat alles in sich, was es braucht. Stille dein Kind, so lange es geht und stille deinen Geist, so oft es geht.

Gott in sich ist perfekt und genauso bist du, Gottes Schöpfung perfekt! Du bist Teil der göttlichen Energie. Vertraue in dich und Gott und genieße das Wunder der Geburt. Ich wünsche euch alles erdenklich Gute und Gottes Segen. Vielleicht magst du mir ja mal ein Bild von euch an info@brahmadev.com senden, das würde mich sehr freuen.

OM Shanti
Brahmadev

»Stille deinen Geist und erlebe, dass du Gott bist.« Psalm 46:10

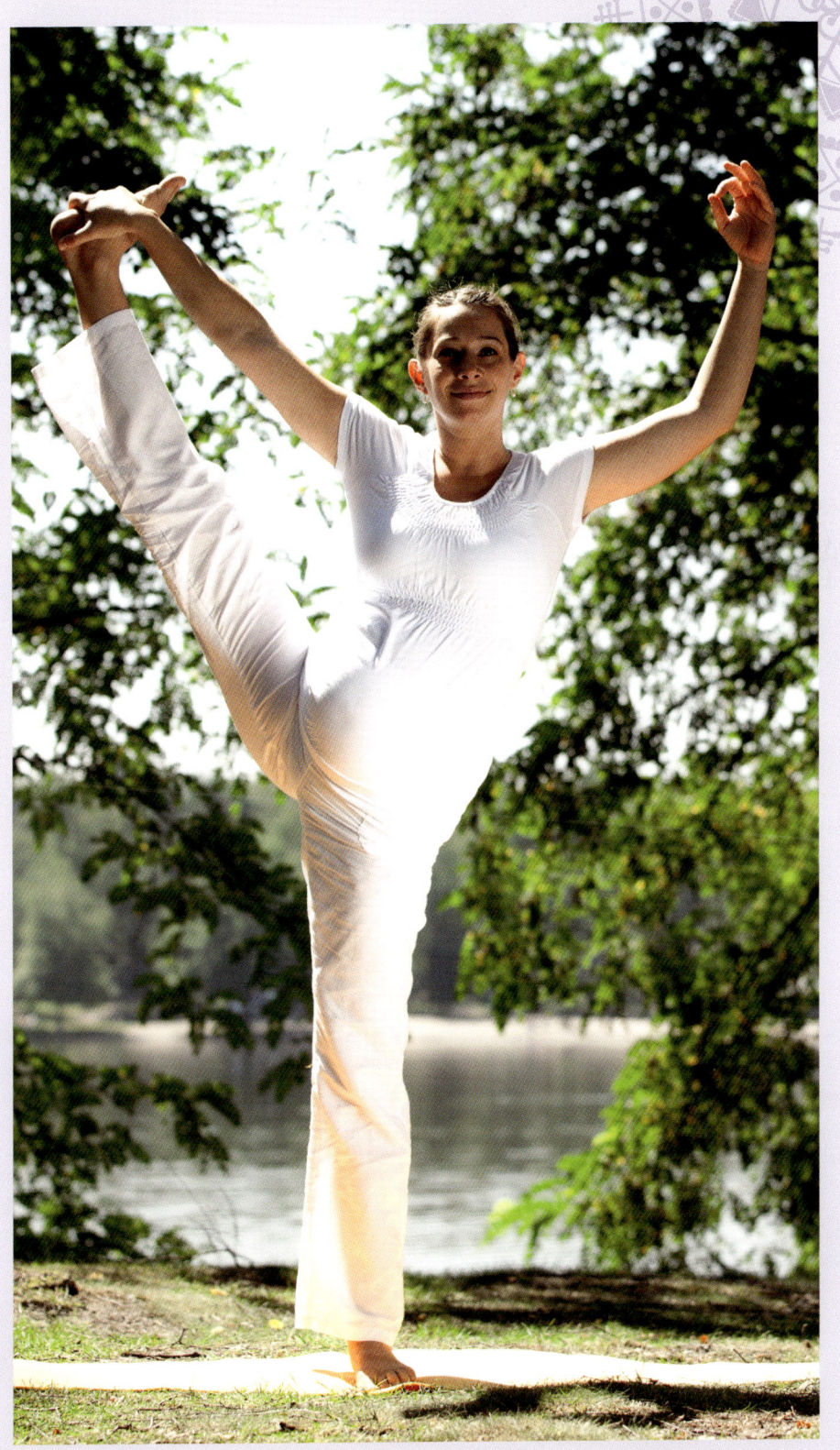

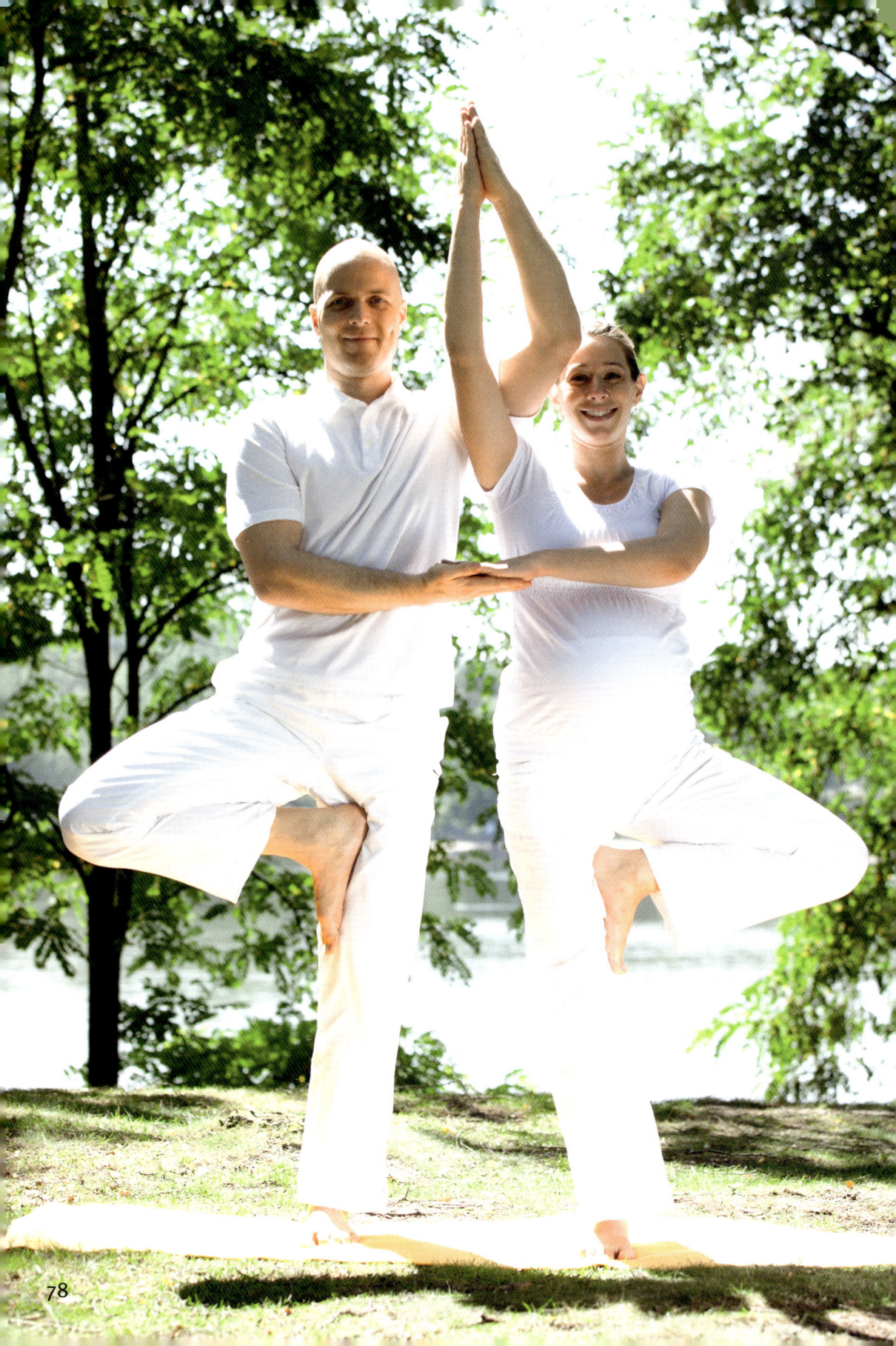

ZUM ÜBEN

Beim Üben von Sampoorna Yoga ist die Innenschau, das Arbeiten mit den eigenen Stärken und Schwächen sehr wichtig. Ziel der Übungseinheiten ist es, Körper und Geist gleichzeitig zu trainieren, entspannen und mit neuer Energie zu versorgen, sodass du dich am Ende aufgeladen und entspannt fühlst. Dies gilt natürlich nicht nur für Schwangere, aber in dieser Zeit wird es natürlich besonders wichtig, da du nicht nur für dich selbst, sondern auch für dein Kind verantwortlich bist.

Die Schwangerschaft bietet aus yogischer Sicht viele Vorteile für das Üben von Sampoorna Yoga, da in dieser Zeit die Aufmerksamkeit sowieso viel stärker nach innen gerichtet ist. Du wirst bewusster wahrnehmen, wie dein Körper auf bestimmte Übungen reagiert. Dadurch wirst du dich nicht überfordern und den maximalen Nutzen aus den Übungen ziehen können.

Denke immer daran, dass die Zeit, in der du Yoga übst, wirklich nur dir gehört. Du musst in dieser Zeit weder Mutter noch Ehefrau, Köchin, Chefin oder sonst etwas sein. Hier geht es nur um dich, deine Gesundheit und dein Wohlbefinden. In dieser Zeit willst du dich schließlich auf eines der körperlich und geistig anspruchsvollsten Ereignisse des Lebens vorbereiten, die Geburt.

Je fitter du bist und je besser du dich entspannen kannst, desto einfacher und schöner wird es vor, während und nach der Geburt.

Je fitter du bist und je besser du dich entspannen kannst, desto einfacher und schöner wird es vor, während und nach der Geburt.

Noch ein paar Tipps und Hinweise, bevor es mit den Übungen losgehen kann:

Während der Schwangerschaft werden sich Körper, Geist und Emotionen ständig verändern, sodass sich manche Übungen an einem Tag gut anfühlen und am nächsten nicht. Du kannst darauf reagieren, indem du die Übungen mit den in den letzten Kapitel (Seiten 159 ff) aufgeführten Variationen veränderst.

Denke beim Üben immer daran, dass du nur so viel machst, wie es sich gut anfühlt. Wenn es darum geht zu fühlen oder zu wissen, was gut für dich ist, bzw. was sich gut anfühlt oder nicht, kann niemand so gut Bescheid wissen, wie du selbst. Du kannst auch Pausen einfügen oder eine Übung überspringen und dann wieder einsteigen. Es ist gut, den Körper zu trainieren, aber überfordere dich nicht. Es ist nicht so wichtig, wie weit du in die Stellung gehen kannst. Wichtig ist, dass du immer bequem und regelmäßig atmen kannst.

Ich habe keine Zeitangaben zu den Übungen geschrieben, da sie wirklich ganz individuell ausführbar sind. Wenn du gerade erst mit Yoga oder überhaupt körperlichem Training anfängst, dann probiere die Stellungen zwei bis drei Atemzüge lang zu halten. Wenn du schon länger Yoga machst, kannst du sie auch etwas länger halten.

Du solltest etwa 30 Minuten vor dem Üben eine Kleinigkeit essen, sodass du Energie für die Übungen hast. Fülle den Magen jedoch nicht zu viel, um Unwohlsein zu vermeiden.

Wie bei jedem anderen Training ist auch beim Yoga Regelmäßigkeit sehr wichtig. Je häufiger du übst, desto mehr Nutzen wirst du aus der Praxis ziehen. Probiere, Yoga zu einem festen Bestandteil deines Tagesablaufes zu machen. Am besten übe immer zur gleichen Zeit, am gleichen Ort, das macht es am leichtesten. Der Mensch ist nunmal ein Gewohnheitstier.

Wenn du es nicht schaffst, jeden Tag eine volle Übungseinheit zu machen, probiere, einzelne Übungen in deinen normalen Tagesablauf einzubauen. Selbst wenn du nur ein paar Minuten investierst, wirst du schon viele positive Wirkungen spüren. Mein Tipp: Übe die Bauchatmung (siehe Seite 86) wo immer du auch bist, wenn du vor einer roten Ampel wartest oder in der Warteschlange im Supermarkt stehst. Das wird dir viel Kraft geben und gleichzeitig Körper und Geist entspannen.

Übungsreihe 1 und 2 sind zwar speziell für Schwangere ausgelegt, du kannst sie aber auch nach der Schwangerschaft weiterüben, da sie den ganzen Körper gleichmäßig trainieren, dehnen und entspannen. Wenn du möchtest, lade deinen Partner ein, mit dir zu üben, denn auch wir Männer sind in dieser Zeit ja irgendwie schwanger, sodass mehr Kraft, Ausdauer, Konzentration und Entspannung sicherlich nicht schaden.

Übungsreihe 3 ist für die Zeit nach der Geburt bestimmt, du solltest sie also nicht während der Schwangerschaft ausführen, da sie die inneren Organe sehr stark in ihren »normalen« Zustand zurückbringen wollen.

Um das Üben zu Hause zu erleichtern, habe ich diese Übungsreihen auch als DVDs aufgenommen, sodass du während des Übens nicht immer ins Buch schauen musst, dem Bewegungsablauf folgen kannst und dich von meiner Stimme durch die Übungen tragen lassen kannst.

Jetzt wünsche ich viel Spaß beim Üben, weiterhin alles Gute in der Schwangerschaft und Gottes Segen für dich und dein Kind. OM Shanti.

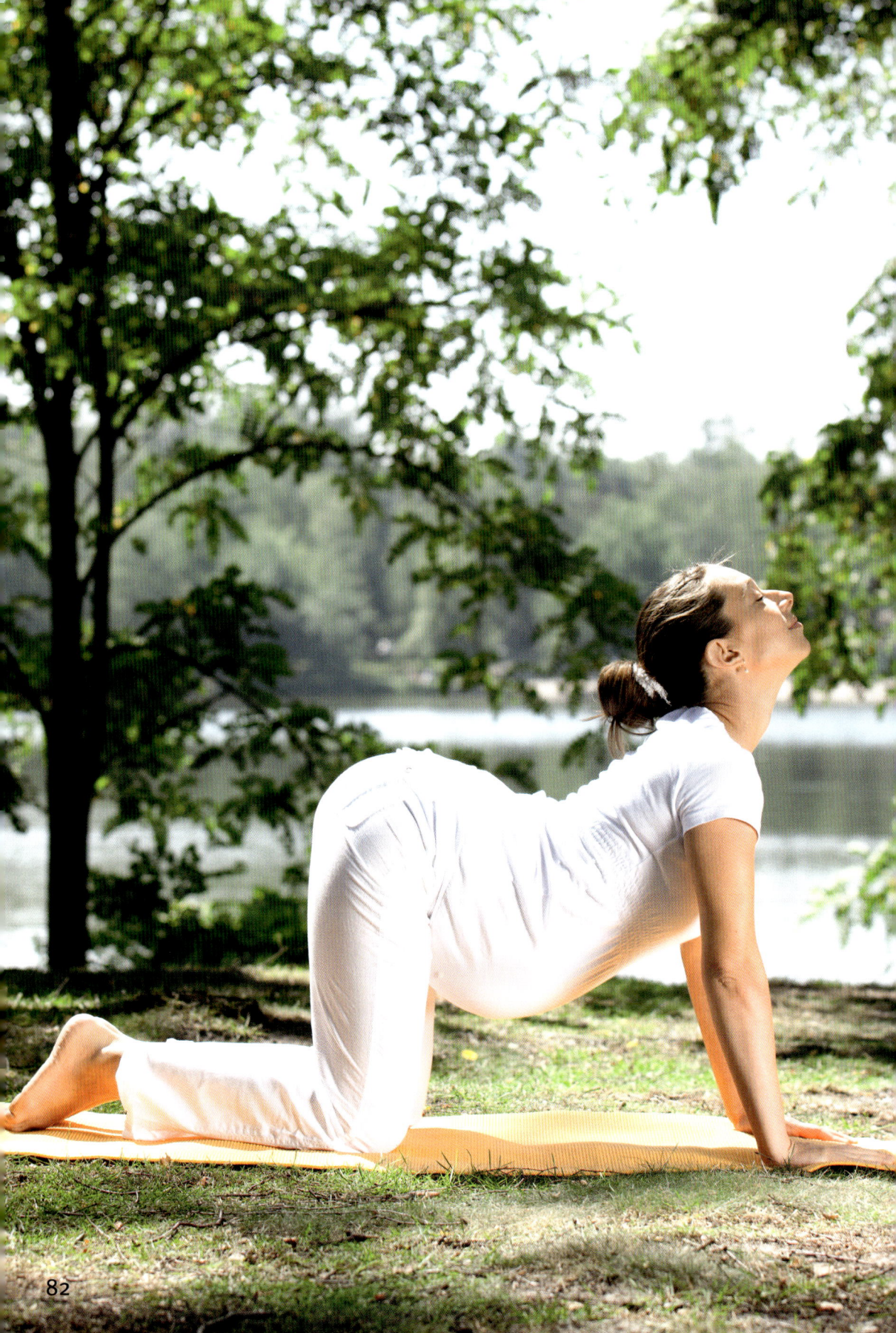

ÜBUNGSREIHE 1
PRÄNATAL, SANFTE STUNDE

1 ATEMÜBUNGEN

Komme in eine bequeme aufrechte Sitzhaltung. Du kannst dich hierzu auf ein Kissen oder einen Stuhl setzen. Wichtig ist, dass du den Rücken aufrecht halten kannst, um so die Atmung zu erleichtern (für weitere Sitzhaltungen siehe Seite 159).

Beginne die Übungsreihe, indem du die beiden Mantras OM und Shanti singst. Hierdurch erzeugst du eine positive Atmosphäre, die dir hilft, den Geist zu beruhigen und zu konzentrieren. Gleichzeitig wird dein Körper in Schwingung versetzt, die sich positiv auf die Hirnfunktion des Babys auswirkt.

Schließe die Augen, richte die Aufmerksamkeit auf den Punkt zwischen den Augenbrauen, das dritte Auge. Atme ein und singe: OM OM OM, OM Shanti, Shanti, Shanti, OM Frieden, Frieden, Frieden.

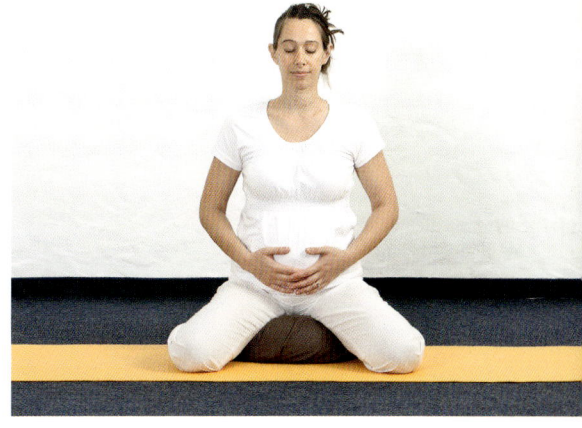

Fahre nun mit ein paar Atemübungen fort. Richtige Atmung wird eines der wichtigsten Werkzeuge während der Geburt sein, da sie dich mit Energie versorgt, die Muskulatur entspannt und dir mehr Ausdauer und Durchhaltevermögen gibt. Probiere, während der ganzen Übungseinheit durch die Nase ein- und auszuatmen.

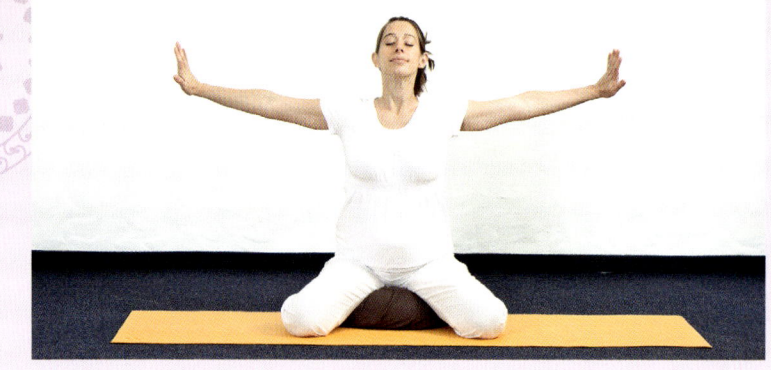

1 Mit der Einatmung strecke die Arme zur Seite, stelle dir vor, dass du die Wände auseinanderdrückst, sodass du den Brustkorb maximal weitest.

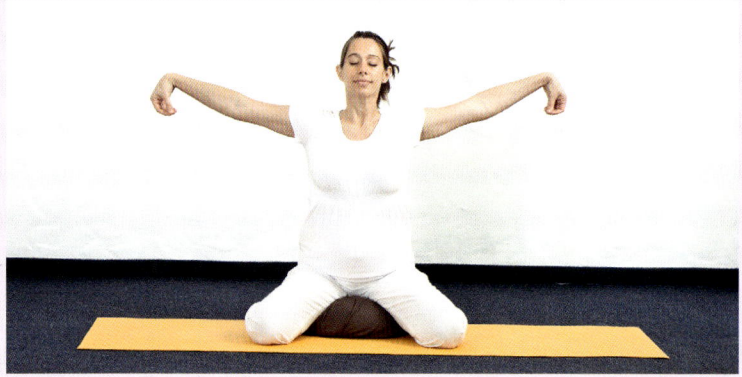

Halte den Atem an, bringe die Finger nach unten und wieder hoch, energetisiere den Körper.

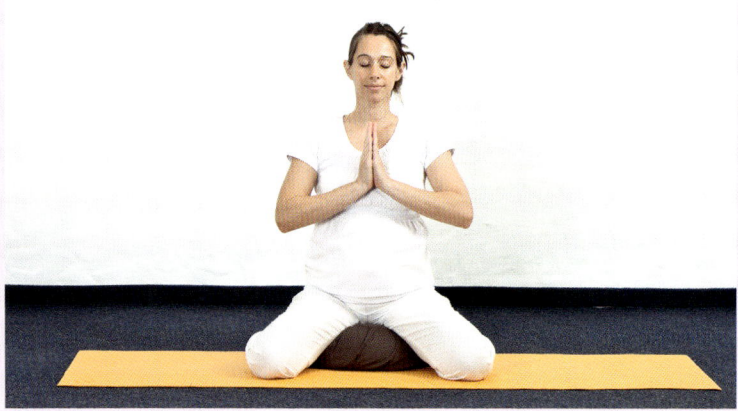

Ausatmen, bringe die Hände vor der Brust zusammen und schließe so den Energiekreislauf in den Armen. Wiederhole noch einmal.

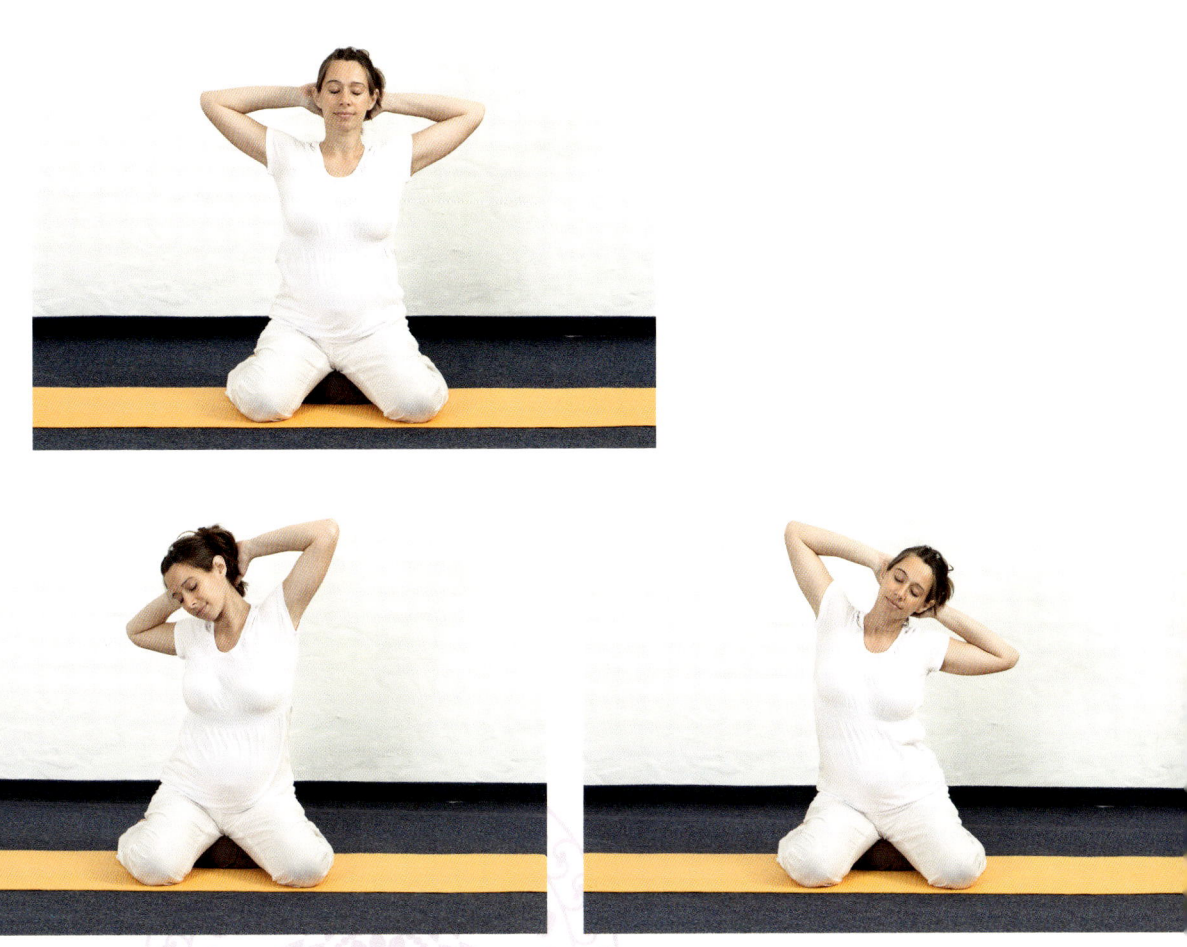

2 Einatmen, strecke die Arme hoch und bringe die Hände hinter den Kopf. Ziehe die Ellbogen leicht auseinander, um den Brustkorb zu weiten, und bewege den Oberkörper von Seite zu Seite, löse Spannungen aus Oberkörper, Schultern und Nacken. Senke die Arme ab und lege die Hände auf den Bauch. Durch die vorangehenden Übungen hast du viel Energie zu den Händen gebracht, die du nun in den Bauch und somit zum Kind weiterleitest.

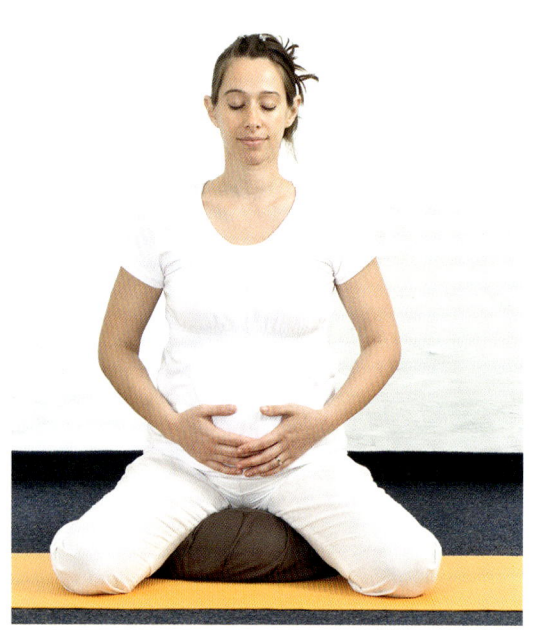

ganz aufmerksam und konzentriert zu bleiben. Spüre, wie dein Kind auf die rhythmische Bewegung reagiert. Regelmäßiges Üben wird sich sehr beruhigend auf das Kind auswirken, sodass du dein Kind auch während der Wehen beruhigen kannst. Die Bauchatmung ist der natürliche Atem, du solltest probieren, ihn während der ganzen Übungseinheit aufrechtzuerhalten, es sei denn, ich gebe einen anderen Rhythmus vor. Übe diese Art der Atmung so oft es geht, auch während deines normalen Tagesablaufes, bis du ganz automatisch auf diese Weise atmest.

3 Für die Bauchatmung lasse die Hände auf dem Bauch liegen, sodass du die Bewegung des Bauches gut beobachten kannst. Mit zunehmender Größe des Kindes wird die Bewegungsmöglichkeit des Bauches deutlich abnehmen, nichtsdestotrotz kannst du ihn bewusst vor- und zurückbewegen. Schließe die Augen und ziehe mit der Ausatmung den Bauch zurück in Richtung Wirbelsäule.

Mit der Einatmung wölbe den Bauch so weit es geht nach außen. Probiere, den Atem in einen Rhythmus zu bringen, sodass Ein- und Ausatmung gleich lang sind. Beginne mit 2 bis 3 Sekunden, wenn dies bequem geht, erhöhe auf 3 bis 4 Sekunden. Zähle geistig die Sekunden der Ein- und Ausatmung und spüre, wie durch die Bauchatmung die Aufmerksamkeit nach innen gerichtet wird, der Geist zur Ruhe kommt und der Körper entspannt. Atme so weiter und probiere,

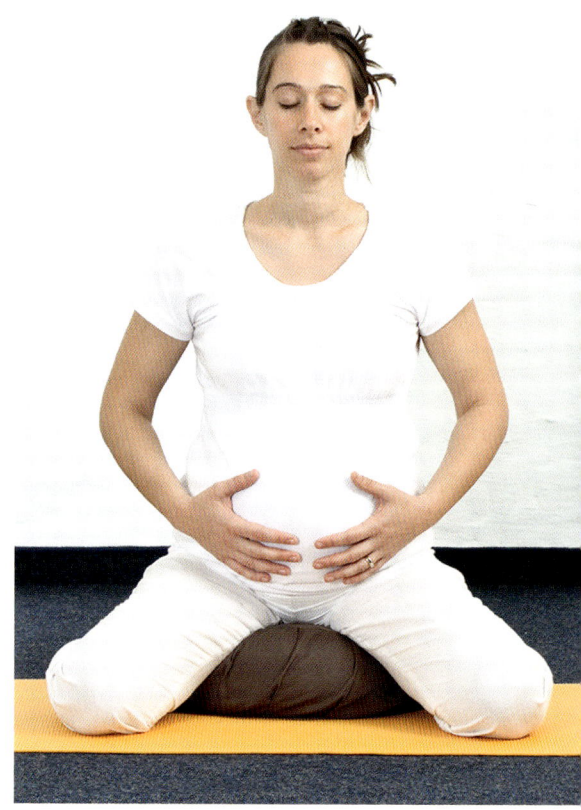

4 Erweitere nun die Bauchatmung zur vollen Yogaatmung. (siehe Seite 162), um Körper und Geist mit mehr Energie zu versorgen. Atme aus und ziehe den Bauch in Richtung Wirbelsäule. Einatmen, der Bauch wölbt sich nach außen, atme weiter ein und fülle den Brustkorb, atme weiter ein und hebe die Schultern an, um die Lungen maximal zu füllen. Ausatmen, senke die Schultern. Entspanne den Brustkorb und ziehe den Bauch in Richtung Wirbelsäule. Einatmen in den Bauch, Brustkorb, Schultern, aus, Schultern, Brustkorb, Bauch. Führe diese Atmung ein paar Mal in deinem eigenen Rhythmus aus. Probiere, mindestens genauso lange auszuatmen wie ein. Zähle geistig die Sekunden der Ein- und Ausatmung, wenn möglich, atme 4 bis 6 Sekunden lang ein und aus. Du kannst dir vorstellen, dass du mit der Einatmung frische Energie in Form von hellem, strahlendem Licht aufnimmst. Mit der Ausatmung stelle dir vor, dass du dieses Licht durch den ganzen Körper verteilst und jede Zelle damit auflädst, bis du ganz angefüllt bist mit diesem Licht. Spüre, wie der Körper entspannt, du Kraft aufnimmst und der Geist konzentrierter wird. Dann kehre zum normalen Atem zurück und spüre den Atemübungen ein paar Momente nach.

2 AUFWÄRMÜBUNGEN

1 Fahre nun mit Übungen für die Nackenmuskulatur fort. Wenn möglich, lasse die Augen geschlossen und achte darauf, dass der Rücken aufrecht bleibt. Beuge den Kopf nach vorne in Richtung Brustbein.

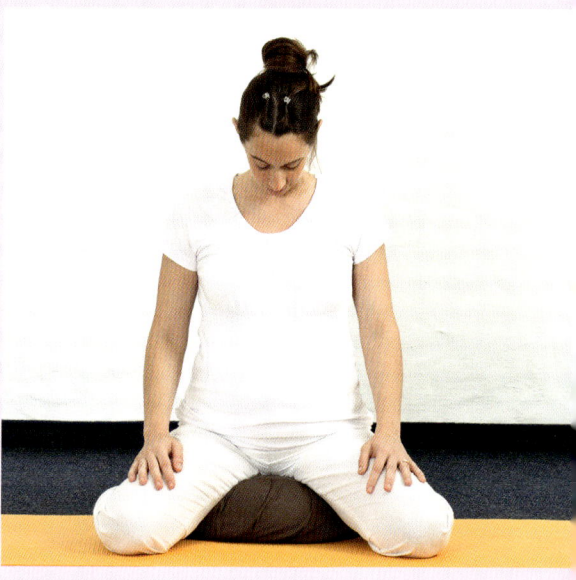

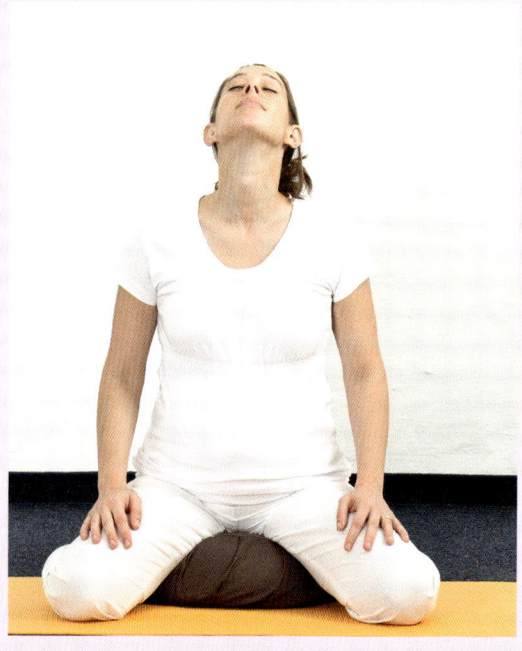

Und rolle ihn zurück in den Nacken. Achte drauf, dass der Rücken aufrecht bleibt. Wiederhole 4- bis 6-mal, dann bringe den Kopf zurück zur Mitte.

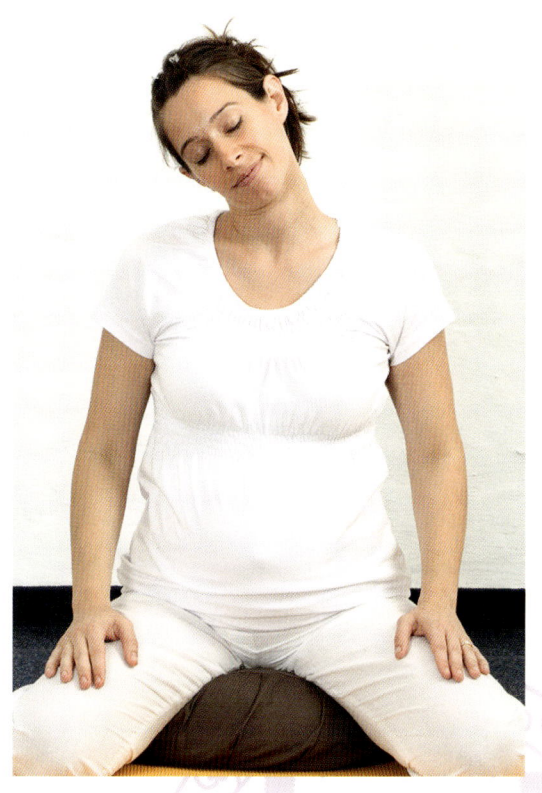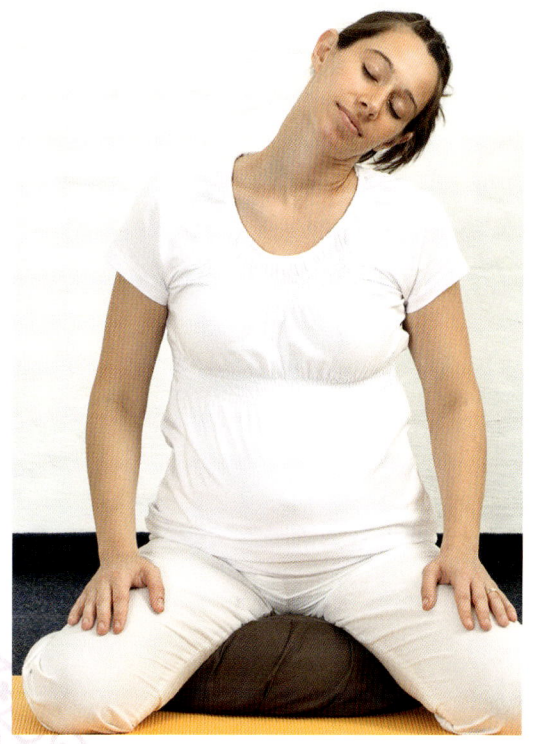

2 Beuge den Kopf nach rechts und links. Achte darauf, dass die Schultern regungslos bleiben. Wieder-hole 4- bis 6-mal, dann bringe den Kopf zurück zur Mitte.

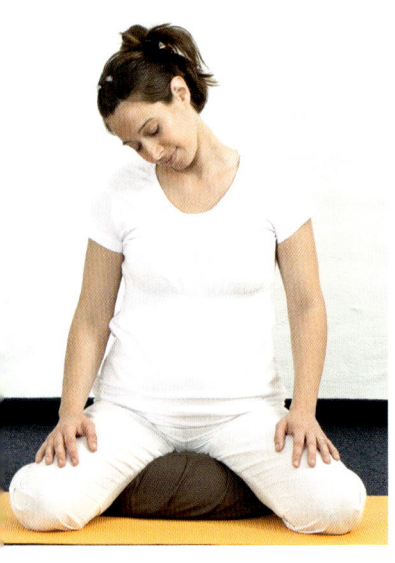
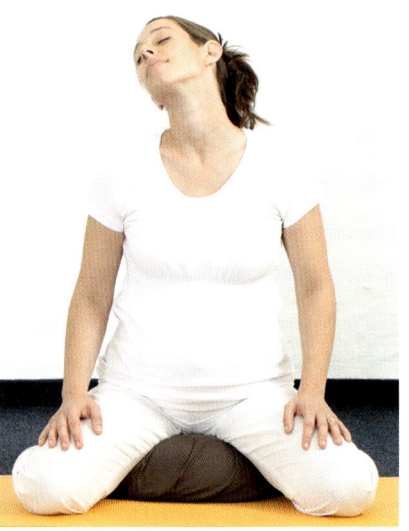
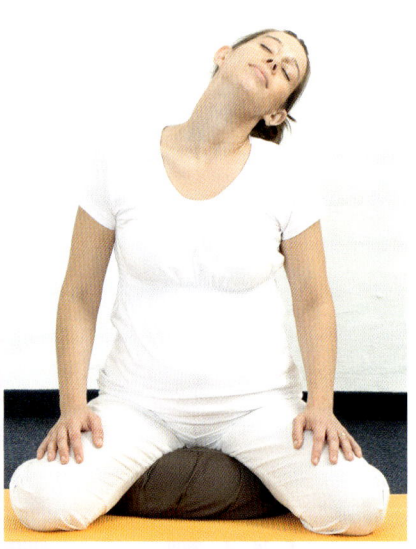
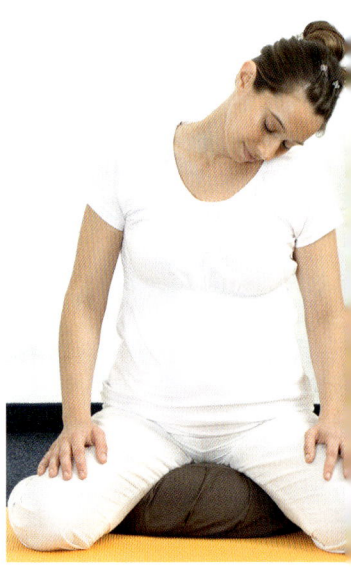

3 Beuge den Kopf vor und rolle ihn im Uhrzeigersinn. Mit der Einatmung rolle ihn nach hinten und mit der Ausatmung vor. Mache die Bewegung nur so groß, wie es sich gut anfühlt. Wiederhole 2- bis 3-mal, dann wechsel die Richtung. Bleibe mit der Aufmerksamkeit bei der Nackenmuskulatur und spüre, wie sie gedehnt und entspannt wird. Bringe den Kopf zurück zur Mitte.

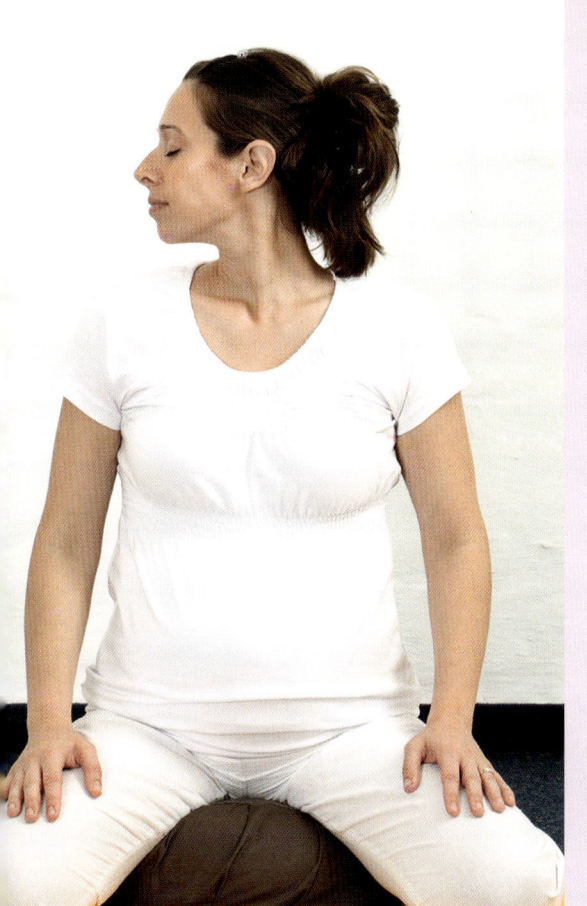
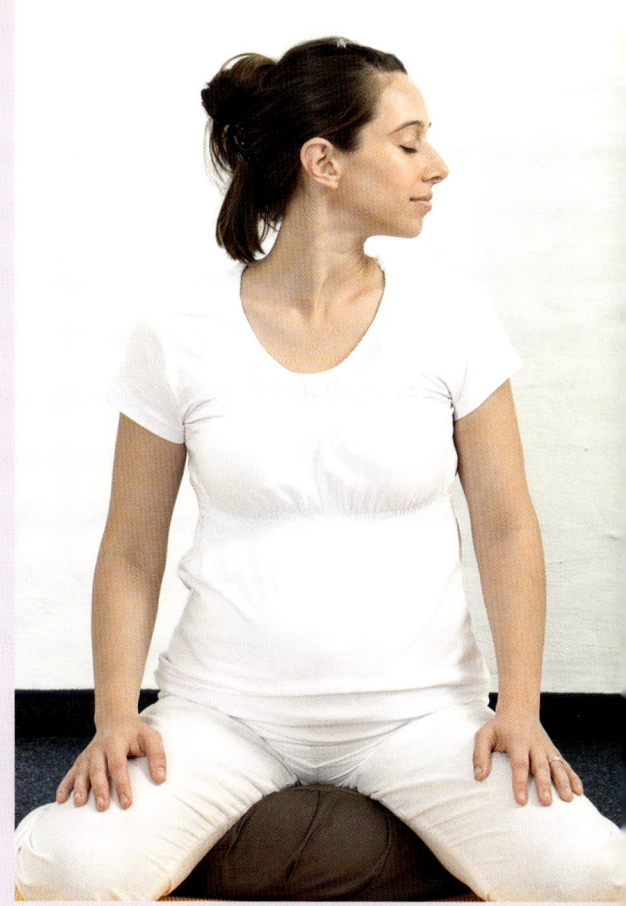

4 Drehe den Kopf nach rechts und links. Achte darauf, dass das Kinn parallel zum Boden bleibt. Wiederhole 4- bis 6-mal, dann bringe den Kopf zurück zur Mitte.

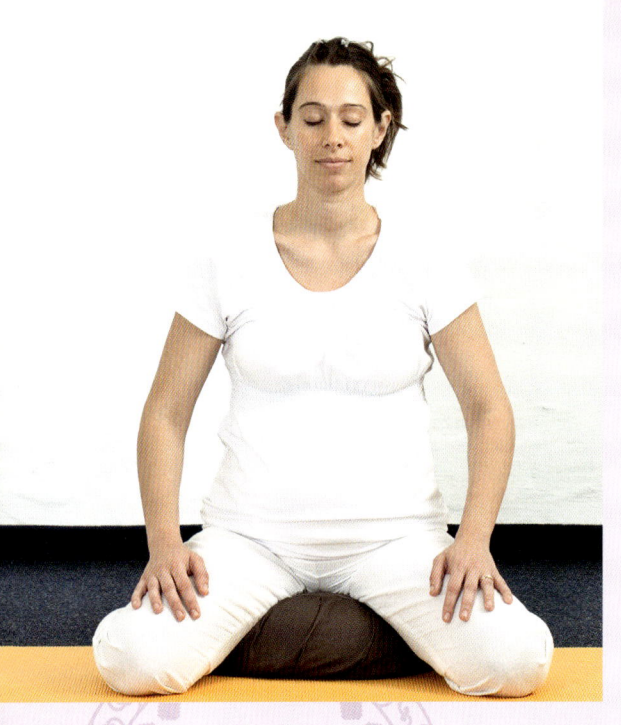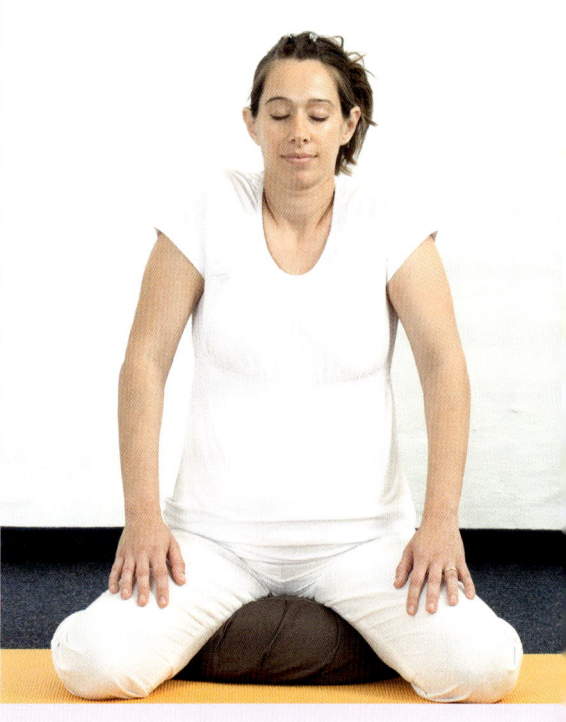

5 Hebe die Schultern hoch, rolle sie zurück, runter, vor und hoch. Kreise sie so ein paar Mal im eigenen Rhythmus. Wechsel die Richtung und bringe die Schultern zurück zur Mitte.

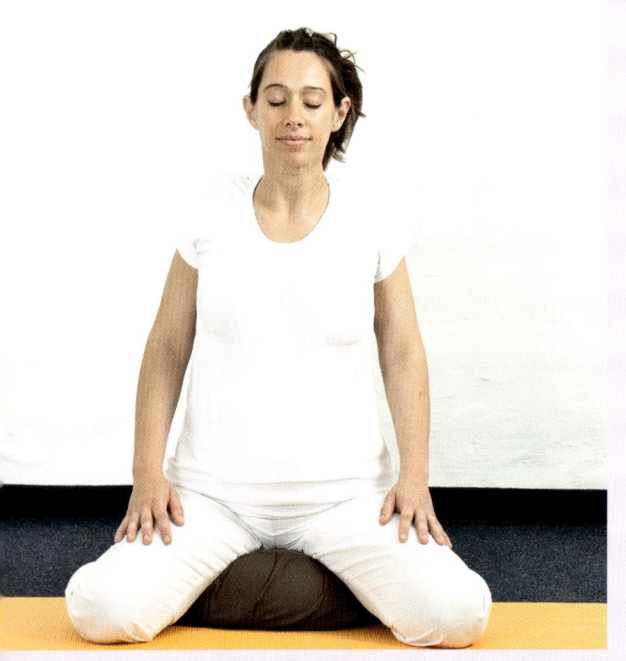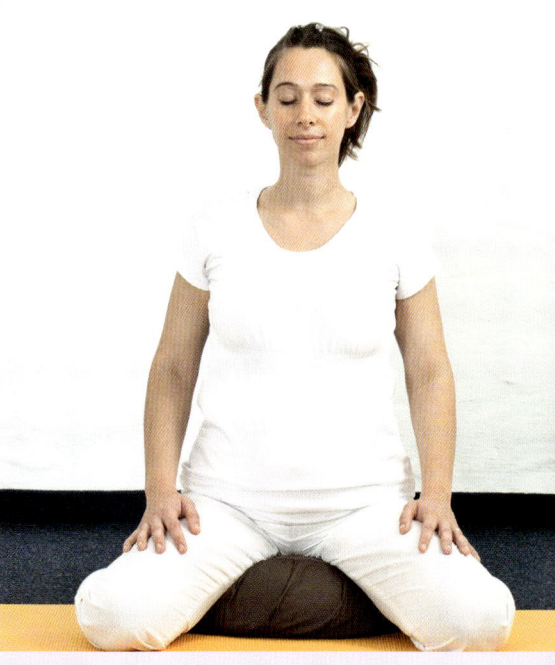

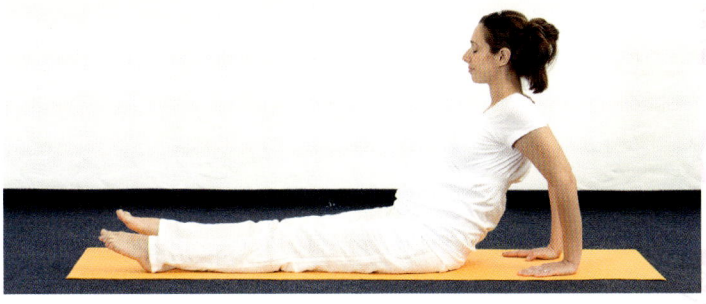

6 Nun stelle die Hände hinter dir auf den Boden oder den Stuhl, du kannst die Beine schließen oder etwa schulterweit auseinander geben (siehe Seiten 174-175)

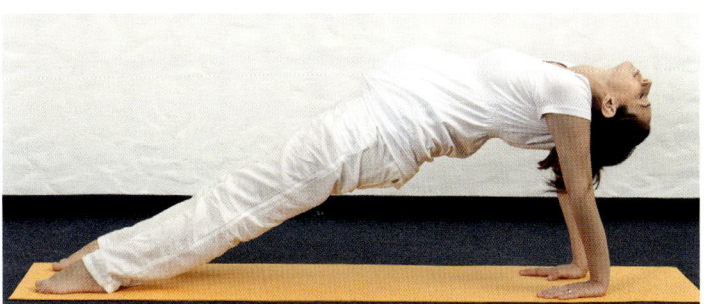

Mit der Einatmung hebe das Becken so hoch wie möglich und rolle den Kopf in den Nacken, die schiefe Ebene. Halte die Stellung und atme tief weiter.

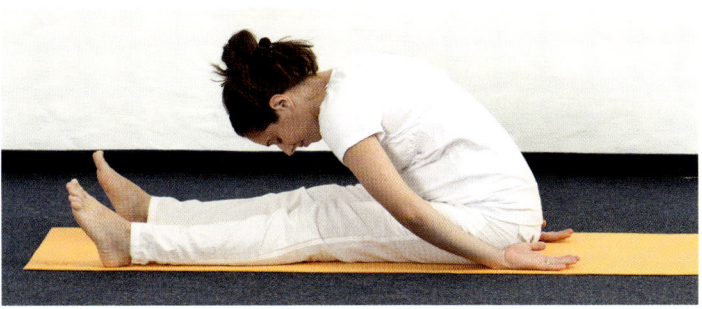

Senke das Becken und beuge dich aus der Hüfte nach vorne. Entspanne Beine und Oberkörper, sodass du den unteren Rücken lockerst.

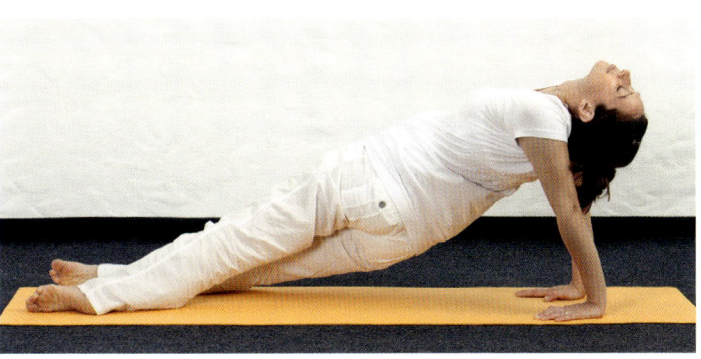

Komme mit der Einatmung noch einmal hoch, wenn möglich, rolle auf den Fersen von Seite zu Seite. Senke das Becken und beuge dich aus der Hüfte nach vorne, entspanne. Richte dich auf und komme langsam zum Stehen.

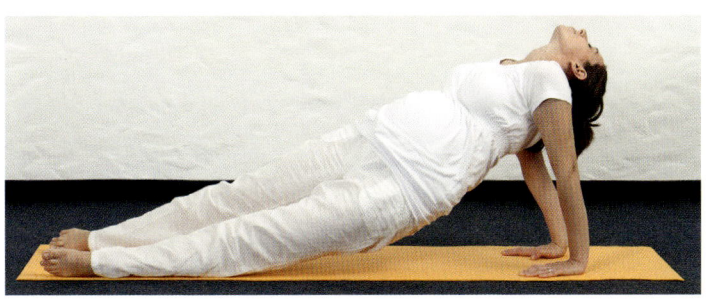

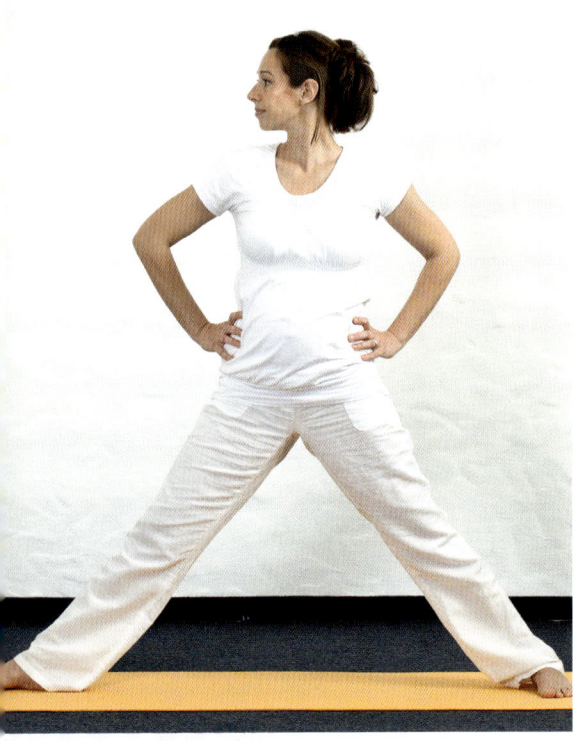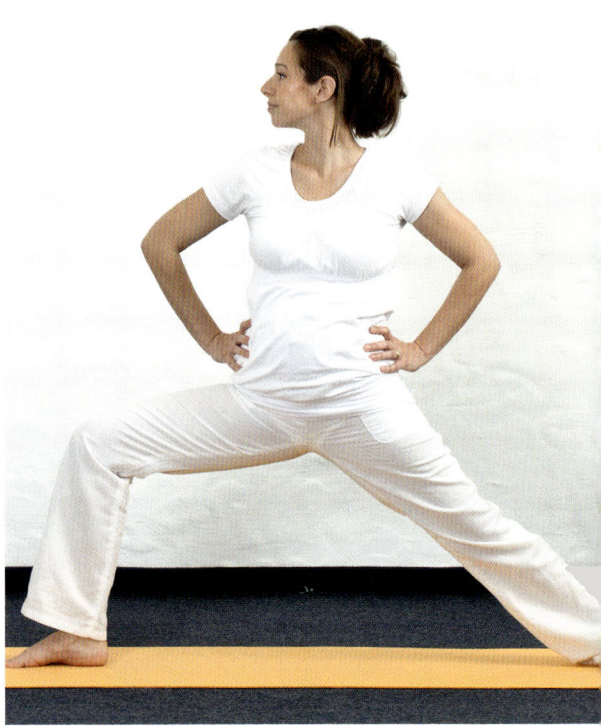

7 Stelle dich seitlich auf die Matte und gib die Beine etwa 1,2 Meter weit auseinander. Drehe den rechten Fuß 90 Grad nach außen und den linken etwa 30 Grad in die gleiche Richtung. Halte Schultern und Oberkörper in einer Linie mit den Beinen. Probiere, das Steißbein leicht nach unten zu ziehen und das Gesäß etwas anzuspannen, um den unteren Rücken zu strecken. Stelle die Hände in die Hüften und atme ein.

Ausatmen, beuge das rechte Bein, sodass das rechte Schienbein senkrecht zum Boden ist. Achte darauf, dass das linke Knie gestreckt bleibt. Einatmen, komme wieder hoch. Wiederhole 5- bis 10-mal, dann wechsel die Seite, drehe den linken Fuß 90 Grad nach außen und den rechten etwa 30 Grad. Beuge und strecke das linke Bein.

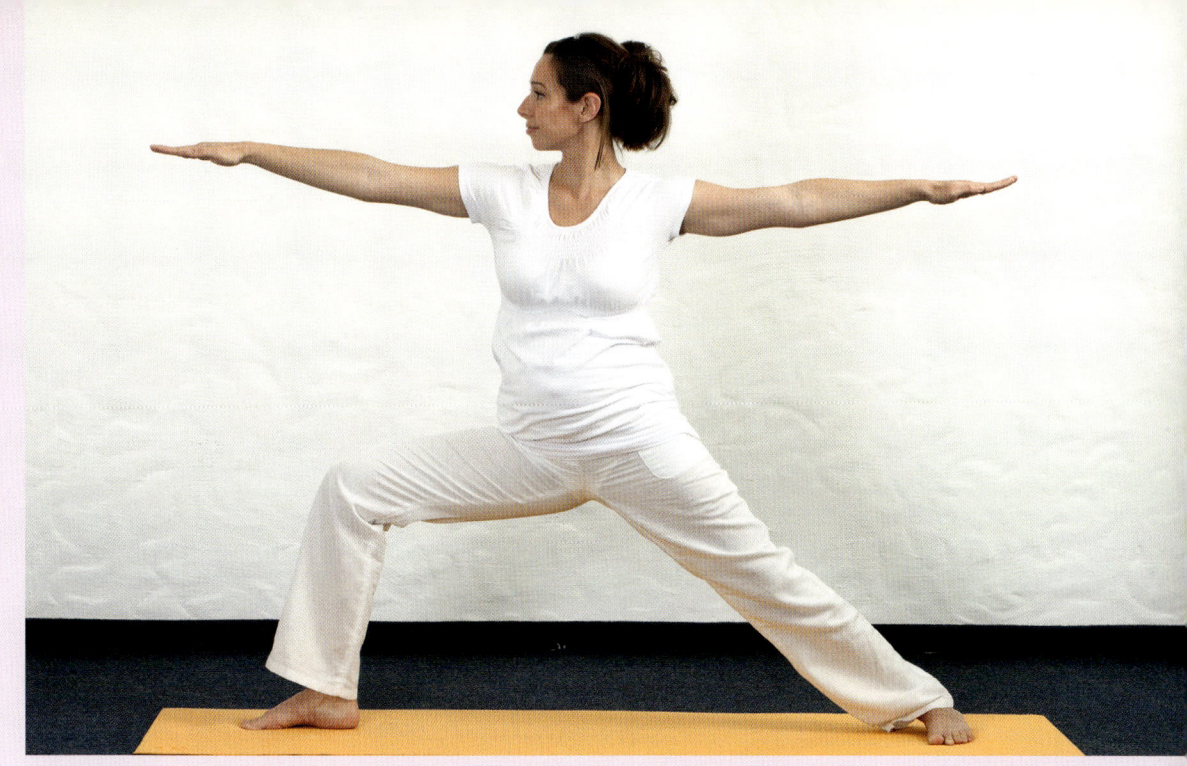

Drehe dich noch einmal nach rechts, beuge das rechte Bein, achte darauf, dass das rechte Schienbein senkrecht zum Boden ist und hebe die Arme auf Schulterhöhe, der Krieger. Spanne das Gesäß leicht an und senke das Steißbein, sodass sich der untere Rücken streckt. Spanne nun die Beckenbodenmuskulatur fest an und atme tief und regelmäßig in den Bauch. Drehe den Kopf nach rechts und schaue auf einen Punkt an der Wand. Probiere, ganz konzentriert auf diesen Punkt zu starren, ohne zu blinzeln. Das Starren auf einen Punkt bildet Konzentrationskraft. Du kannst dies auch gut während der Geburt anwenden, um deinen Geist konzentriert zu halten. Diese Übung nennt sich Tratakam. Tief weiteratmen. Wiederhole geistig: »Ich habe Kraft und Ausdauer.« Löse den Beckenboden, komme aus der Stellung und wechsel die Seite. Dann schließe die Beine und lockere sie.

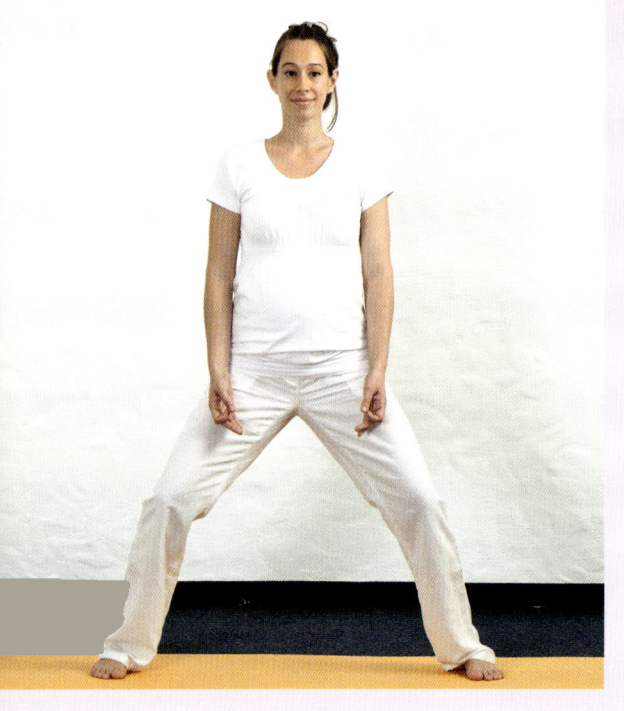

8 Gib die Beine etwa schulterweit auseinander, die Füße parallel, beuge die Knie leicht und stelle die Hände auf die Knie. Drücke leicht auf die Knie, sodass du die Wirbelsäule lang ziehst und drehe dich von Seite zu Seite, schaue über die rechte und linke Schulter und lockere den Rücken (siehe Seite 170).

Komme zurück zur Mitte und gehe in die Hocke. Wenn möglich, lass die Füße flach am Boden. Bringe die Arme zwischen die Beine und lege die Hände aufeinander (siehe Seite 170). Nun ziehe die Handgelenke nach unten und drücke so die Beine auseinander, erzeuge eine Dehnung in den Hüften. Richte den Rücken auf und starre auf einen Punkt am Boden. Spanne und löse die Beckenbodenmuskulatur ein paar Mal im eigenen Rhythmus. Atme tief in den Bauch. Löse die Hände und bringe Hände und Knie zum Boden, komme in die Tischstellung. Die Hände sind unter den Schultern, die Beine etwa schulterweit auseinander.

9 Fahre nun mit dem Delfin fort. Bringe die Ellbogen unter den Schultern zum Boden und greife die Oberarme.

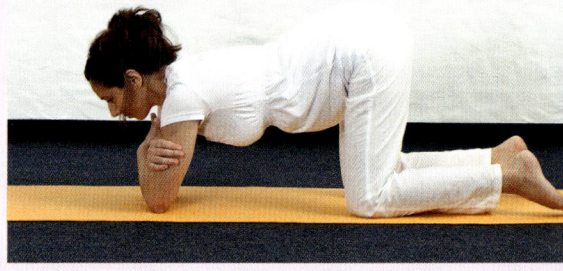

Verschränke die Hände ineinander, achte darauf, dass die Ellbogen nicht verrutschen.

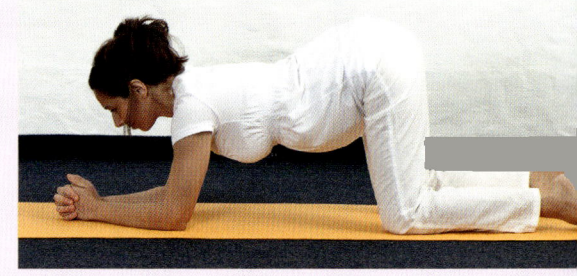

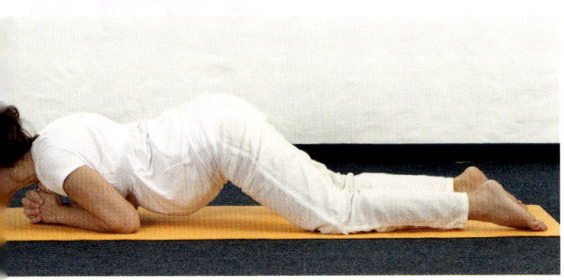 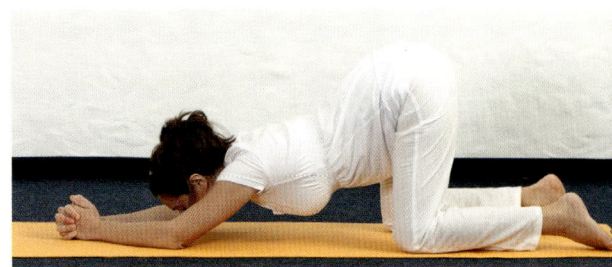

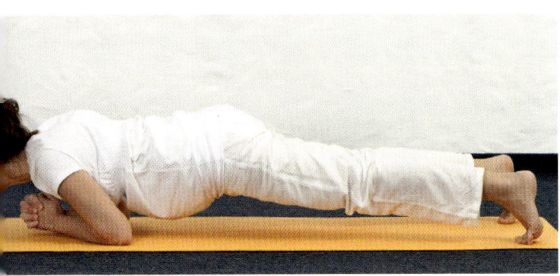 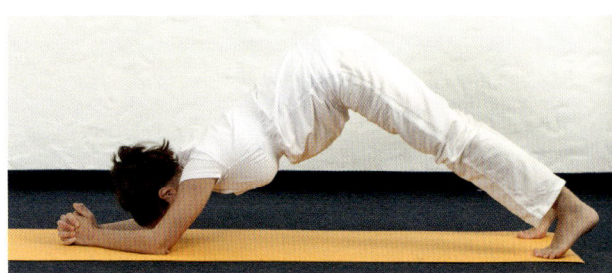

Du kannst die Knie am Boden lassen oder wenn du etwas intensiver üben möchtest, strecke und schließe die Beine. Mit der Ausatmung beuge dich vor, das Kinn geht in Richtung Boden.

Mit der Einatmung schiebe dich zurück, bringe die Stirn in Richtung Boden. Wiederhole 5- bis 10-mal. Diese Übung hilft, Schulter- und Nackenmuskulatur zu kräftigen.

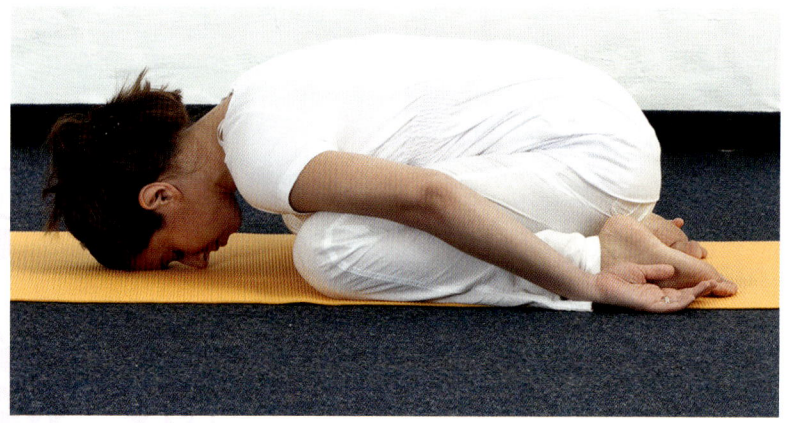

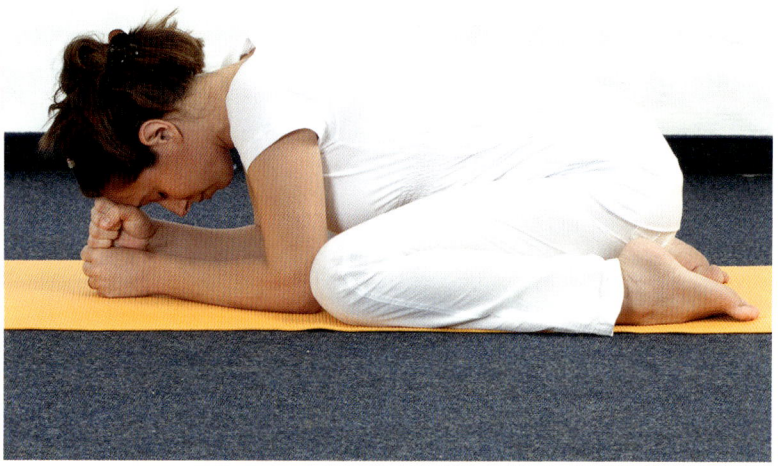

Stelle die Knie etwa schulterweit auseinander am Boden ab, senke das Gesäß in Richtung Fersen und bringe die Stirn zum Boden. Wenn möglich, lege die Arme neben dem Körper ab, die Stellung des Kindes. Wenn dies nicht mehr geht, mache Fäuste, lege sie aufeinander und lege die Stirn darauf ab. Atme tief in den Bauch und spüre die Dehnung im unteren Rücken.

3 VORWÄRTSBEUGENDE ÜBUNGEN

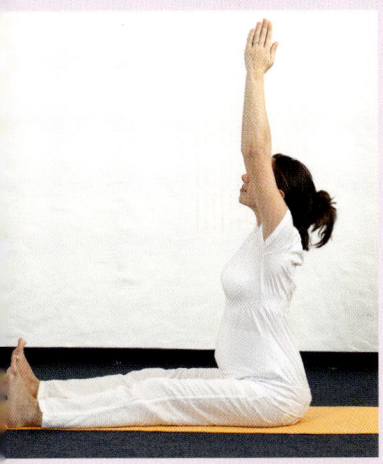

1 Richte dich auf und strecke die Beine vor dir aus. Du kannst die Beine schließen oder wenn der Bauch schon etwas größer ist, öffne sie leicht. Achte darauf, dass die Beine gestreckt sind und die Füße nach oben zeigen. Ziehe die Zehen zum Kopf und strecke die Arme über den Kopf. Einatmen, strecke dich hoch und dehne die Wirbelsäule.

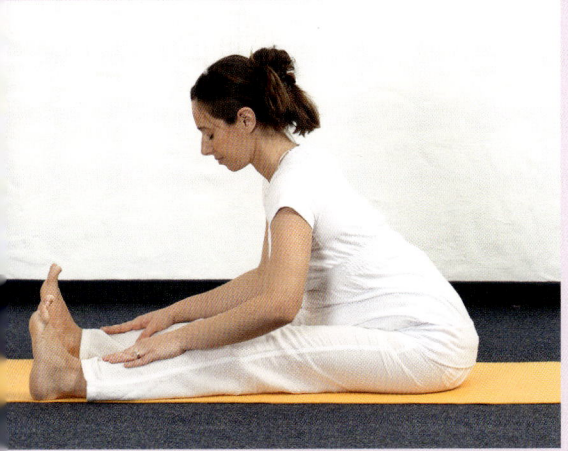

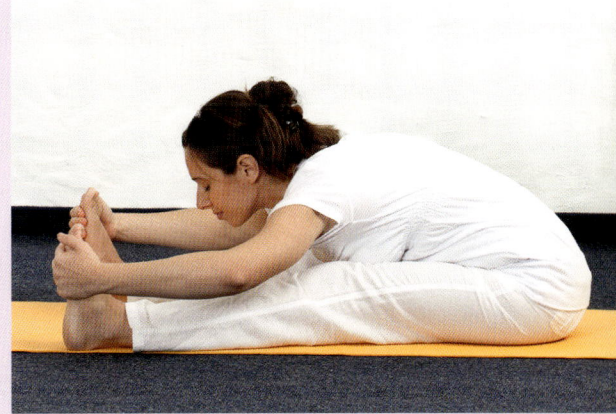

Mit der Ausatmung beuge dich nach vorne, greife die Beine oder Füße. Es ist nicht so wichtig, wie weit du in die Stellung gehst. Wichtig ist, dass du gut und regelmäßig in den Bauch atmen kannst. Achte darauf, dass die Beine gestreckt bleiben und du die Zehen zum Kopf ziehst, sodass du die Dehnung im unteren Rücken und den Beinen spüren kannst. Die vorwärtsbeugenden Übungen helfen dir, Spannungen im unteren Rücken und den Beinen abzubauen und den Lymphfluss in den Beinen zu erhöhen. Dadurch vermeidest oder reduzierst du das Anstauen von Wasser in den Beinen. Komme mit der Einatmung aus der Stellung.

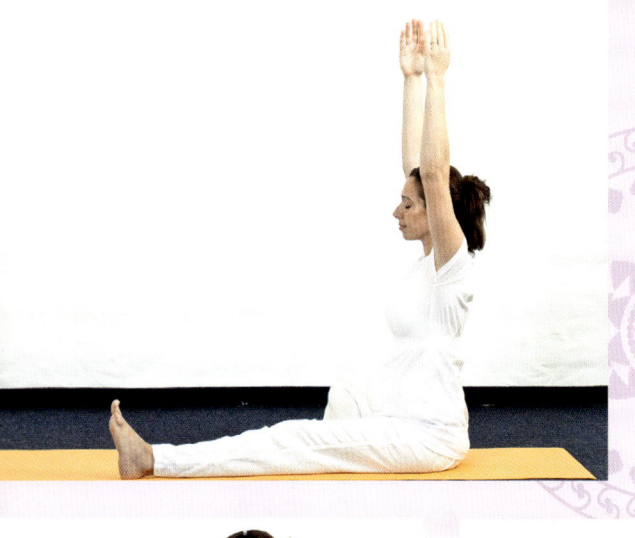

2 Beuge das rechte Bein und lege den Fuß an den rechten Oberschenkel. Achte darauf, dass das linke Bein aufrecht bleibt und der Fuß zum Kopf zieht. Einatmen, strecke die Arme hoch.

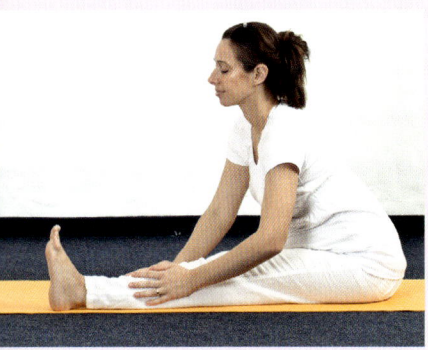
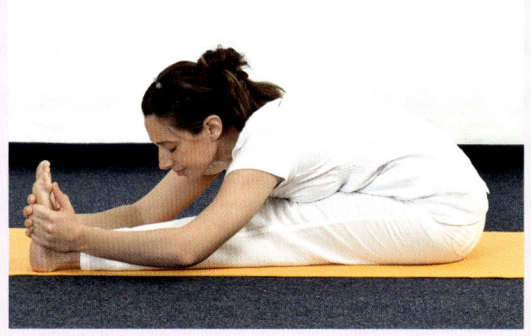

Mit der Ausatmung beuge dich vor und greife das linke Bein oder den Fuß. Wenn der Bauch größer wird, kannst du ihn neben das Bein legen. Halte die Stellung und atme tief in den Bauch. Einatmen, komme aus der Stellung und wechsel die Seite. Strecke das rechte Bein und beuge das linke. Einatmen, strecke dich hoch und aus, beuge dich vor. Tief weiteratmen. Einatmen, komme aus der Stellung, strecke die Beine aus und lockere sie.

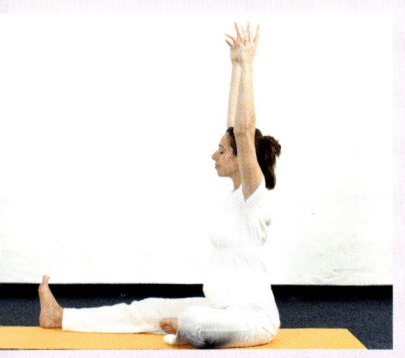
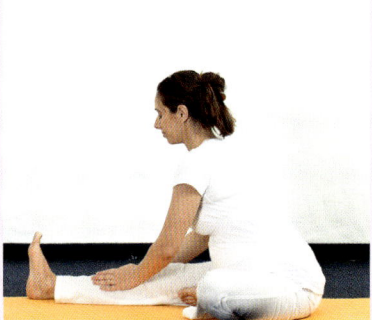
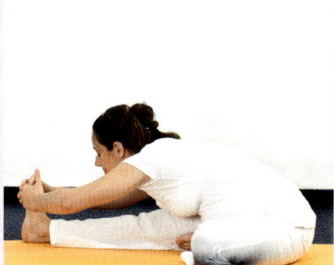

3 Stelle die Hände hinter den Rücken, wenn nötig, öffne die Beine leicht, oder stelle die Füße auf (siehe Seiten 174-175).

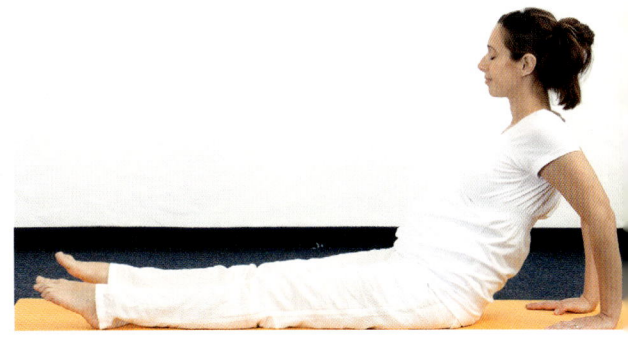

Mit der Einatmung hebe das Becken und rolle den Kopf in den Nacken, tief atmen.

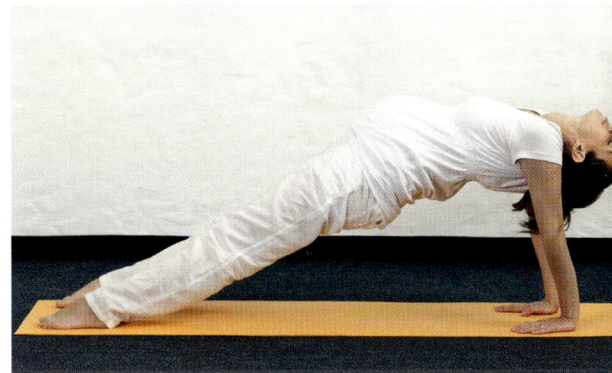

Senke das Becken und beuge dich leicht nach vorne, entspanne den Rücken.

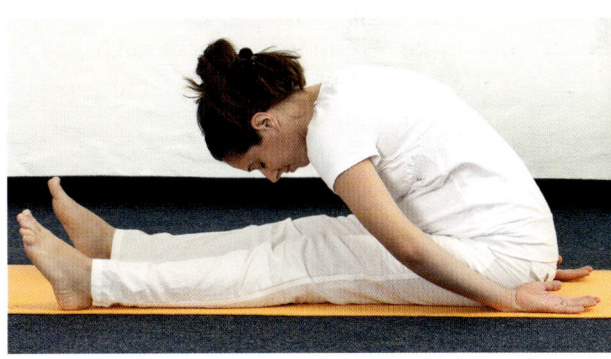

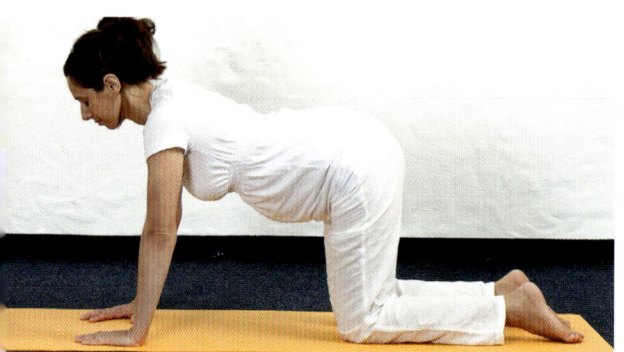

1 Richte dich auf und komme noch einmal in die Tischstellung. Die folgenden Übungen helfen dir, den unteren Rücken zu stärken. Dies ist besonders wichtig, wenn der Bauch größer wird, da das Gewicht des Bauches den unteren Rücken stark beansprucht.

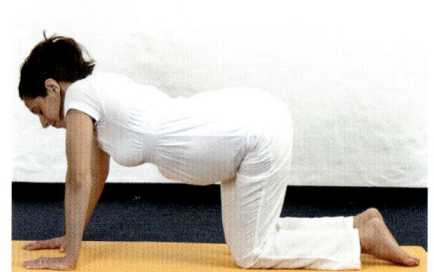 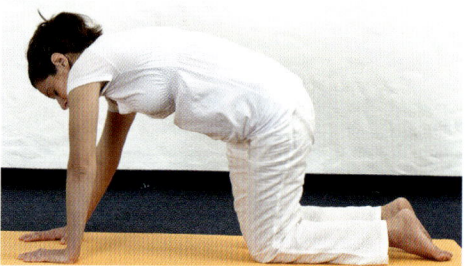

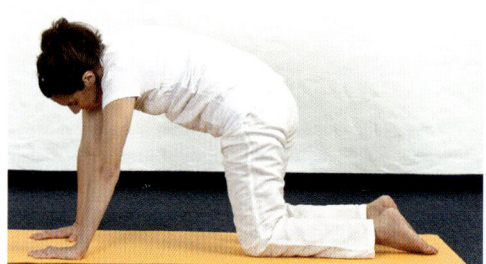 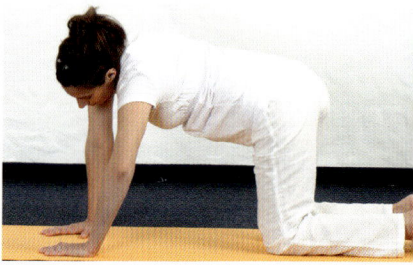

Zunächst lockere den Rücken, indem du ihn im eigenen Rhythmus auf und ab bewegst oder kreisende Bewegungen ausführst. Atme tief weiter. Komme zurück zur Mitte.

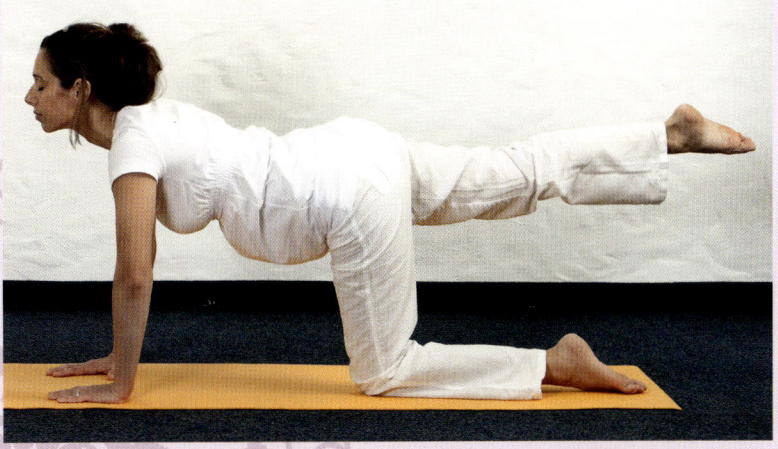

2 Halte den Kopf in Verlängerung der Wirbelsäule und starre auf einen Punkt vor dir am Boden. Mit der Ausatmung strecke das rechte Bein nach hinten, mit der Einatmung beuge es und bringe das Knie in Richtung Oberkörper. Wiederhole 5- bis 10-mal, dann senke das Bein zum Boden ab und wechsel die Seite. Dann strecke noch einmal das rechte Bein nach hinten. Halte die Stellung und atme tief weiter. Senke das Bein und strecke das linke Bein nach hinten. Halte die Stellung und atme tief in den Bauch. Senke das Bein und richte dich auf.

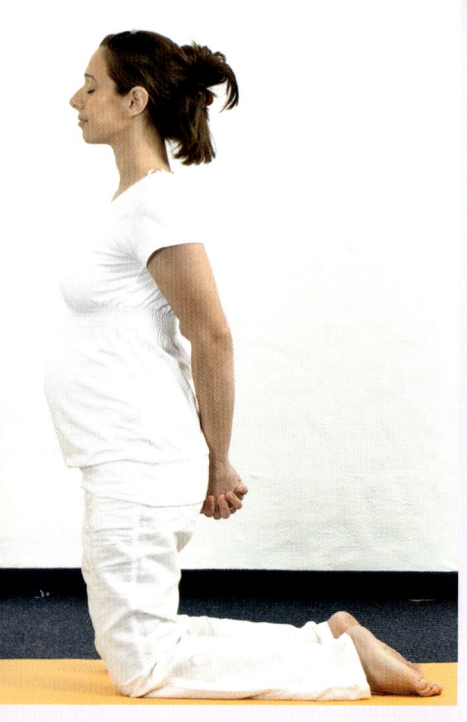
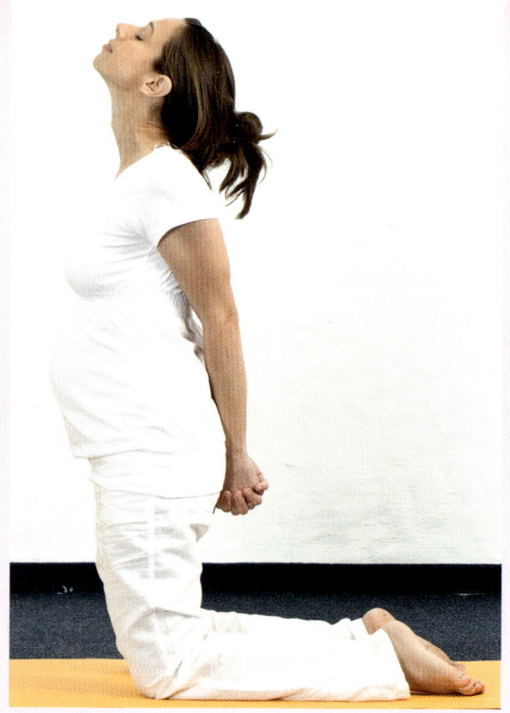

3 Verschränke die Hände hinter dem Rücken, spanne das Gesäß an und senke das Steißbein leicht nach unten. Achte darauf, dass während der Übung das Becken möglichst regungslos bleibt.

Mit der Einatmung rolle den Kopf in den Nacken und ziehe die Hände nach unten, weite den Brustkorb. Halte die Stellung und atme tief in den Bauch. Du kannst probieren, mit jeder Ausatmung das Brustbein leicht nach oben zu heben und die Schulterblätter weiter zusammenzudrücken, sodass sich die Wirbelsäule im Brustkorb weiter nach hinten beugt. Atme tief in den Bauch. Komme mit der Einatmung aus der Stellung, löse die Hände und setze dich auf die Fersen.

Komme noch einmal in die Stellung des Kindes und entspanne den Rücken.

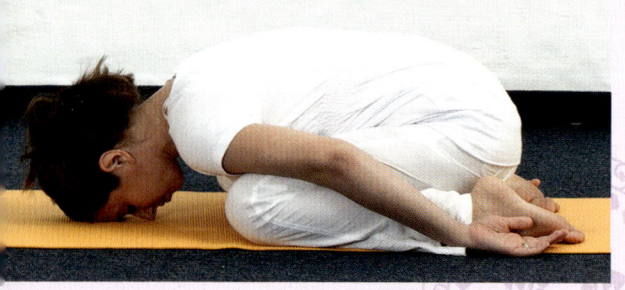
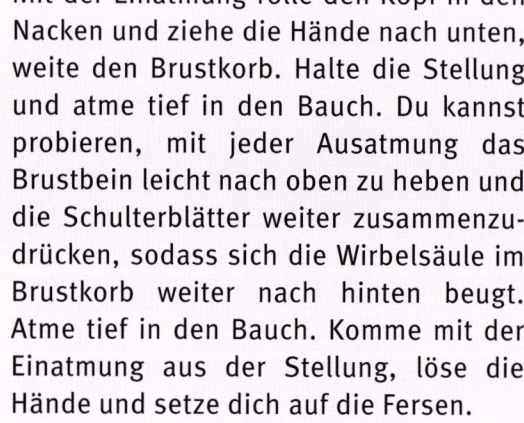

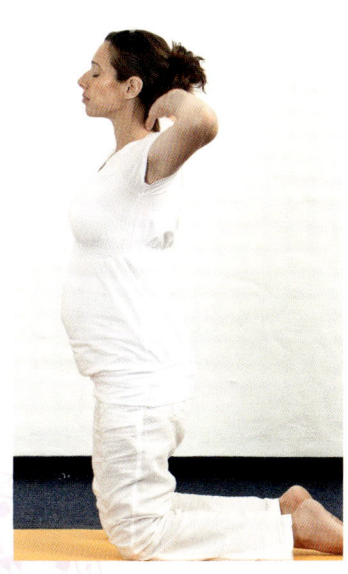 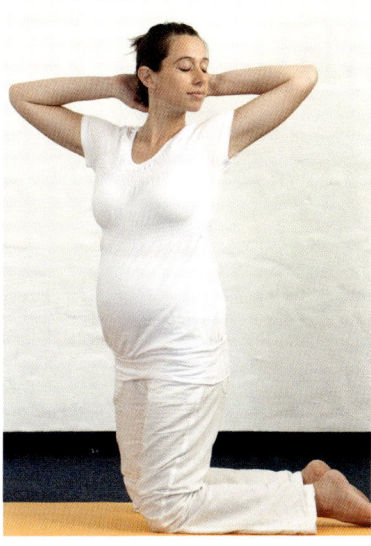 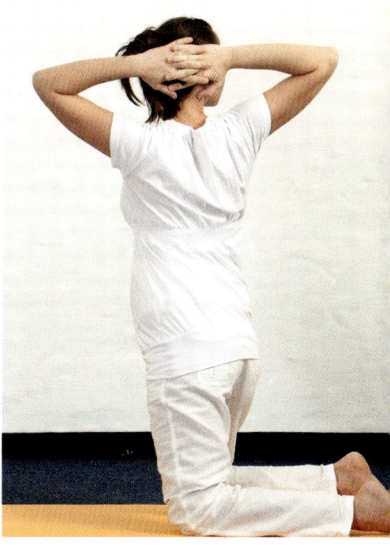

Richte dich wieder auf und komme in den Kniestand. Verschränke die Hände hinter dem Kopf und richte den Rücken mit der Einatmung auf.

Mit der Ausatmung drehe dich so weit es geht nach links. Stelle dir dabei vor, dass der linke Ellbogen die Bewegung führt und der Kopf nur sanft mitdreht, so vermeidest du Spannung im Nacken. Mit jeder Einatmung probiere, das Steißbein leicht zu senken und gleichzeitig die Schädeldecke weiter hoch zu strecken. Mit jeder Ausatmung drehe dich etwas weiter nach links. Tief atmen. Komme mit der Ausatmung aus der Stellung und wiederhole auf der anderen Seite. Dieses Mal führt der rechte Ellbogen die Bewegung. Komme zurück zur Mitte.

6 ENDENTSPANNUNG

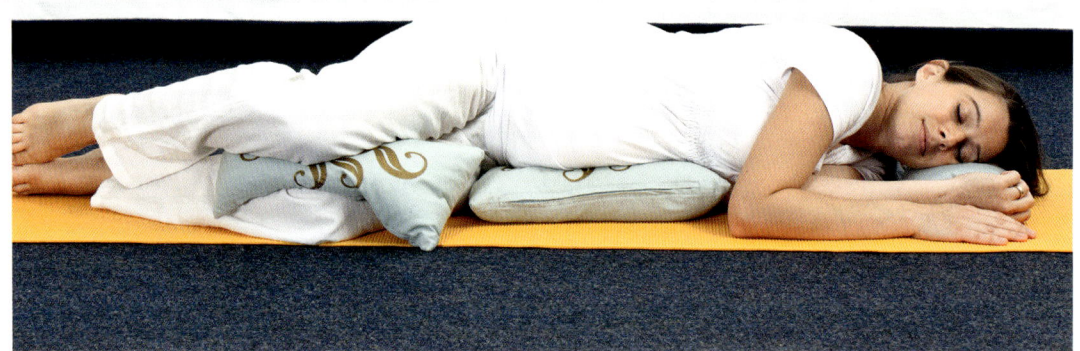

Beende die Übungsreihe mit einer Entspannungs- und Konzentrationspase. Du kannst dich hierzu auf den Rücken oder in die stabile Seitenlage legen oder dich auf einen Stuhl setzen (siehe Seiten 177 ff). In der stabilen Seitenlage lege ein Kissen zwischen die Beine und jeweils eins unter Bauch und Kopf, sodass du bequem und entspannt liegen kannst. Wir werden zunächst jedes einzelne Körperteil bewusst an- und entspannen, um so noch einmal Energie in den ganzen Körper zu bringen. Bringe die Aufmerksamkeit zum rechten Bein, hebe das rechte Bein ein paar Zentimeter weit an, spanne es fest an und lasse es zum Boden fallen, entspanne. Aufmerksamkeit zum linken Bein, einatmen, anheben, anspannen und fallen lassen. Aufmerksamkeit zum rechten Arm, einatmen, anheben, anspannen, mache eine Faust, spreize die Finger und fallen lassen. Aufmerksamkeit zum linken Arm, einatmen, anheben, anspannen, mache eine Faust, spreize die Finger und fallen lassen. Aufmerksamkeit zum Bauch, atme tief ein, wölbe den Bauch nach außen und entspannen. Aufmerksamkeit zum Brustkorb, einatmen, weite den Brustkorb und entspannen. Aufmerksamkeit zum Gesicht, einatmen, ziehe alle Gesichtsmuskeln zur Nase und entspannen. Einatmen, öffne den Mund, strecke die Zunge heraus, schaue nach hinten und entspannen. Wenn nötig, korrigiere noch einmal deine Haltung und dann bitte deinen Körper, für ein paar Minuten entspannt und regungslos zu bleiben, sodass er dich nicht ablenkt.

Gehe nun noch einmal geistig durch den Körper und entspanne ihn zusätzlich. Ein kurzer Moment genügt schon, um Entspannung und Energie zu dem jeweiligen Körperteil zu bringen. Bringe deine Aufmerksamkeit zu den Füßen, geistig entspanne Zehen und Füße. Entspanne die Waden, Oberschenkel, Hüften, Gesäß, Bauch, unteren Rücken, oberen Rücken, Brustkorb. Entspanne die Hände, Arme, Schultern, Nacken, Kiefer, Zunge, Gesicht, Augen, Nase, Mund und Ohren. Richte die Aufmerksamkeit noch einmal auf den Bauch, und nimm für einen Moment Kontakt mit deinem Kind auf. Schicke ihm ein paar liebevolle Gedanken, das Gefühl von Wärme und Geborgenheit. Nun erkläre deinem Kind geistig, dass du die nächsten Minuten deine Aufmerksamkeit auf eine Übung richten möchtest, sodass ihr beide entspannen könnt und mit viel guter Energie versorgt werdet. Bedanke dich bei deinem Kind für das Verständnis und richte dann die Aufmerksamkeit auf den Punkt zwischen den Augenbrauen, das dritte Auge, dem Sitz des Bewusstseins. Trainiere den Geist, sich auf diesen Punkt zu konzentrieren. Immer wenn du merkst, dass der Geist abschweift und an etwas anderes denken möchte, bringe ihn zurück zu diesem Punkt. Um den Prozess der Konzentration zu unterstützen, wiederhole geistig OM. Wenn du konzentriert und entspannt bleibst, wirst du sehr bald das Pulsieren des Herzschlages, der Lebenskraft im dritten Auge, spüren können. Dies ist eine Manifestation des Prana, der göttlichen Energie. Spüre, wie sich dieser Puls wellenförmig durch den Körper ausbreitet, jede Zelle des Körpers erreicht und sie in eine harmonische Schwingung versetzt. Alle Systeme des Körpers werden in Einklang gebracht und mit Energie aufgeladen. Wenn Körper und Geist in Harmonie sind, erlebst du das Gefühl absoluter Zufriedenheit, Ruhe und Glückseligkeit. Verweile so ein paar Minuten in der Stille und spüre, wie die göttliche Energie dich umhüllt, durchfließt und beschützt. Du bist ein Teil der göttlichen Energie. Du hast Zugang zu der niemals endenden Quelle der Kraft. Du bist vollkommen. Fahre so ein paar Minuten in der Stille fort.

OM Nimm noch einmal bewusst Kontakt zu deinem Kind auf, spüre den Einklang, die Verbundenheit und bedanke dich bei ihm, dass du diese Übung machen konntest. Bringe dann das Bewusstsein zurück zum Körper, vertiefe den Atem, atme tief in den Bauch ein und aus. Bewege leicht Hände und Füße, spanne Arme und Beine, strecke und räkel dich, wecke den Kreislauf auf und setze dich auf.

Zum Abschluss singe noch einmal OM und Shanti. Atme ein und singe OM OM OM, OM Shanti, Shanti, Shanti, OM Frieden, Frieden, Frieden. Möge Gott euch mit strahlender Gesundheit und Zufriedenheit segnen und euch gemeinsam einen Tag voller Wunder erleben lassen. OM Shanti.

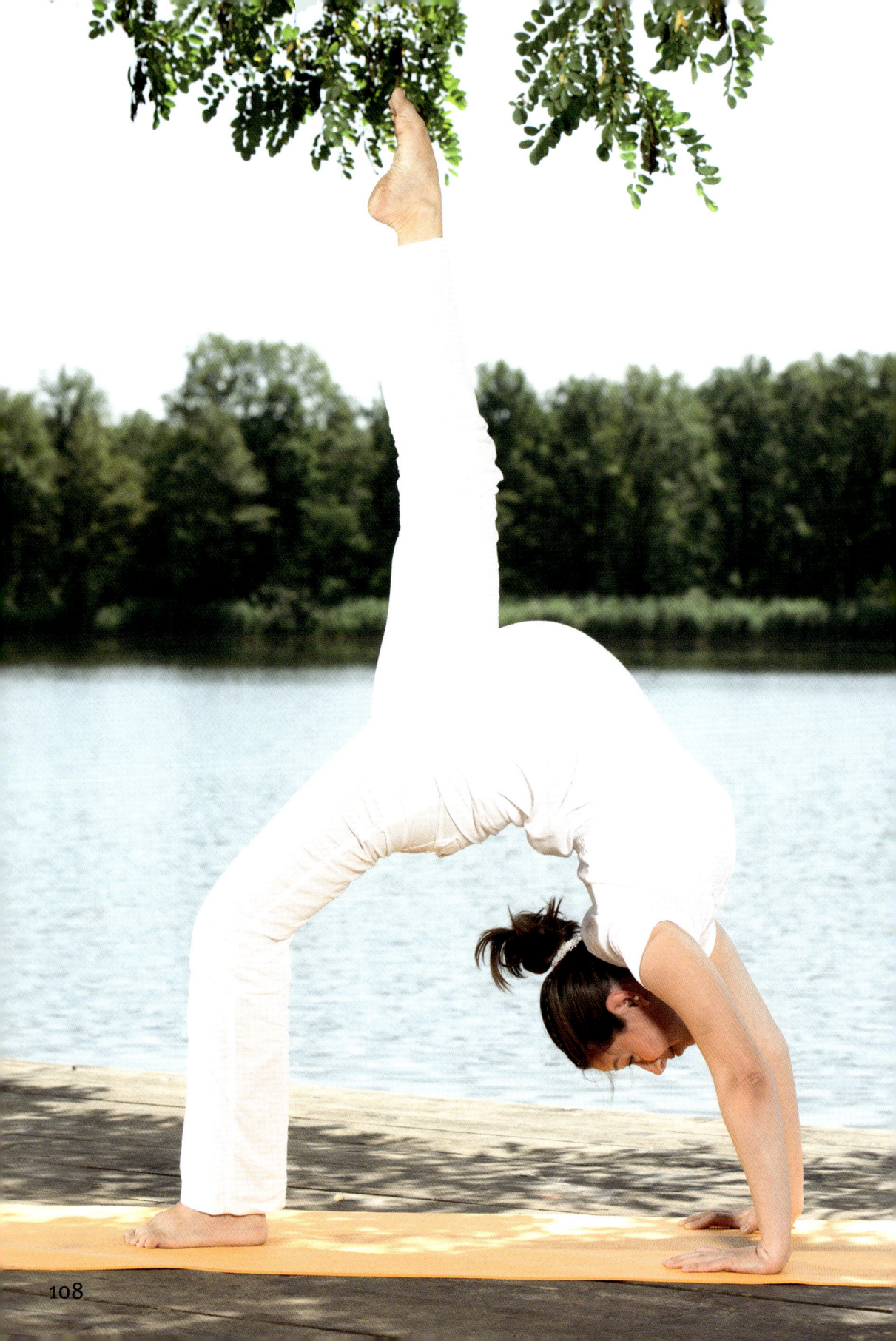

ÜBUNGSREIHE 2
Pränatal, leichte Mittelstufe

1 Atemübungen

Komme in eine bequeme aufrechte Sitzhaltung. Du kannst dich hierzu auf ein Kissen oder einen Stuhl setzen (für weitere Sitzhaltungen (siehe Seite 159). Wichtig ist, dass du den Rücken aufrecht halten kannst, um so die Atmung zu erleichtern. Für diese Sitzhaltung setze dich auf die Fersen, dann lege ein großes Kissen zwischen die Beine und setze dich auf das Kissen. In dieser Stellung ist es sehr leicht, den Rücken aufrecht zu halten.

Beginne die Übungsreihe mit zwei Mantras. Durch das Singen von OM und Shanti erzeugst du eine positive Schwingung, die dir hilft, den Geist zu beruhigen und zu konzentrieren. Musik und besonders Singen ist eines der kraftvollsten Mittel, um Harmonie und Zufriedenheit in dir und dem Kind zu erzeugen.

Schließe die Augen, richte die Aufmerksamkeit auf den Punkt zwischen den Augenbrauen, das dritte Auge. Atme ein und singe:
OM OM OM
OM Shanti, Shanti, Shanti
OM Frieden, Frieden, Frieden

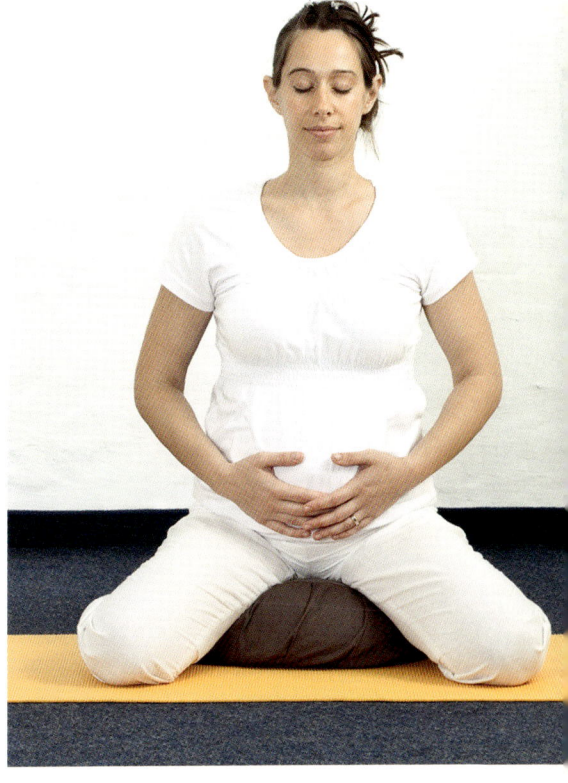

1 Fahre nun mit ein paar Atemübungen fort. Richtige Atmung wird eines der wichtigsten Werkzeuge während der Geburt sein, da sie dich mit Energie versorgt, die Muskulatur entspannt und dir mehr Ausdauer und Durchhaltevermögen gibt. Je häufiger du diese Übungen während der Schwangerschaft machst, desto leichter wird es dir fallen, während der Geburt darauf zurückzugreifen. Probiere, während der ganzen Übungseinheit durch die Nase ein- und auszuatmen.

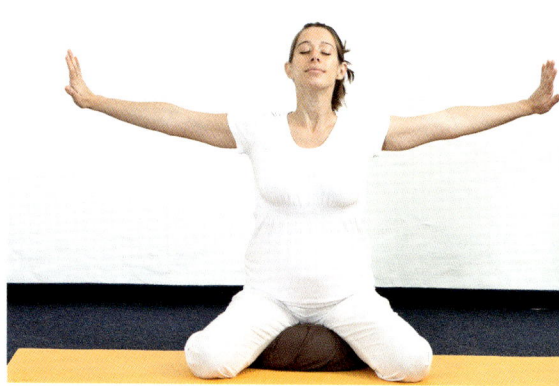

Mit der Einatmung strecke die Arme zur Seite, stelle dir vor, dass du die Wände auseinanderdrückst, sodass du den Brustkorb maximal weitest.

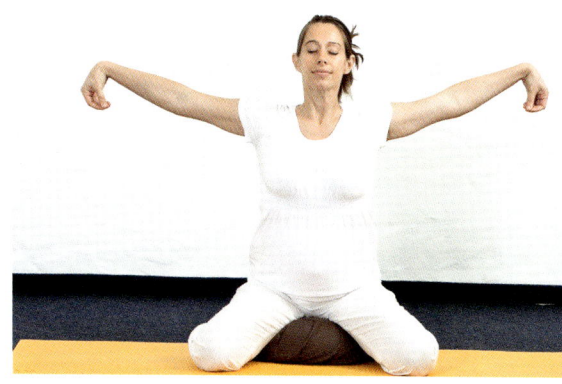

Halte den Atem an, bringe die Finger nach unten und wieder hoch, energetisiere den Körper.

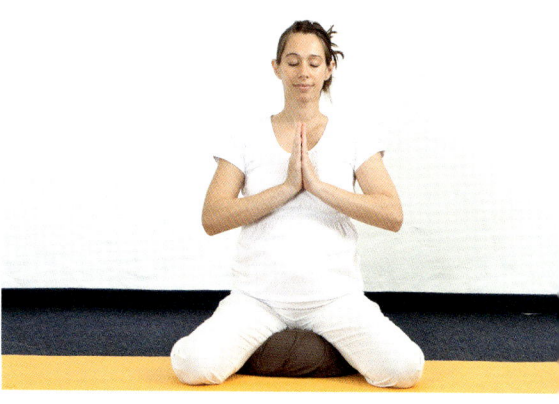

Ausatmen, bringe die Hände vor der Brust zusammen und schließe so den Energiekreislauf in den Armen. Wiederhole noch einmal.

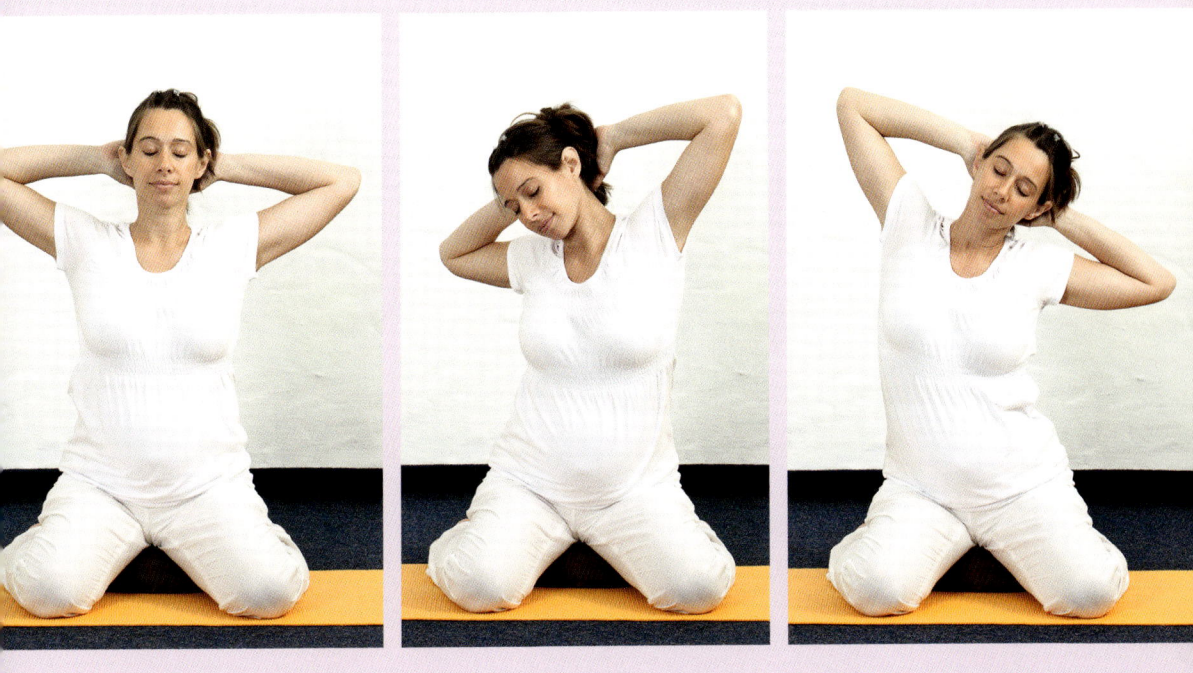

2 Einatmen, strecke die Arme über den Kopf und bringe die Hände hinter den Kopf. Ziehe die Ellbogen leicht auseinander, um den Brustkorb zu weiten, und bewege den Oberkörper von Seite zu Seite, löse Spannungen aus Oberkörper, Schultern und Nacken. Senke die Arme ab und lege die Hände auf den Bauch. Durch die vorangehenden Übungen hast du viel Energie zu den Händen gebracht, die du nun in den Bauch und somit zum Kind weiterleitest. Stelle dir vor, dass helles warmes Licht von oben auf deinen Kopf fließt, durch den Hals in die Schultern, zu den Armen und dass dieses Licht durch deine Hände zu deinem Kind fließt und es umhüllt, als ob du es liebevoll in die Arme nehmen würdest.

Löse dich von dieser Vorstellung und fahre mit der Bauchatmung fort.

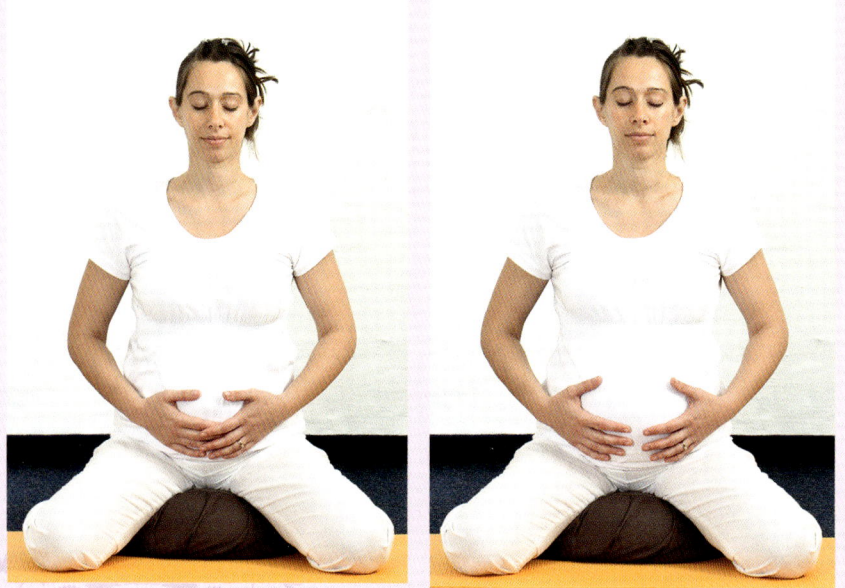

3 Lass die Hände hierzu auf dem Bauch liegen, sodass du die Bewegung des Bauches gut beobachten kannst. Mit zunehmender Größe des Kindes wird die Bewegungsmöglichkeit des Bauches deutlich abnehmen, nichtsdestotrotz kannst du ihn bewusst vor- und zurückbewegen. Schließe die Augen und ziehe mit der Ausatmung den Bauch zurück in Richtung Wirbelsäule.

Mit der Einatmung wölbe ihn nach außen. Probiere, den Atem in einen Rhythmus zu bringen, sodass Ein- und Ausatmung gleich lang sind. Probiere 3 bis 4 Sekunden ein- und auszuatmen. Zähle geistig die Sekunden der Ein- und Ausatmung und spüre, wie durch die Bauchatmung die Aufmerksamkeit nach innen gerichtet wird, der Geist zur Ruhe kommt und der Körper entspannt. Atme so weiter und probiere, ganz aufmerksam und konzentriert zu bleiben. Die Bauchatmung ist der natürliche Atem, du solltest probieren, ihn während der ganzen Übungseinheit aufrechtzuerhalten, es sei denn, ich gebe einen anderen Rhythmus vor. Übe diese Art der Atmung so oft es geht, auch während deines normalen Tagesablaufes, bis du ganz automatisch auf diese Weise atmest.

Stelle dir nun vor, dass du mit der Einatmung Licht vom Kopf durch die Wirbelsäule nach unten schickst, bis zum Steißbein und mit der Ausatmung das Licht wieder nach oben zur Schädeldecke führst. Einatmen, das Licht fließt nach unten zum Steißbein, aus, das Licht fließt nach oben zur Schädeldecke. Fahre so ein paar Minuten fort.

4 Erweitere nun die Bauchatmung zur vollen Yogaatmung, um Körper und Geist mit mehr Energie zu versorgen. Atme aus und ziehe den Bauch in Richtung Wirbelsäule. Einatmen, der Bauch wölbt sich nach außen, atme weiter ein und fülle den Brustkorb, atme weiter ein und hebe die Schultern an, um die Lungen maximal zu füllen (siehe Seite 162). Ausatmen, senke die Schultern. Entspanne den Brustkorb und ziehe den Bauch in Richtung Wirbelsäule. Probiere, bei dieser Atmung mindestens genauso lange auszuatmen wie ein. Zähle geistig die Sekunden der Ein- und Ausatmung, wenn möglich, atme 4 bis 6 Sekunden lang ein und aus. Du kannst dir vorstellen, dass du mit der Einatmung frische Energie in Form von hellem, strahlendem Licht aufnimmst. Mit der Ausatmung stelle dir vor, dass du dieses Licht durch den ganzen Körper verteilst und jede Zelle damit auflädst, bis du ganz angefüllt bist mit diesem Licht. Probiere nun, für ein paar Runden die Ausatmung doppelt so lang werden zu lassen wie die Einatmung. Achte immer darauf, dass du nur so viel machst, wie es sich gut anfühlt. Die Atmung sollte immer bequem und stressfrei sein.

5 Als letzte Atemübung mache eine wechselseitige Atmung. Hierzu bringe die linke Hand in das Chin-Mudra, Daumen und Zeigefinger bilden einen Kreis, die anderen Finger sind gestreckt. Die rechte Hand formt das Vishnu-Mudra, sodass Zeige- und Mittelfinger zum Handteller gebeugt sind und du mit Daumen und Ringfinger wechselseitig die Nasenlöcher schließen kannst (siehe Seite 163). Atme durch beide Nasenlöcher aus, dann schließe die rechte Seite mit dem Daumen und atme links langsam und bequem ein. Schließe nun die linke Seite mit dem Ringfinger, öffne die rechte Seite und atme rechts langsam und bequem aus. Dann atme rechts ein und links aus. Atme wieder links ein. Fahre so ein paar Mal im eigenen Rhythmus fort. Atme immer links ein, rechts aus, rechts ein, links aus. Beende die Übung, nachdem du links ausgeatmet hast und spüre den Atemübungen einen Moment nach. Spüre, wie ruhig und friedvoll der Geist nach den Atemübungen ist.

2 AUFWÄRMÜBUNGEN

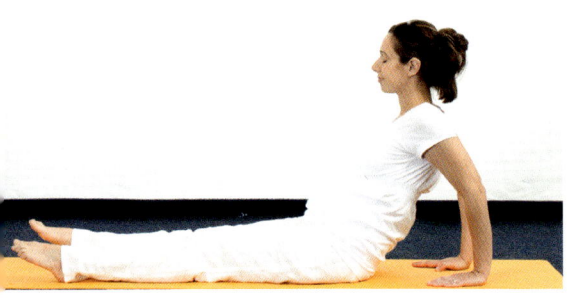

1 Nun stelle die Hände hinter dir auf den Boden oder den Stuhl (siehe Seiten 174-175), du kannst die Beine schließen oder etwa schulterweit auseinandergeben.

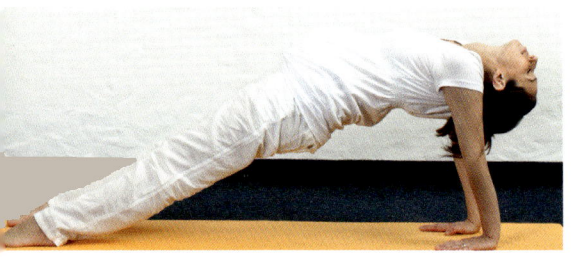

Mit der Einatmung hebe das Becken so hoch wie möglich und rolle den Kopf in den Nacken, die schiefe Ebene. Halte die Stellung und atme tief weiter.

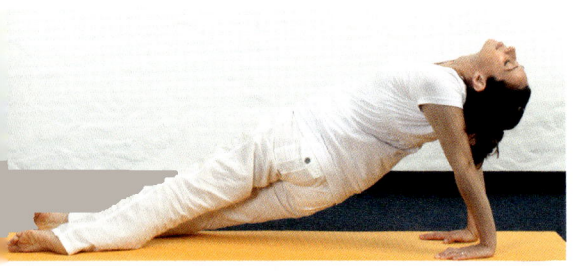

Senke das Becken und beuge dich aus der Hüfte nach vorne. Entspanne Beine und Oberkörper, sodass du den unteren Rücken lockerst. Richte dich auf und wiederhole noch einmal. Dann richte dich auf und komme langsam zum Stehen.

2 Komme an den vorderen Rand der Matte. Komme an den vorderen Rand der Matte und mache ein paar Runden Sonnengruß, um den Körper aufzuwärmen und den Fluss der Energie zu erhöhen. Es gibt beim Sonnengruß verschiedene Möglichkeiten, wie du die einzelnen Übungen variieren kannst und somit dem Verlauf der Schwangerschaft anpassen kannst (siehe Seiten 164ff). Ich werde zu den einzelnen Übungen den ursprünglichen Atemrhythmus schreiben. Du solltest diesem Atemrhythmus jedoch nur folgen, wenn es bequem geht. Wenn das nicht mehr angenehm ist, folge deinem eigenen Rhythmus und probiere einfach, tief und regelmäßig in den Bauch zu atmen.

Gib die Beine etwa schulterweit auseinander, beuge sie leicht und spanne das Gesäß sanft an. Senke das Steißbein leicht nach unten, sodass das Becken etwas nach hinten rollt und der untere Rücken gestreckt wird. Atme ein.

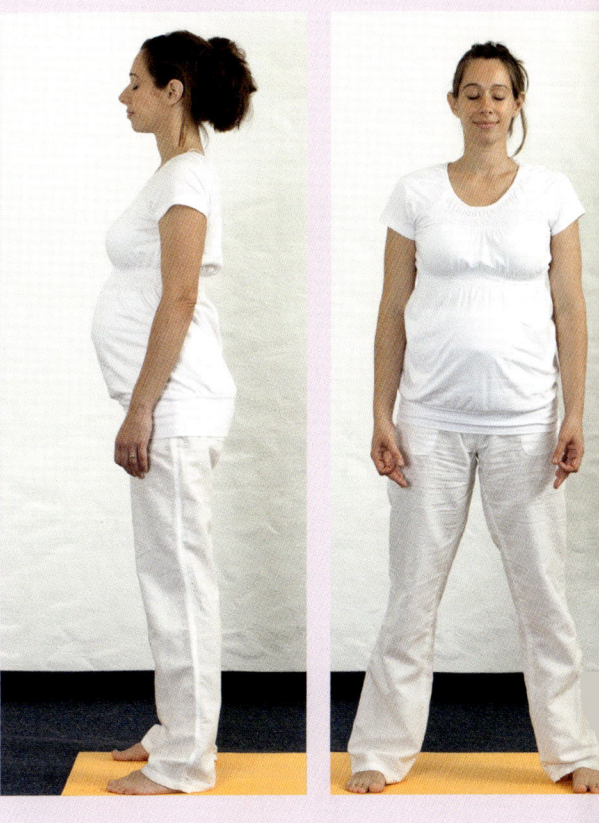

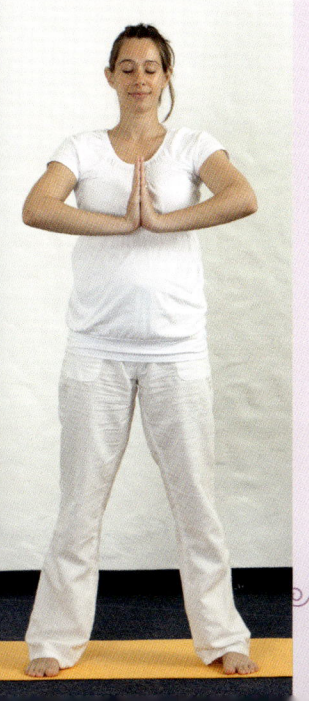 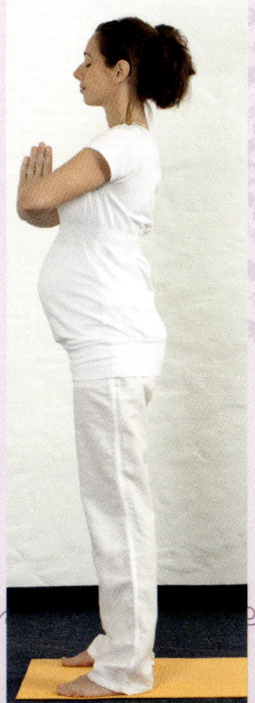

Ausatmen, bringe die Hände vor der Brust zusammen, presse sie fest aufeinander und ziehe die Handgelenke nach unten, sodass du eine Dehnung in den Händen spüren kannst.

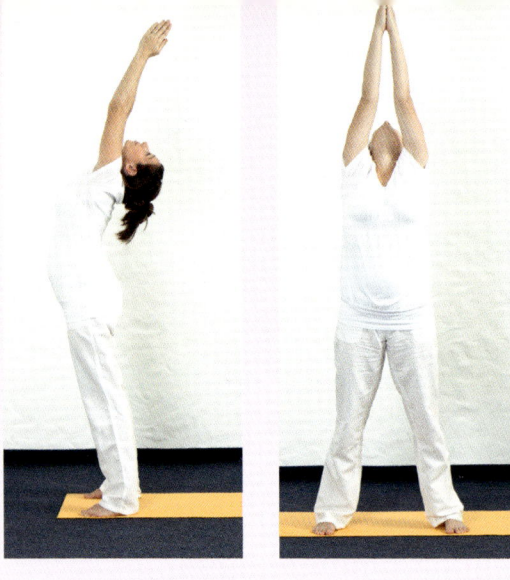

Achte darauf, dass das Becken in dieser Position bleibt und strecke die Arme mit der Einatmung nach oben. Die Hände bleiben flach aufeinander, der Kopf rollt in den Nacken. Du kannst probieren, dich weiter nach oben zu strecken oder dich leicht nach hinten zu beugen, sodass sich der Brustkorb weitet. Achte darauf, dass du das Steißbein gesenkt hältst.

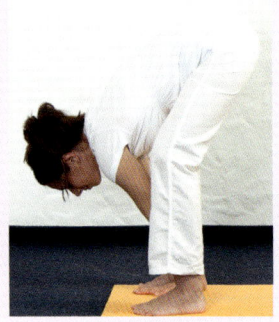 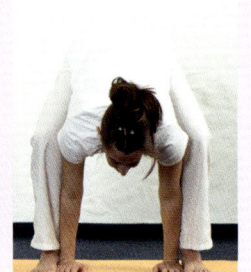 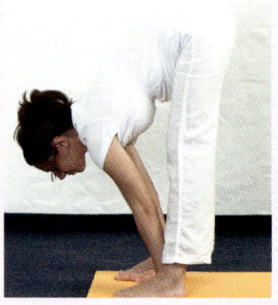 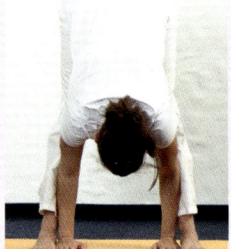

Ausatmung, beuge dich aus der Hüfte nach vorne und bringe die Hände zwischen die Füße. Finger und Zehen in einer Linie, wenn nötig, beuge die Beine.

Einatmen, stelle das rechte Bein so weit es geht zurück, das rechte Knie geht zum Boden, der Kopf in den Nacken.

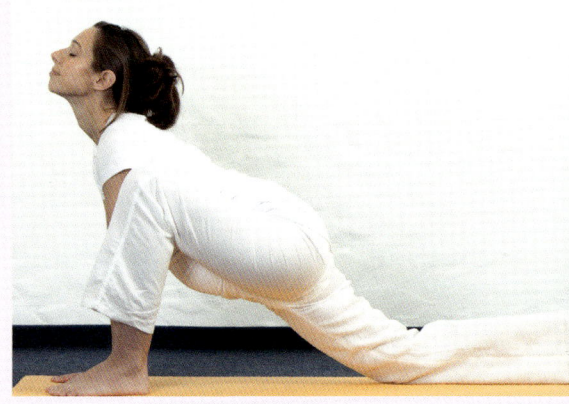

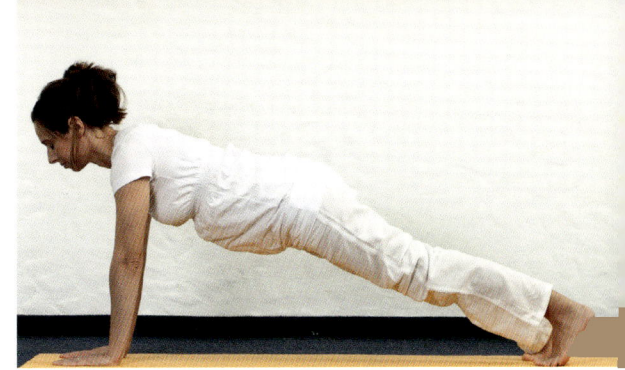

Halte den Atem und stelle auch das linke Bein zurück in die Liegestützposition.

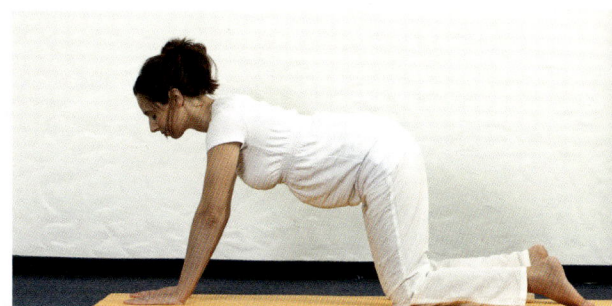

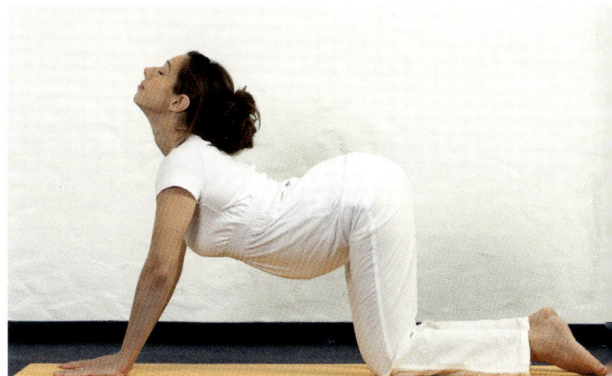

Tief atmen. Stelle die Knie ab, die Beine können geschlossen oder schulterweit auseinander sein .Beuge den Rücken und rolle den Kopf in den Nacken. Ausatmen, beuge die Arme, stelle den Brustkorb zwischen den Händen am Boden ab, das Kinn geht zum Boden.

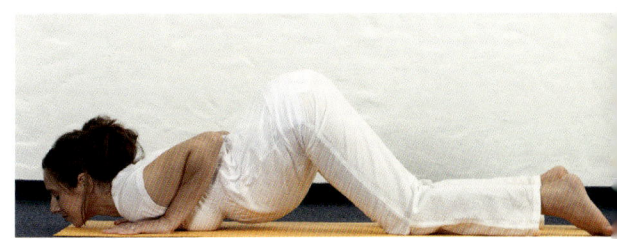

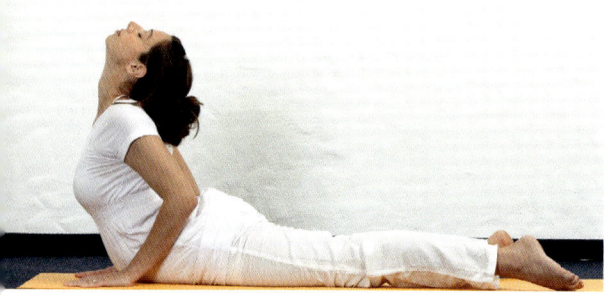

Einatmen, gleite auf den Bauch, spanne das Gesäß an, strecke die Füße nach hinten und rolle den Kopf in den Nacken, die Kobra.

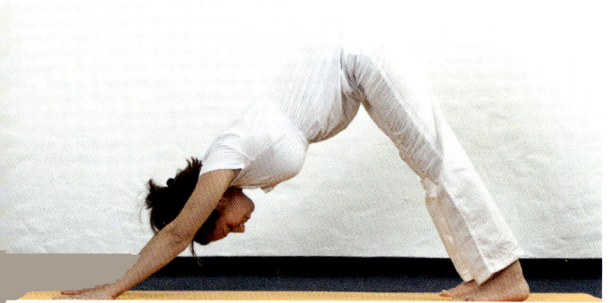

Ausatmen, stelle die Füße auf, hebe das Becken und komme in das umgekehrte V. Die Beine können geschlossen oder schulterweit auseinander sein.

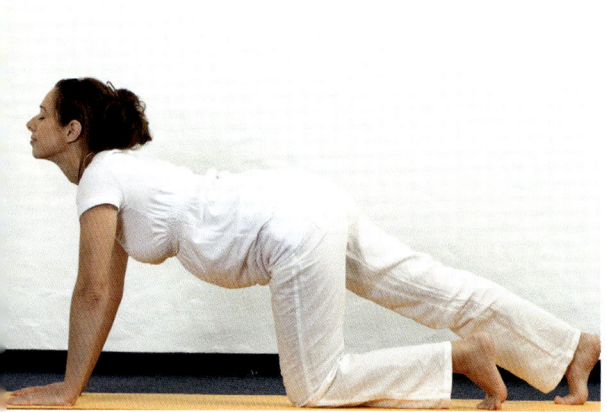 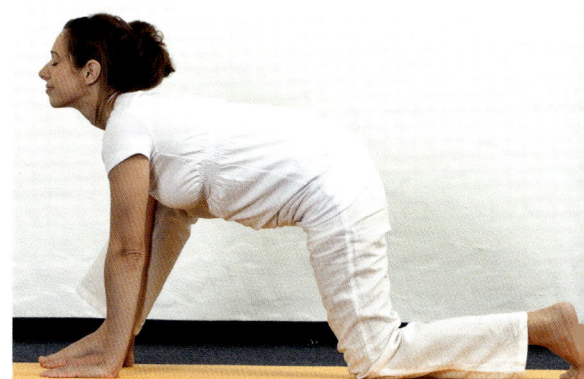

Ausatmen, stelle das linke Knie am Boden ab und bringe den rechten Fuß nach vorne oder bringe den Fuß direkt nach vorne zwischen die Hände. Rolle den Kopf in den Nacken.

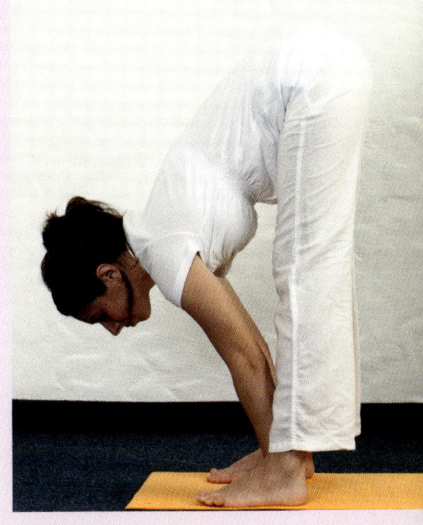

Ausatmen, bringe auch den linken Fuß nach vorne. Wenn nötig, beuge die Beine.

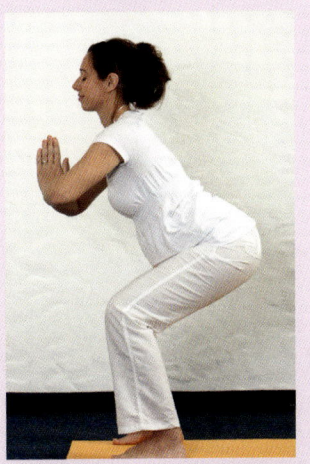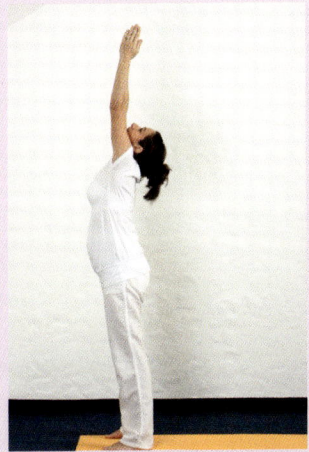

Einatmen, richte dich langsam auf, indem du die Wirbelsäule hochrollst oder zunächst die Beine etwas weiter beugst, den Rücken aufrichtest und dann die Beine streckst. Strecke die Arme über den Kopf, die Hände aufeinander, der Kopf rollt in den Nacken.

Ausatmen, senke die Arme ab. Wiederhole die Übungsabfolge 4- bis 6-mal. Wechsel in jeder Runde das Bein, das du zuerst zurückstellst, wie in der folgenden Beschreibung.

Einatmen, ausatmen, bringe die Hände vor der Brust zusammen in die Gebetsstellung. Spanne das Gesäß und strecke die Arme hoch. Rolle den Kopf in den Nacken und beuge dich leicht zurück. Tief atmen. Beuge dich aus der Hüfte nach vorne, Hände neben die Füße. Stelle das linke Bein so weit es geht zurück, linkes Knie zum Boden, Kopf in den Nacken. Bringe beide Beine zurück in die Liegestützposition. Stelle die Knie am Boden ab, beuge den Rücken und bringe Brustkorb und Kinn zum Boden. Einatmen, gleite in die Kobra. Stelle die Füße auf und schiebe dich mit der Ausatmung in das umgekehrte V. Bringe den linken Fuß nach vorne, rechtes Knie zum Boden, Kopf in den Nacken. Beide Beine vor. Einatmen, strecke dich hoch und zurück, aus, senke die Arme.

Dann schließe die Augen und atme ein paar Mal tief ein und aus.

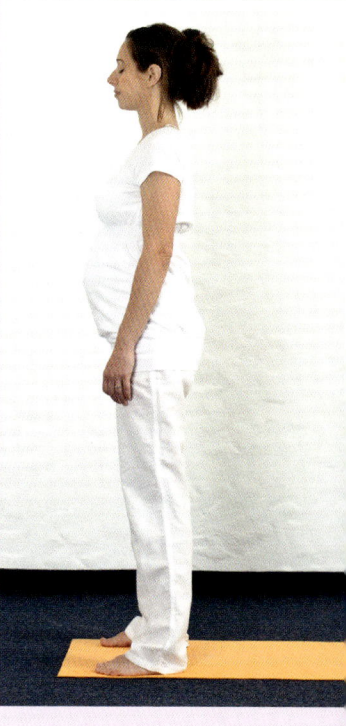

2a

Wiederhole den Sonnengruß noch 2-mal mit den folgenden Variationen zur Dehnung der Hüfte und Beine. Einatmen, aus, Gebetsstellung, einatmen, strecke dich hoch und zurück, ausatmen, vor. Stelle das rechte Bein zurück, Knie zum Boden, Kopf in den Nacken.

Bleibe dort, der linke Fuß bleibt flach am Boden, strecke das rechte Bein und drehe dich so weit es geht nach rechts. Idealerweise zeigt der rechte Fuß zur Decke. Achte darauf, dass du keinen Druck im linken Knie spürst. Drehe dich nur so weit, wie es bequem geht.

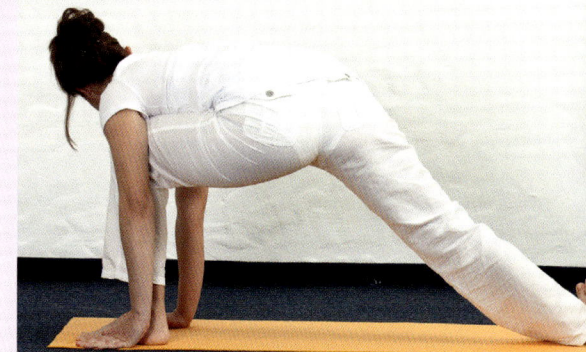

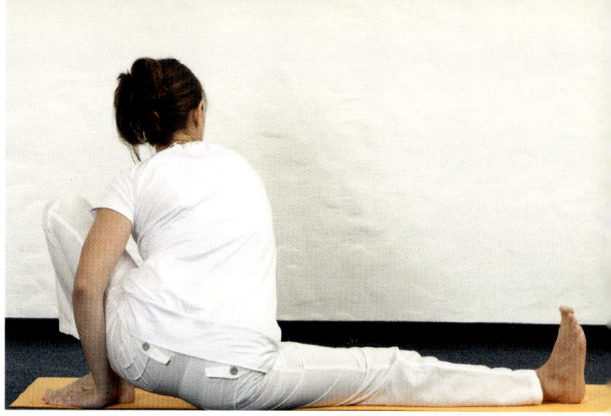

Wenn möglich, senke das Becken in Richtung Boden. Spüre die Dehnung in den Hüften und atme tief weiter.

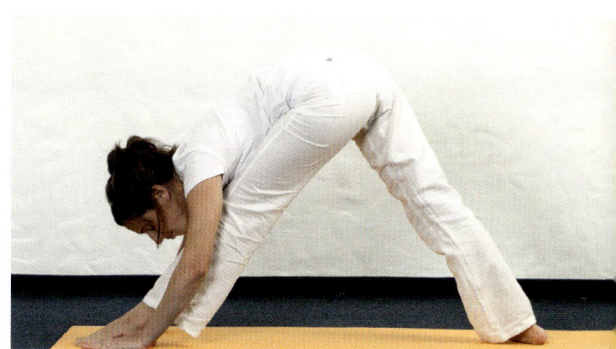

Drehe dich zurück zur Mitte und strecke auch das linke Bein. Der rechte Fuß steht nun flach am Boden und zeigt leicht nach außen. Wenn nötig, stelle die Hände auf den linken Fuß oder das Schienbein (siehe Seiten 168ff). Beuge dich zum linken Bein hin und atme tief in den Bauch.

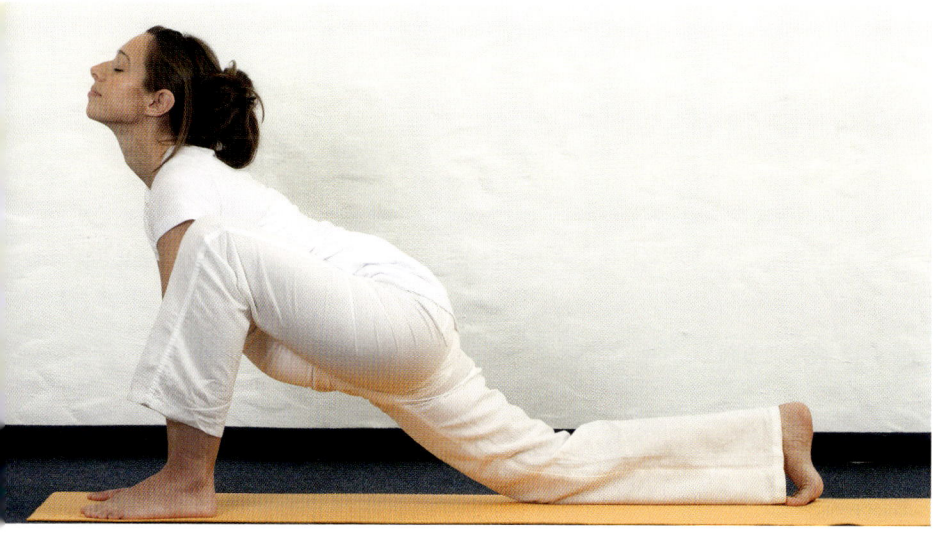

Beuge das linke Bein und stelle die Hände am Boden ab. Beide Beine zurück. Knie, Brust und Kinn zum Boden, gleite in die Kobra, ausatmen, umgekehrtes V. Bringe das rechte Bein vor und bleibe dort.

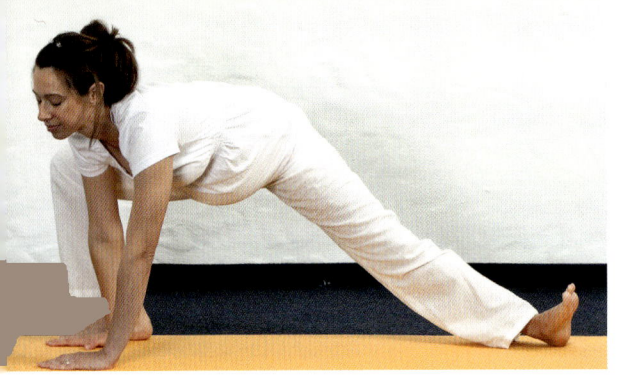 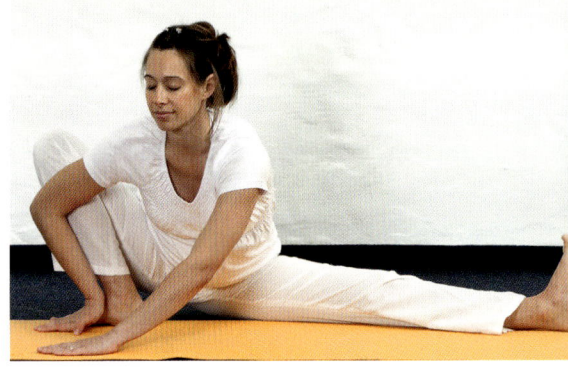

Der rechte Fuß bleibt flach am Boden, strecke das linke Knie und drehe dich so weit es geht nach links. Achte darauf, dass du keinen Druck im rechten Knie spürst.

Wenn möglich, senke das Becken zum Boden. Atme tief in den Bauch und spüre die Dehnung in der Hüfte.

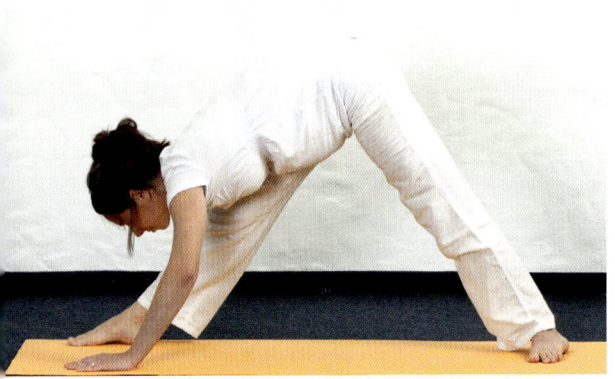 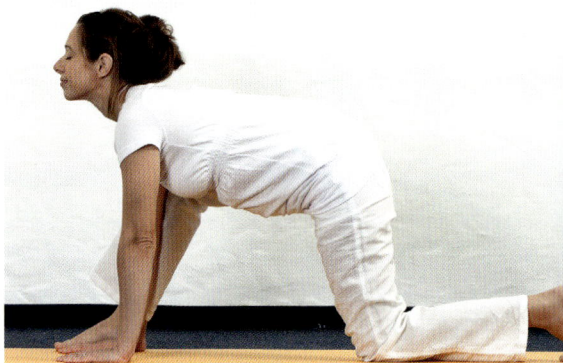

Komme zurück zur Mitte, strecke auch das rechte Bein und beuge dich zum rechten Bein hin. Wenn nötig, stelle die Hände auf den rechten Fuß oder das rechte Schienbein. Tief weiteratmen.

Beuge das rechte Bein und stelle die Hände ab. Beide Beine vor, einatmen, strecke dich hoch und zurück, aus, senke die Arme.

2b

Einatmen, aus, Gebetsstellung, einatmen, strecke dich hoch und zurück, ausatmen, vor. Stelle das linke Bein zurück, Knie zum Boden, Kopf in den Nacken. Bleibe dort und drehe dich so weit es geht nach links. Drehe dich zurück zur Mitte und strecke auch das rechte Bein. Bringe den Kopf zum rechten Bein. Wenn nötig, stelle die Hände auf den linken Fuß oder das Schienbein. Tief atmen.

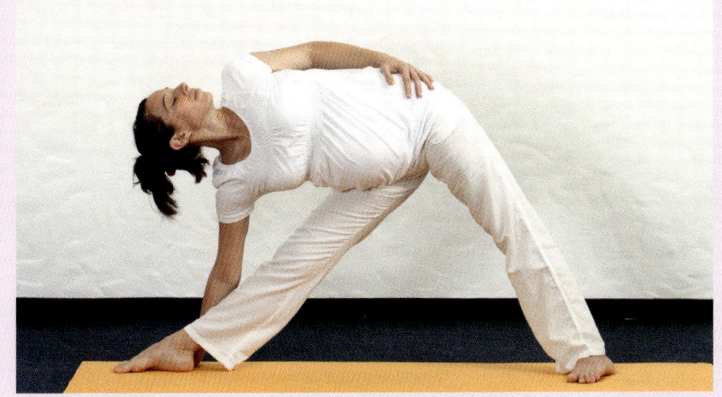

Lass die rechte Hand, wo sie ist (siehe Seiten 179ff), bringe die linke Hand zur linken Hüfte und drehe die linke Hüfte und Schulter hoch zur Decke, sodass der Oberkörper möglichst parallel zur Wand ist.

Strecke die linke Hand hoch zur Decke und schaue zur linken Hand, das Dreieck. Atme tief in den Bauch.

Senke die Hand und beuge das rechte Bein. Beide Beine zurück. Knie, Brust und Kinn zum Boden, gleite in die Kobra, ausatmen, umgekehrtes V. Bringe das linke Bein vor, bleibe dort und drehe dich so weit es geht nach rechts. Tief atmen. Komme zurück zur Mitte, strecke das linke Bein und beuge dich zum linken Bein hin. Wenn nötig, stelle die Hände auf den linken Fuß oder das linke Schienbein. Tief weiteratmen.

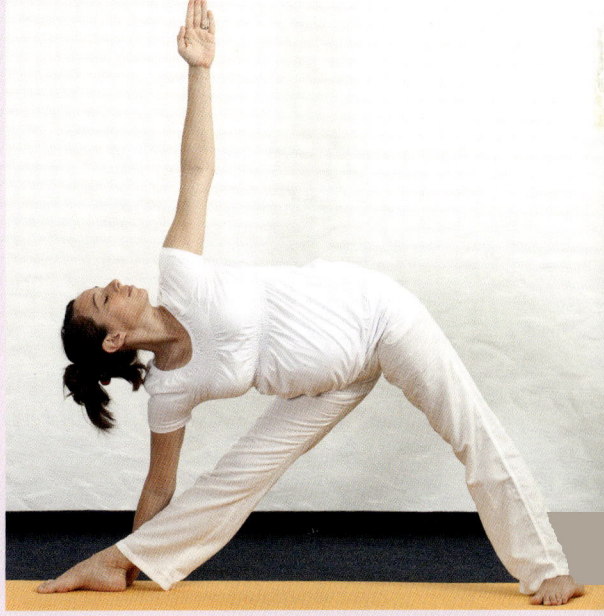

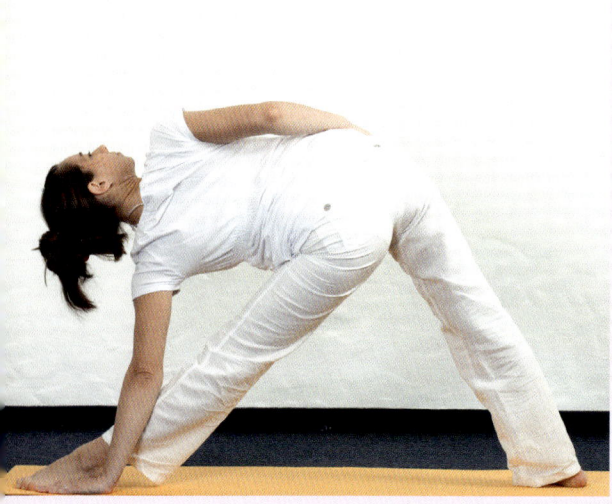

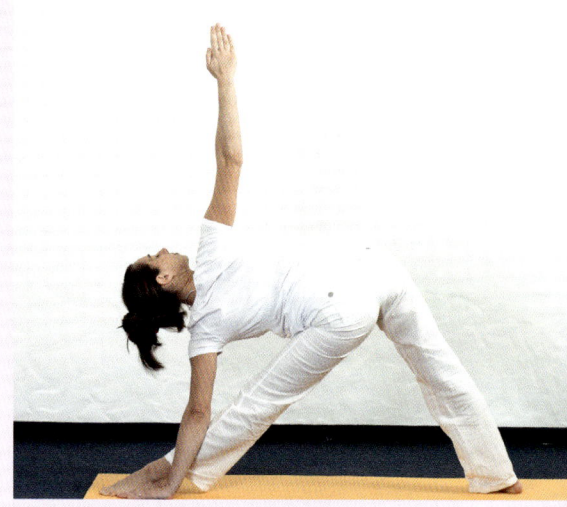

Lass die linke Hand, wo sie ist und bringe die rechte zur rechten Hüfte. Drehe den Oberkörper zur Seite.

Strecke die rechte Hand hoch zur Decke, der Blick geht zur rechten Hand. Tief atmen.
Beuge das rechte Bein und stelle die Hände ab. Beide Beine vor, einatmen, strecke dich hoch und zurück und aus, senke die Arme. Schließe die Augen und atme ein paar Mal tief ein und aus, entspanne den Körper.

3 Gib die Beine etwas mehr als schulterweit auseinander, die Füße sind parallel zueinander. Bringe die Hände in das Chin-Mudra und lege sie auf die Oberschenkel. Beuge die Beine leicht, senke das Steißbein, sodass das Becken leicht nach hinten rollt und richte den Oberkörper auf. Nun spanne den Beckenboden fest an. Richte deine Aufmerksamkeit auf einen Punkt an der Wand. Starre auf diesen Punkt und probiere, nicht mehr zu blinzeln. Tratakam, das Starren auf einen Punkt, erhöht die Konzentrationskraft und stärkt den Willen. Atme tief weiter. Beuge die Beine etwas mehr. Komme aus der Stellung und lockere die Beine.

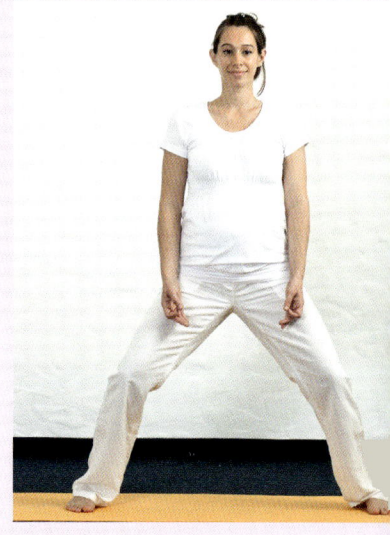

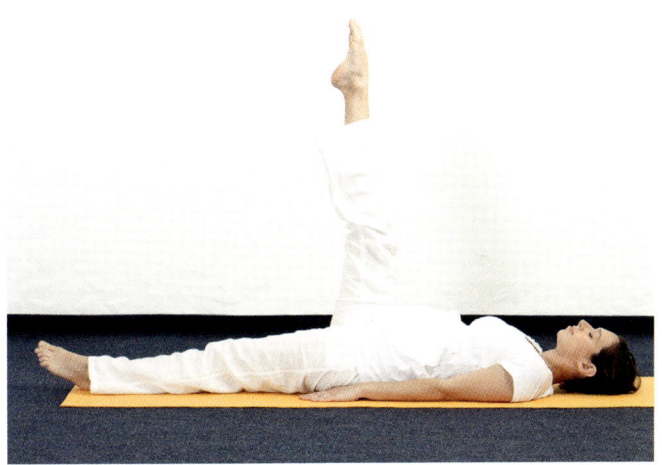

4 Lege dich auf den Rücken, schließe die Beine und lege die Arme an den Körper. Bringe die Aufmerksamkeit zum rechten Bein und strecke den rechten Fuß. Mit der Einatmung hebe das rechte Bein so weit es geht. Hebe das Bein nur so weit, wie das Knie gestreckt bleiben kann. Ziehe die Zehen zum Kopf, strecke den Fuß wieder und senke das Bein mit der Ausatmung ab. Wenn das mit gestrecktem linkem Bein nicht mehr möglich ist, stelle den linken Fuß auf. Wiederhole mit dem linken Bein. Wechsel 4- bis 6-mal die Seite.

5 Dann hebe das rechte Bein und halte es oben. Kreise den Fuß im Uhrzeigersinn. Atme tief in den Bauch. Wechsel die Richtung und senke das Bein. Hebe das linke Bein, kreise den Fuß, tief atmen, wechsel die Richtung und senke das Bein.

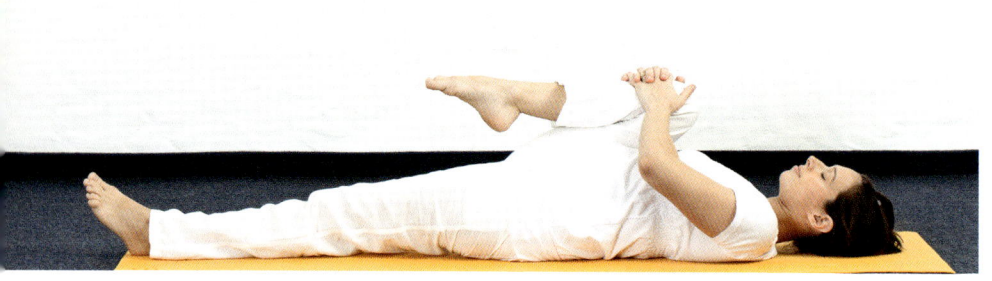

6 Hebe noch einmal das rechte Bein, beuge es und greife das Knie und ziehe es in Richtung Oberkörper oder seitlich am Körper vorbei. Halte die Stellung und atme tief in den Bauch. Spüre die Dehnung im unteren Rücken. Strecke das Bein und senke es zum Boden ab. Wiederhole mit dem linken Bein.

7 Schließe die Beine und hebe Beine und Becken vom Boden hoch, sodass du die Hände unter das Becken stützen kannst. Lasse die Beine etwa 50 Grad nach hinten sinken, sodass du spürst, wie das Gewicht der Beine in die Hände sinkt. Halte die Stellung und atme tief weiter. Spüre, wie in dieser Umkehrstellung das Blut aus den Beinen fließt und der Bauch entspannen kann, da das Gewicht nun in die andere Richtung zieht. Tief weiteratmen (für leichtere Variationen siehe Seiten 172-173).

Senke die Beine etwas ab, lege die Arme auf den Boden und rolle langsam aus der Stellung. Stelle die Füße auf und rolle den Kopf von Seite zu Seite, entspanne den Nacken. Zurück zur Mitte.

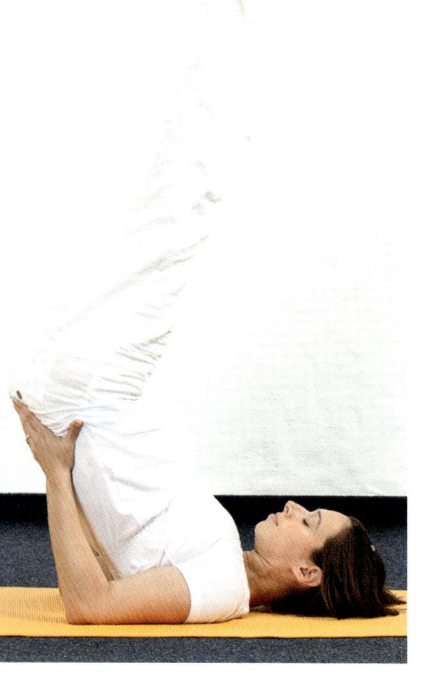

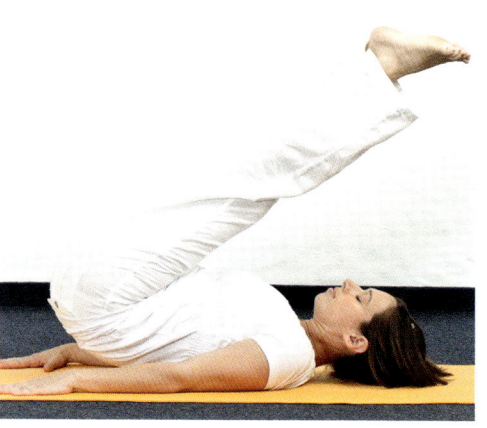

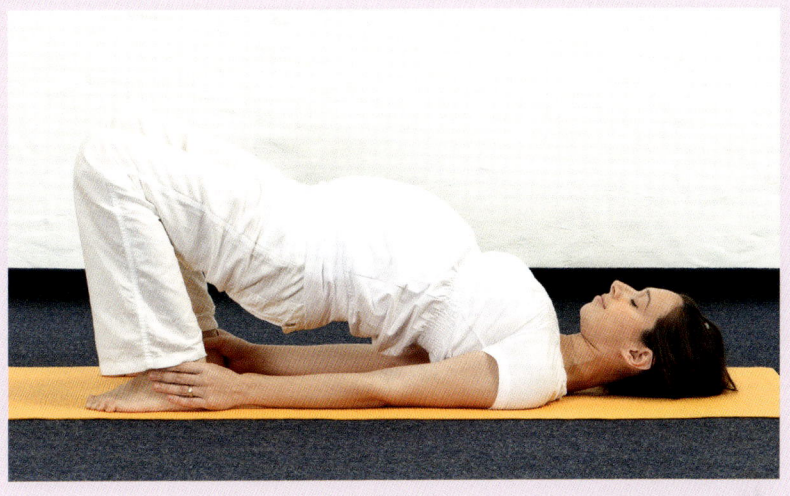

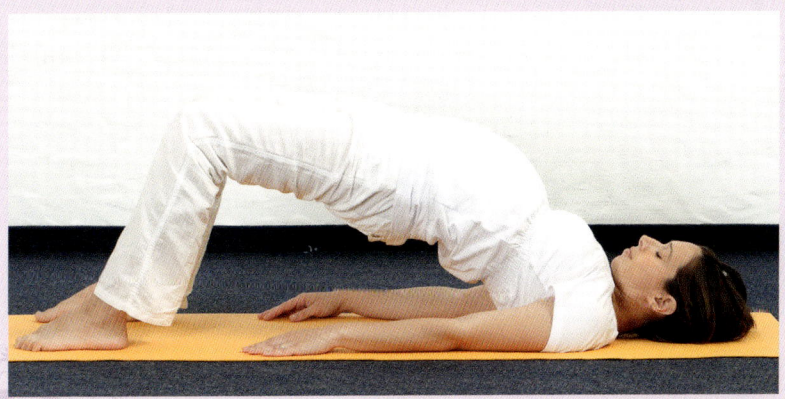

8 Gib die Beine etwa schulterweit auseinander, die Arme seitlich am Körper, der Kopf liegt in der Mitte, Gesicht zur Decke. Wenn möglich, greife die Fußgelenke. Mit der Einatmung hebe das Becken so weit wie möglich hoch, ausatmen, senken. Hebe und senke das Becken 6- bis 10-mal. Dann hebe das Becken und halte es dort, spüre, wie Oberschenkel, Gesäß und unterer Rücken angespannt werden. Atme tief in den Bauch und löse den Beckenboden im eigenen Rhythmus. Komme aus der Stellung, hebe die Füße hoch und lege die Hände auf die Knie. Kreise die Knie im Uhrzeigersinn und lockere den Rücken. Wechsel die Seite. Zurück zur Mitte und komme über die Seite gedreht zum Sitzen.

3 VORWÄRTSBEUGENDE ÜBUNGEN

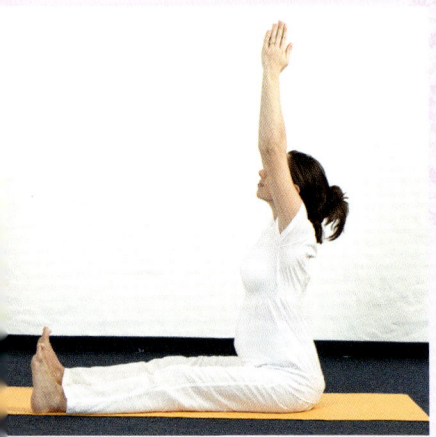

1 Strecke die Beine vor dir aus, du kannst sie schließen oder wenn der Bauch schon etwas größer ist,
öffne sie leicht. Achte darauf, dass die Beine gestreckt sind und die Füße nach oben zeigen. Ziehe die
Zehen zum Kopf und strecke die Arme über den Kopf.
Einatmen, strecke dich hoch, dehne die Wirbelsäule.

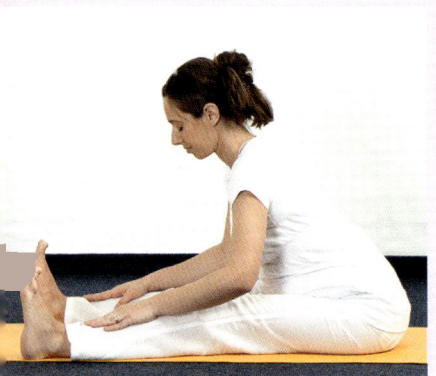 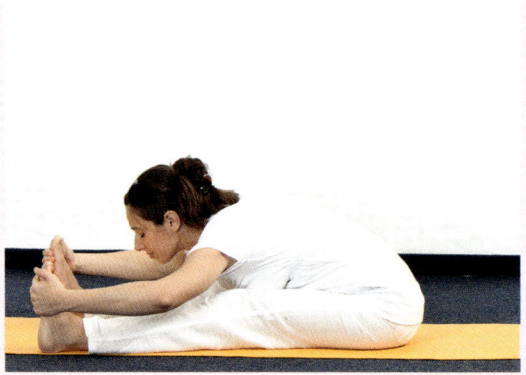

Ausatmen, beuge dich nach vorne, greife die Beine oder Füße. Es ist nicht so wichtig,
wie weit du in die Stellung gehst. Wichtig ist, dass du gut und regelmäßig in den
Bauch atmen kannst. Achte darauf, dass die Beine gestreckt bleiben und du die Zehen
zum Kopf ziehst, sodass du die Dehnung im unteren Rücken und den Beinen spüren
kannst. Die vorwärtsbeugenden Übungen helfen dir, Spannungen im unteren Rücken
und den Beinen abzubauen und den Lymphfluss in den Beinen zu erhöhen. Dadurch
vermeidest oder reduzierst du das Anstauen von Wasser in den Beinen. Komme mit
der Einatmung aus der Stellung.

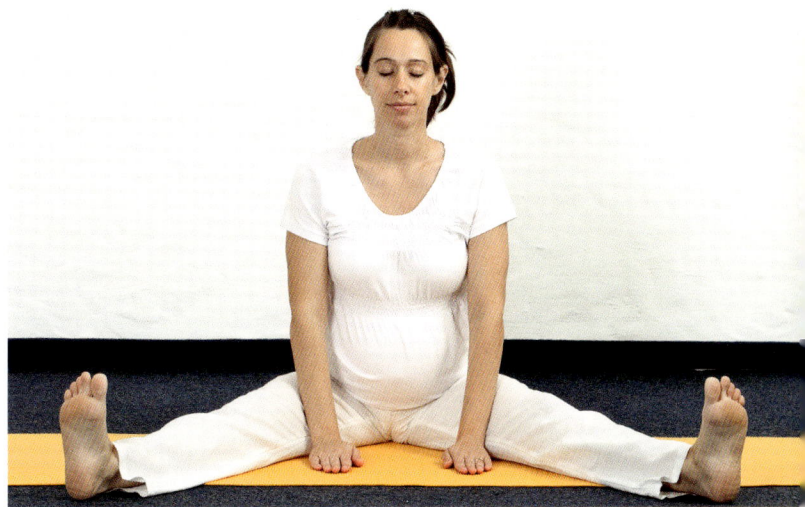

2 Grätsche die Beine so weit es geht, die Beine bleiben gestreckt, die Füße zeigen zur Decke.

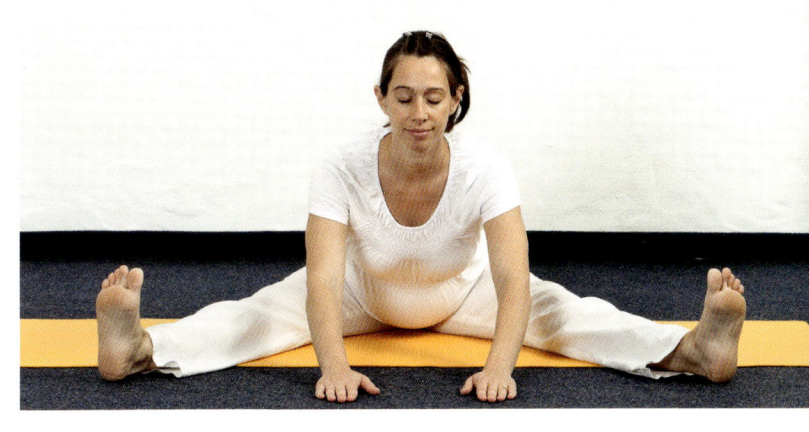

Bringe die Hände vor dir zum Boden und laufe langsam von dir weg, beuge dich vor. Gehe nur so weit in die Stellung, wie du bequem und regelmäßig in den Bauch atmen kannst. Komme langsam aus der Stellung, schließe die Beine und lockere sie.

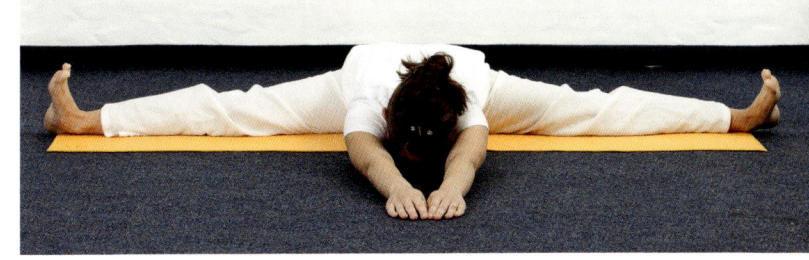

3 Stelle die Hände hinter den Rücken, wenn nötig, öffne die Beine leicht.

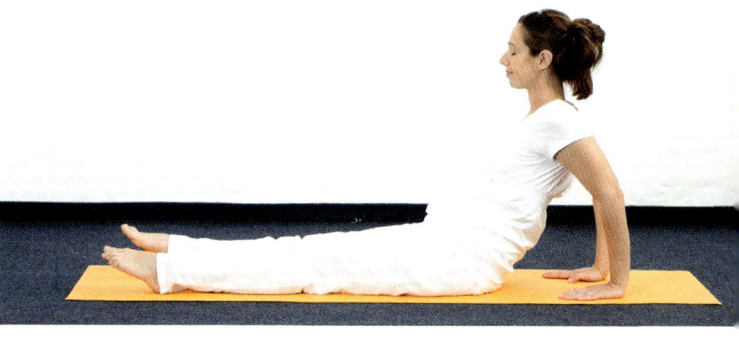

Mit der Einatmung hebe das Becken und rolle den Kopf in den Nacken, tief atmen.

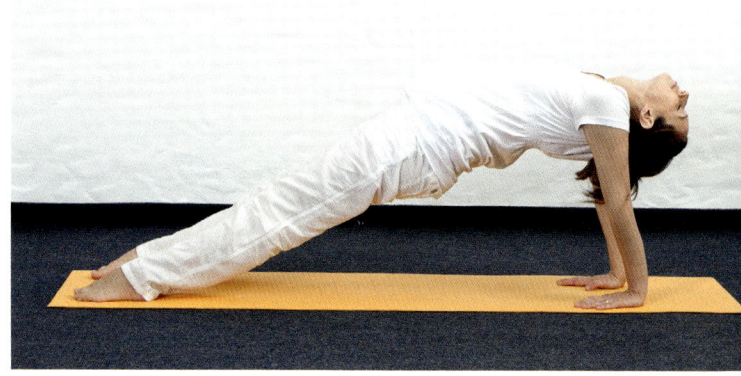

Senke das Becken und beuge dich leicht nach vorne, entspanne den Rücken.

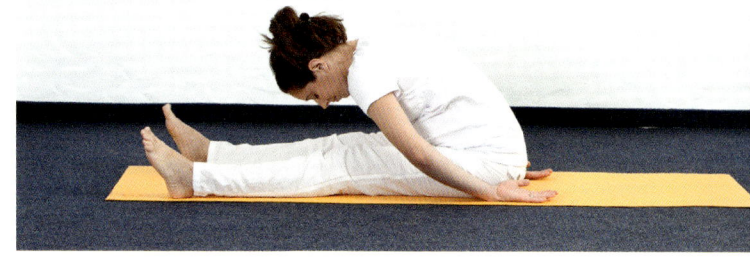

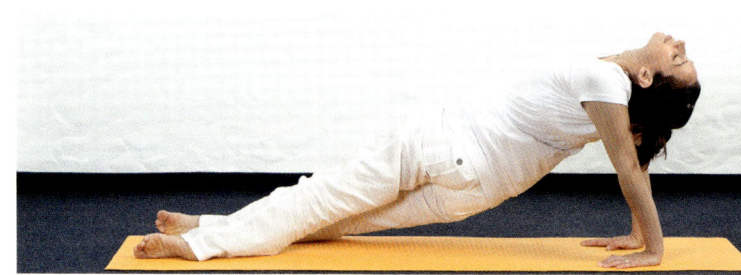

Einatmen, komme noch einmal hoch, dieses Mal kannst du auf den Fersen von Seite zu Seite rollen. Senke das Becken und beuge dich leicht vor.

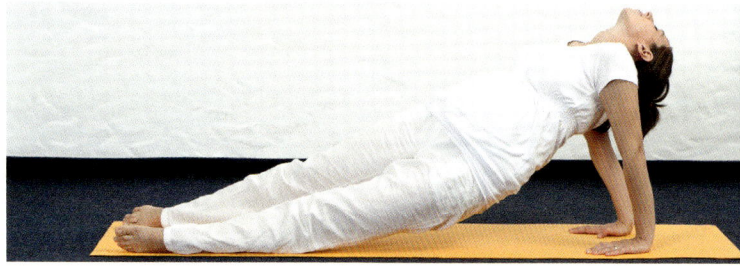

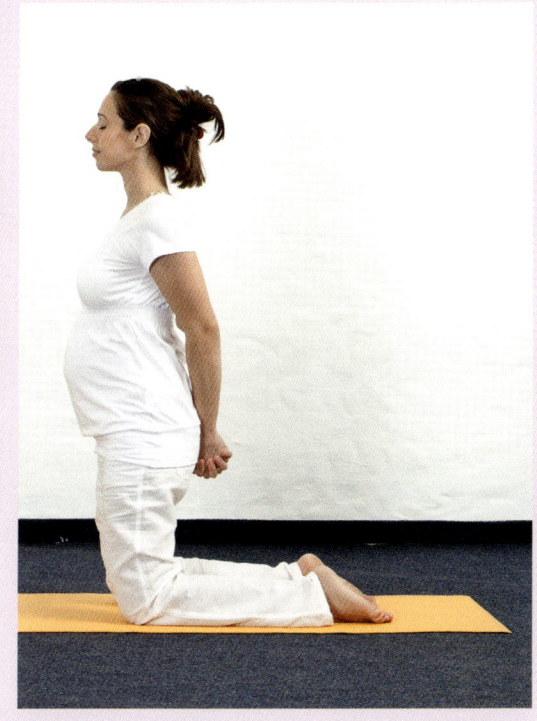
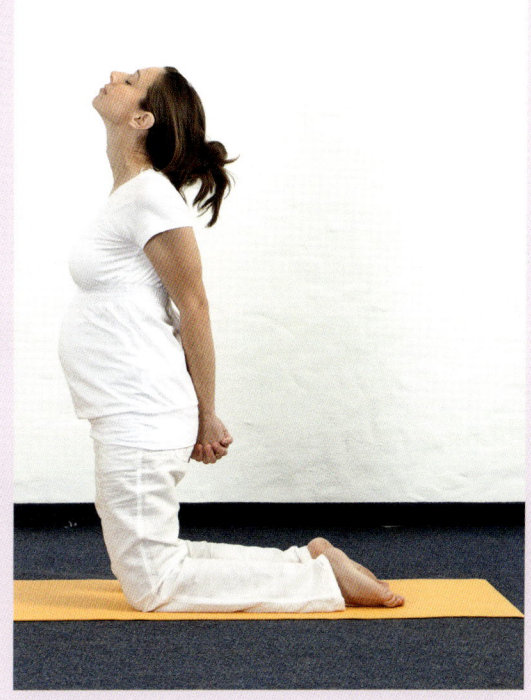

1 Richte dich auf und komme in den Kniestand. Die Beine sind etwa schulterweit auseinander, die Füße zeigen nach hinten. Verschränke die Hände hinter dem Rücken, spanne das Gesäß an und senke das Steißbein leicht nach unten. Achte darauf, dass während der Übung das Becken möglichst regungslos bleibt.

Mit der Einatmung rolle den Kopf in den Nacken und ziehe die Hände nach unten, weite den Brustkorb. Halte die Stellung und atme tief in den Bauch. Du kannst probieren, mit jeder Ausatmung das Brustbein leicht nach oben zu heben und die Schulterblätter weiter zusammenzudrücken, sodass sich die Wirbelsäule im Brustkorb weiter nach hinten beugt. Atme tief in den Bauch. Komme mit der Einatmung aus der Stellung und wiederhole sie noch einmal.

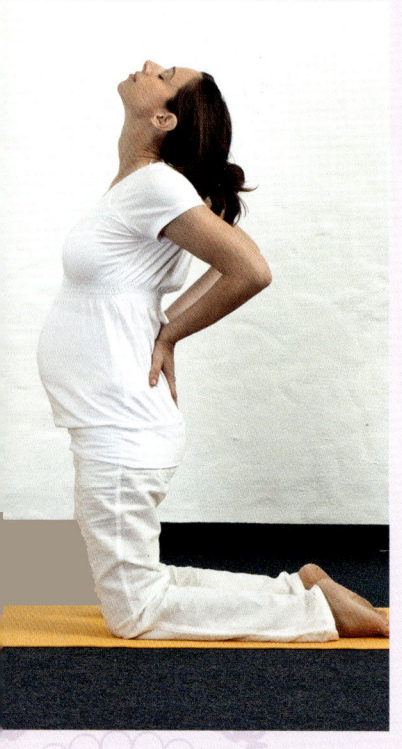 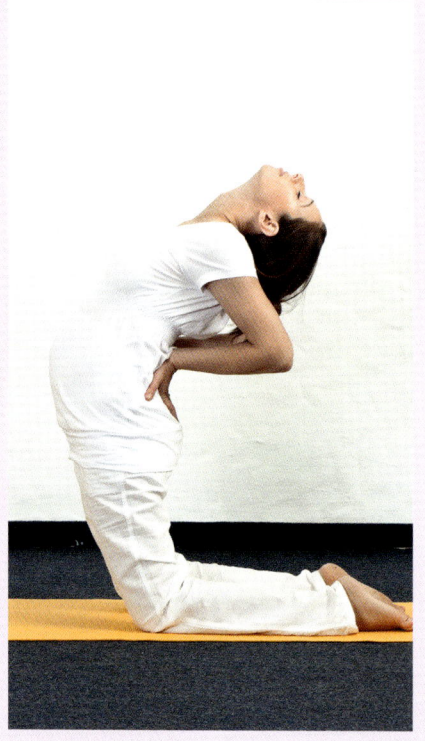 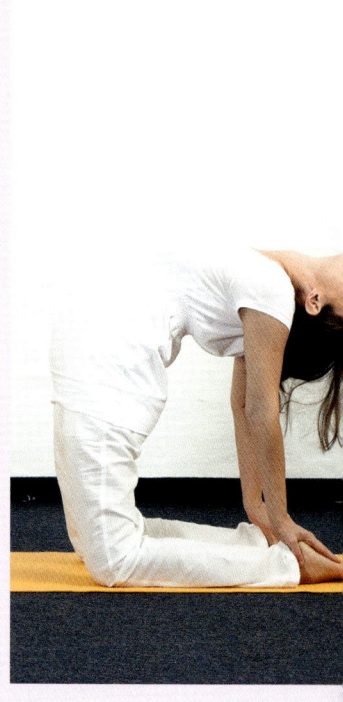

2 Gib die Hände in den unteren Rücken, spanne das Gesäß an. Rolle den Kopf in den Nacken und beuge dich so weit es geht zurück. Du kannst das Becken leicht nach vorne schieben und so den gesamten Rücken beugen. Tief weiteratmen. Richte dich wieder auf. Du kannst die Stellung noch einmal wiederholen ... oder bringe die rechte Hand zur rechten Ferse, die linke zur linken Ferse, rolle den Kopf in den Nacken und schiebe das Becken nach vorne. Halte die Stellung und atme tief in den Bauch. Komme aus der Stellung.

3 Komme in die Tischstellung. Die Hände sind unter den Schultern, die Beine leicht geöffnet, die Füße zeigen nach hinten.

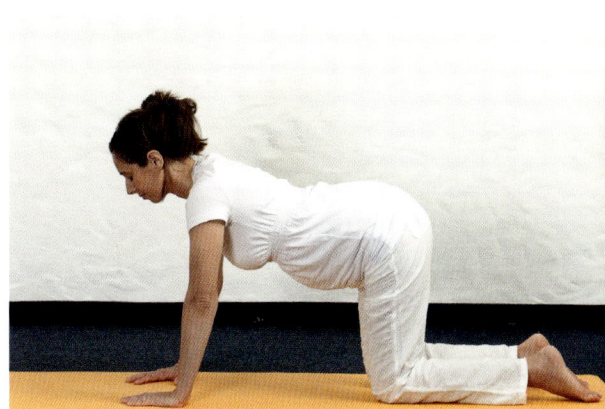

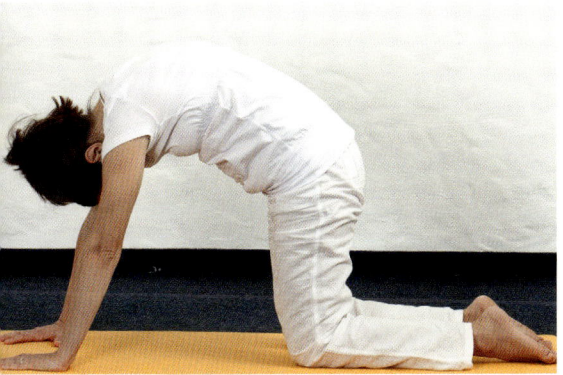

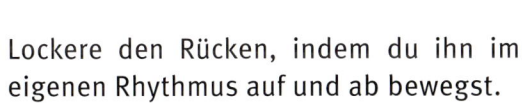

Lockere den Rücken, indem du ihn im eigenen Rhythmus auf und ab bewegst.

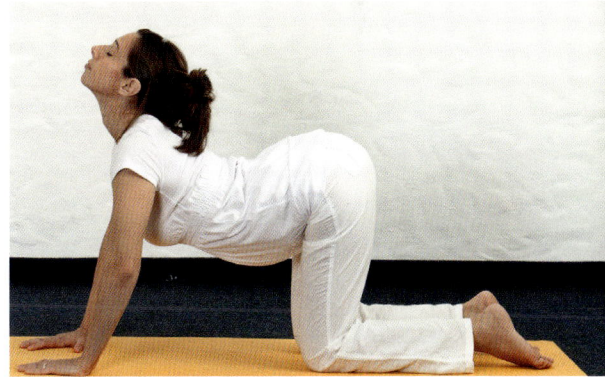

Dann führe kreisende Bewegungen aus. Zunächst kreise im Uhrzeigersinn, dann wechsel die Richtung. Atme tief weiter.

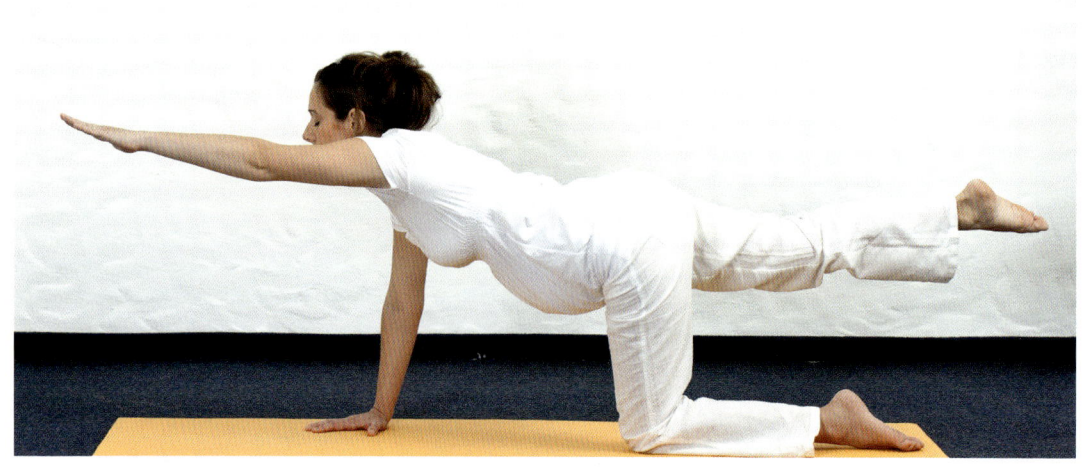

4 Komme zurück zur Mitte. Halte den Kopf in Verlängerung der Wirbelsäule und starre auf einen Punkt vor dir am Boden. Mit der
Ausatmung hebe rechtes Bein und linken Arm, halte die Stellung
und atme tief weiter. Komme aus der Stellung und wechsel die Seite.
Wiederhole noch einmal auf jeder Seite.

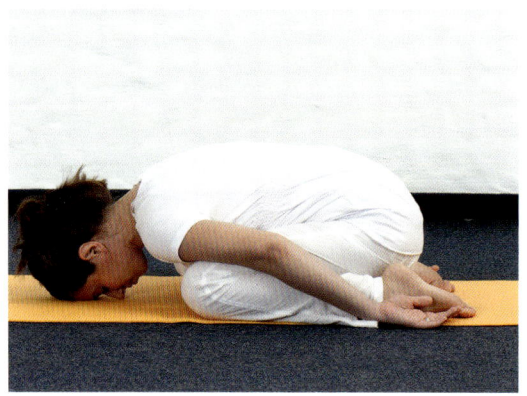 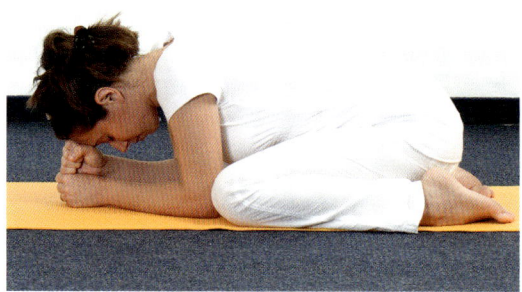

5 Senke das Becken in Richtung Fersen, wenn möglich, bringe die Stirn
zum Boden und lege die Arme seitlich auf den Boden, die Stellung
des Kindes. Wenn das nicht mehr geht, mache Fäuste, stelle sie aufeinander und lege die Stirn darauf ab. Atme tief in den Bauch und spüre
die Dehnung im unteren Rücken.

5 DREHUNG DER WIRBELSÄULE

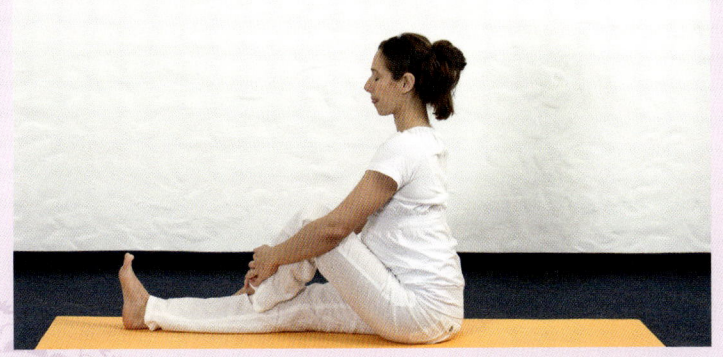

Strecke die Beine vor dir aus und stelle den linken Fuß über das rechte Bein.

Richte den Rücken auf und stelle die linke Hand hinter dir auf. Achte darauf, dass der Ellbogen leicht gebeugt bleibt. Bringe den rechten Arm um das linke Knie oder lege die Hand auf das Knie. Mit der Einatmung richte dich weiter auf, mit der Ausatmung drehe dich so weit es geht nach links, schaue über die linke Schulter nach hinten. Achte darauf, dass beide Gesäßhälften am Boden bleiben und die Wirbelsäule aufrecht ist. Mit jeder Einatmung richte dich weiter auf, mit der Ausatmung drehe dich weiter nach links. Wenn möglich, schließe die Augen. Wenn das so nicht mehr geht, drehe dich in die andere Richtung (siehe Seite 176). Komme aus der Stellung und wechsel die Seite. Stelle den rechten Fuß über das linke Bein, bringe die rechte Hand hinter den Rücken, die linke zum rechten Bein und drehe dich so weit es geht nach rechts und schaue über die rechte Schulter nach hinten. Mit jeder Einatmung richte dich weiter auf, mit jeder Ausatmung drehe dich weiter nach rechts. Komme aus der Stellung.

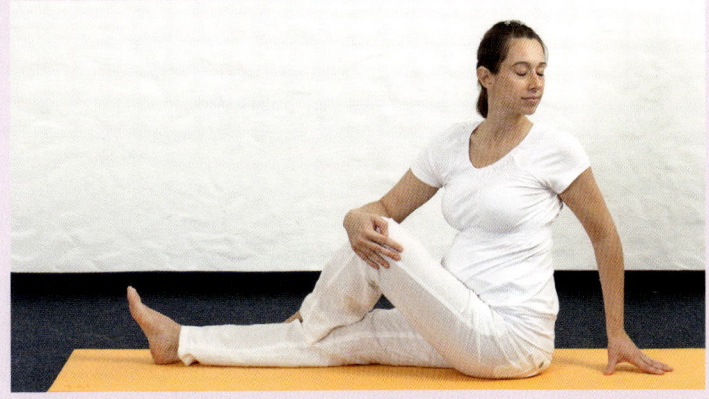

6 ENDENTSPANNUNG

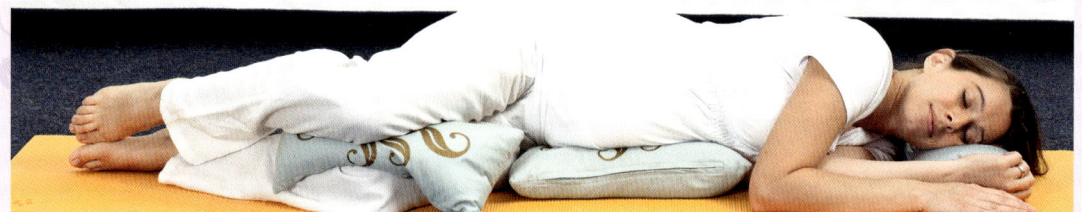

Beende die Übungsreihe mit einer Entspannungs- und Konzentrationsphase. Du kannst dich hierzu auf den Rücken oder in die stabile Seitenlage legen oder dich auf einen Stuhl setzen (siehe Seiten 177ff). In der stabilen Seitenlage lege ein Kissen zwischen die Beine und jeweils eins unter Bauch und Kopf. Spanne zunächst jedes einzelne Körperteil bewusst an, um so noch einmal Energie in den ganzen Körper zu bringen. Bringe die Aufmerksamkeit zum rechten Bein, hebe das rechte Bein ein paar Zentimeter weit an, spanne es fest an und lasse es zum Boden fallen, entspanne. Aufmerksamkeit zum linken Bein, einatmen, anheben, anspannen und fallen lassen. Aufmerksamkeit zum rechten Arm, einatmen, anheben, anspannen, mache eine Faust, spreize die Finger und fallen lassen. Aufmerksamkeit zum linken Arm, einatmen, anheben, anspannen, mache eine Faust, spreize die Finger und fallen lassen. Aufmerksamkeit zum Bauch, atme tief ein, wölbe den Bauch nach außen und entspannen. Aufmerksamkeit zum Brustkorb, einatmen, weite den Brustkorb und entspannen. Aufmerksamkeit zum Gesicht, einatmen, ziehe alle Gesichtsmuskeln zur Nase und entspannen. Einatmen, öffne den Mund, strecke die Zunge heraus, schaue nach hinten und entspannen. Wenn nötig, korrigiere noch einmal deine Haltung und dann bitte deinen Körper, für ein paar Minuten entspannt und regungslos zu bleiben, sodass er dich nicht ablenkt.

Gehe nun noch einmal geistig durch den Körper und entspanne ihn zusätzlich. Ein kurzer Moment genügt schon, um Entspannung und Energie zu dem jeweiligen Körperteil zu bringen. Bringe deine Aufmerksamkeit zu den Füßen, geistig entspanne Zehen und Füße. Entspanne die Waden, Oberschenkel, Hüften, Gesäß, Bauch, unteren Rücken, oberen Rücken, Brustkorb. Entspanne die Hände, Arme, Schultern, Nacken, Kiefer, Zunge, Gesicht, Augen, Nase, Mund und Ohren. Richte die Aufmerksamkeit noch einmal auf den Bauch, und nimm für einen Moment Kontakt mit deinem Kind auf. Schicke ihm ein paar liebevolle Gedanken, das Gefühl von Wärme und Geborgenheit. Nun erkläre deinem Kind geistig, dass du die nächsten Minuten deine Aufmerksamkeit auf eine Übung richten möchtest, sodass ihr beide entspannen könnt und mit viel guter Energie versorgt werdet. Bedanke dich bei deinem Kind für das Verständnis und richte dann die Aufmerksamkeit auf den Punkt zwischen den Augenbrauen, das dritte Auge, dem Sitz des Bewusstseins. Trainiere den Geist, sich auf diesen Punkt zu konzentrieren. Immer, wenn du merkst, dass der Geist abschweift und an etwas anderes denken möchte, bringe ihn zurück zu diesem Punkt. Um den Prozess der Konzentration zu unterstützen, wiederhole geistig OM. Wenn du konzentriert und entspannt bleibst, wirst du sehr bald das Pulsieren des Herzschlages, der Lebenskraft im dritten Auge, spüren können. Dies ist eine Manifestation des Prana, der göttlichen Energie. Spüre, wie sich dieser Puls wellenförmig durch den Körper ausbreitet, jede Zelle des Körpers erreicht und sie in eine harmonische Schwingung versetzt. Alle Systeme des Körpers werden in Einklang gebracht und mit Energie aufgeladen. Wenn Körper und Geist in Harmonie sind, erlebst du das Gefühl absoluter Zufriedenheit, Ruhe und Glückseligkeit. Verweile so ein paar Minuten in der Stille und spüre, wie die göttliche Energie dich umhüllt, durchfließt und beschützt. Du bist ein Teil der göttlichen Energie. Du hast Zugang zu der niemals endenden Quelle der Kraft. Du bist vollkommen. Bleibe etwa 5 bis 10 Minuten liegen.

Dann nimm noch einmal bewusst Kontakt zu deinem Kind auf, spüre den Einklang, die Verbundenheit und bedanke dich bei ihm, dass du diese Übung machen konntest.

Bringe dann das Bewusstsein zurück zum Körper, vertiefe den Atem, atme tief in den Bauch ein und aus. Bewege leicht Hände und Füße, spanne Arme und Beine, strecke und räkel dich, wecke den Kreislauf auf und setze dich auf.

Zum Abschluss singe noch einmal OM und Shanti.

Atme ein und singe:

OM OM OM

OM Shanti, Shanti, Shanti

OM Frieden, Frieden, Frieden.

Möge Gott euch mit strahlender Gesundheit und Zufriedenheit segnen und euch gemeinsam einen Tag voller Wunder erleben lassen. OM Shanti.

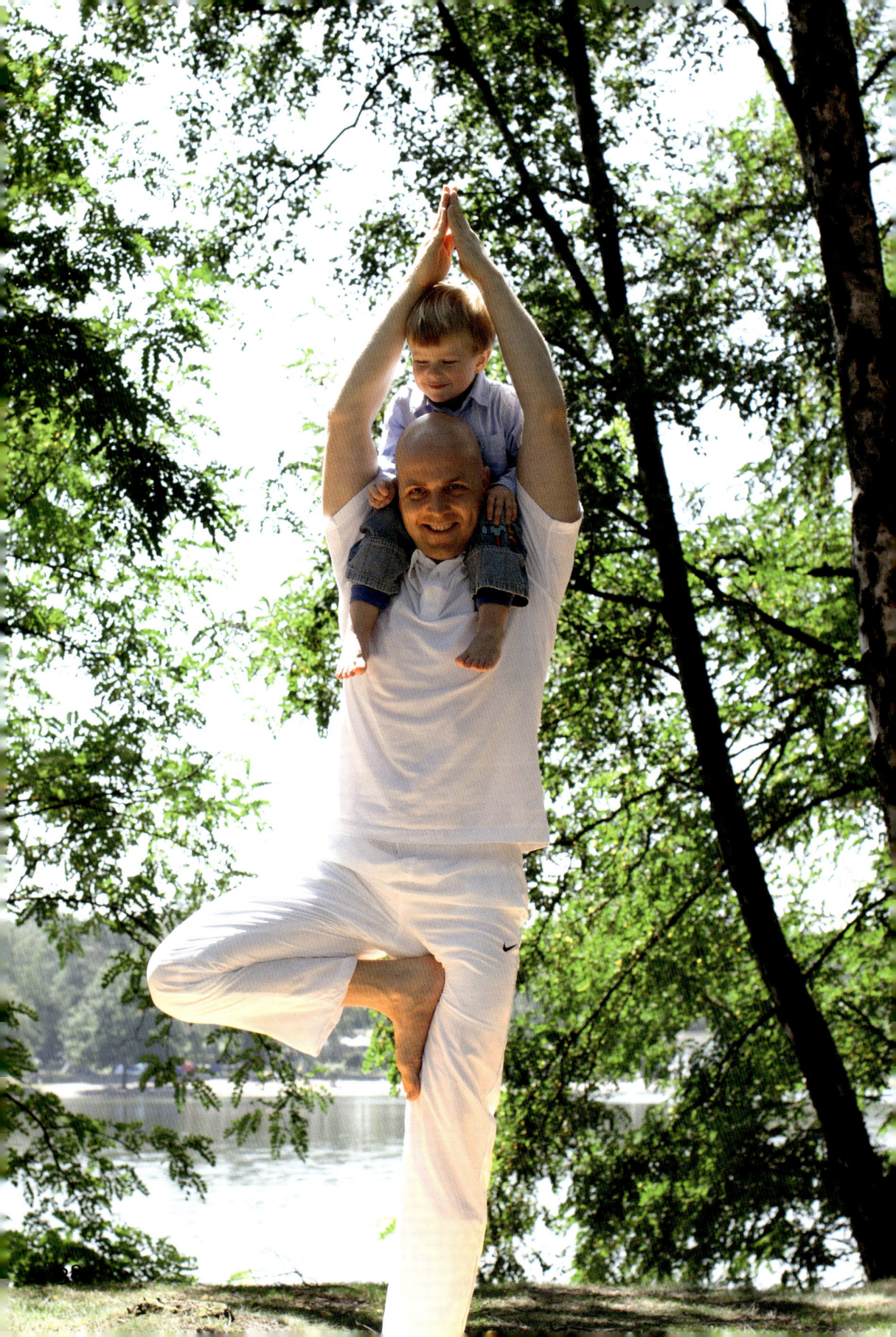

ÜBUNGSREIHE 3
Postnatal, für die Zeit nach der Geburt

Zunächst möchte ich dir ganz herzlich zur Geburt deines Kindes gratulieren. Ich hoffe, es ist alles gut gegangen und alle sind wohlauf.

Diese Übungsreihe wird dir helfen, dich körperlich und geistig wieder zu kräftigen und deine Batterien wieder aufzuladen. Ich habe diese Übungsreihe bewusst kurz gehalten, sodass du möglichst viel Zeit mit deinem Kind verbringen kannst, trotzdem aber ganz gezielt und effizient etwas für dich selbst tun kannst.

Einige der Übungen mögen sich direkt nach der Geburt noch etwas seltsam anfühlen, sie helfen aber, den Körper und vor allem die inneren Organe schneller in ihren natürlichen Zustand zu bringen und deinen Energiehaushalt ins Gleichgewicht zu bringen. Denke beim Üben immer daran, dass du nur so viel machst, wie es sich gut anfühlt. Der Körper wird sich jeden Tag verändern, sodass du immer aufmerksam in den Übungen bleiben solltest. Wenn du regelmäßig übst und dein Kind zusehen lässt, wird es sich daran gewöhnen, dass deine Aufmerksamkeit auch mal woanders sein darf. Im Laufe der Zeit wird es sogar anfangen »mit zu üben«. Kinder probieren alles nachzumachen und bekommen dadurch schon sehr früh die positiven Wirkungen des Yoga zu spüren. Wir erleben das bei unseren Kindern sehr stark, und es ist einfach toll, zu sehen, wie schnell sie sich durch das Mitmachen entwickeln.

Jetzt wünsche ich dir viel Spaß beim Üben und Gottes Segen, OM Shanti.

1 ATEMÜBUNGEN

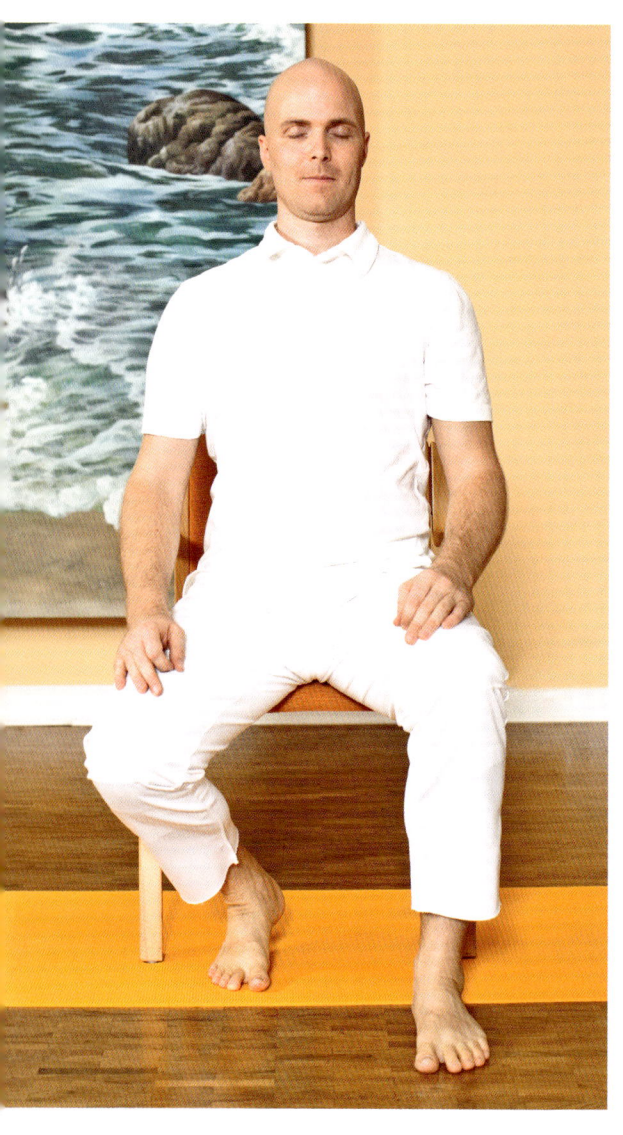

1 Komme in eine bequeme aufrechte Sitzhaltung. Du kannst dich hierzu auf ein Kissen oder einen Stuhl setzen. Wichtig ist, dass du den Rücken aufrecht halten kannst, um so die Atmung zu erleichtern (Für weitere Sitzhaltungen siehe Seite 159).

Beginne die Übungsreihe mit dem Singen von OM und Shanti, um eine gute Energie in Körper und Geist zu erzeugen. Schließe dazu die Augen, richte die Aufmerksamkeit auf den Punkt zwischen den Augenbrauen, das dritte Auge, und singe: OM OM OM, OM Shanti, Shanti, Shanti, OM Frieden, Frieden, Frieden.

Fahre nun mit den Atemübungen fort, um den Körper mit mehr Energie zu versorgen und durch die besonderen Bewegungen dieser Übungen die Gebärmutter in ihre normale Position zurückzubringen. Probiere, während der ganzen Übungseinheit durch die Nase ein- und auszuatmen.

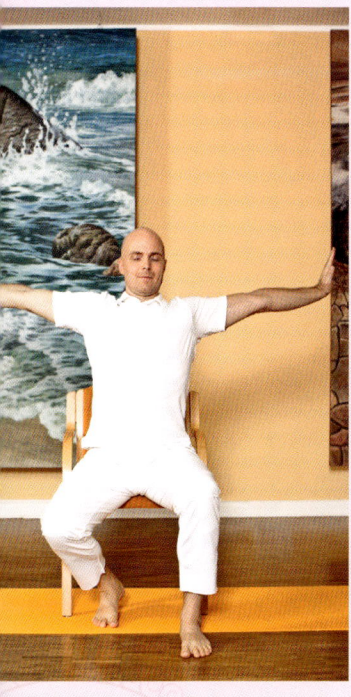
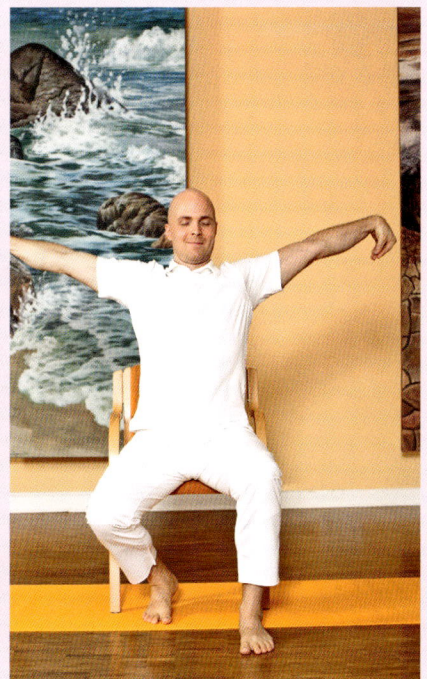

2 Mit der Einatmung strecke die Arme zur Seite, stelle dir vor, dass du die Wände auseinanderdrückst, sodass du den Brustkorb maximal weitest.

Halte den Atem an, bringe die Finger nach unten und wieder hoch, energetisiere den Körper. Ausatmen, bringe die Hände vor der Brust zusammen und schließe so den Energiekreislauf in den Armen. Wiederhole noch einmal. Einatmen, strecke die Arme wieder zur Seite, halte den Atem, weite den Brustkorb und energetisiere den Körper, ausatmen, führe die Hände vor der Brust zusammen.

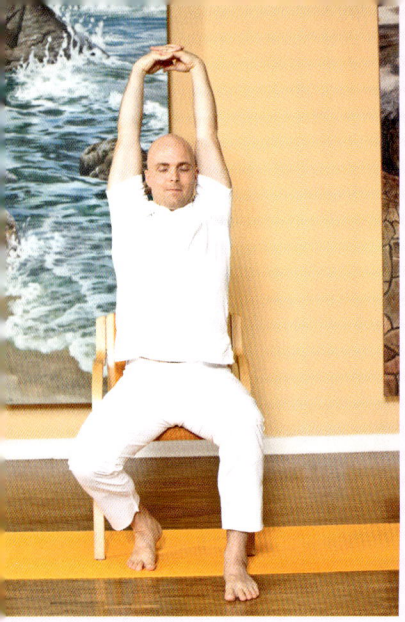 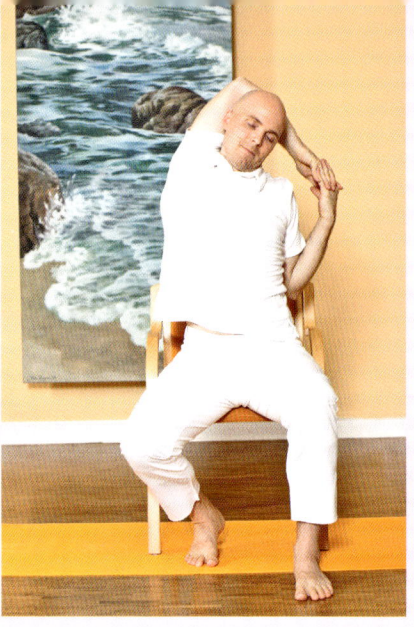 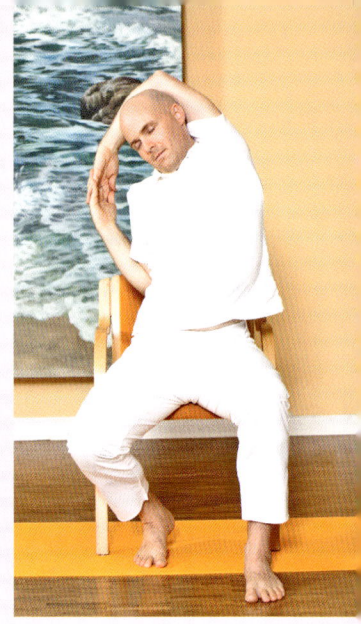

Einatmen, strecke die Arme über den Kopf, verschränke die Hände ineinander, halte den Atem an und bringe die Hände zur linken Schulter, spüre die Dehnung in der rechten Seite des Brustkorbs, ausatmen. Einatmen, strecke die Arme hoch, halte den Atem und bringe die Hände zur rechten Schulter, spüre die Dehnung in der linken Seite des Brustkorbs. Ausatmen.

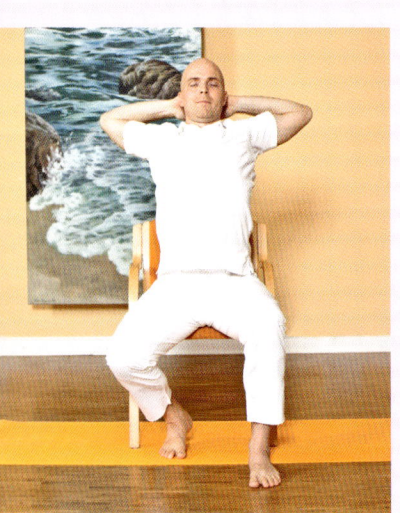 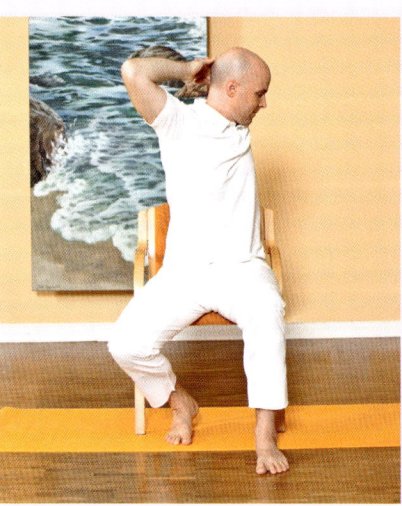 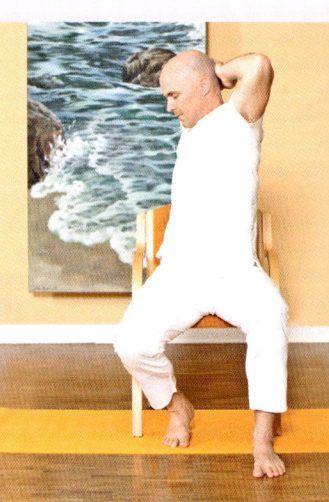

Bringe die Hände hinter den Kopf. Ziehe die Ellbogen leicht auseinander, um den Brustkorb zu weiten, und bewege den Oberkörper von Seite zu Seite, löse Spannungen aus Oberkörper, Schultern und Nacken. Senke die Arme ab und lege die Hände auf den Bauch und übertrage die heilende Energie der Hände in den Bauchraum.

3 Fahre nun mit Kapalabhati fort, einer Atemübung, bei der du kraftvoll durch die Nase ausatmest, als ob du dir die Nase putzen wolltest, dann entspanne den Bauch und lasse die Einatmung ganz automatisch geschehen. In den ersten Wochen nach der Geburt kannst du die Bewegung etwas sanfter ausführen und sie dann schrittweise kräftiger werden lassen.

Atme tief vollständig ein, tief vollständig aus, einatmen und atme 30-mal kraftvoll durch die Nase aus. Atme ein, strecke die Arme zur Seite, energetisiere den Körper, ausatmen, senke die Arme (s. o.). Einatmen, fülle die Lungen, halte den Atem etwa 30 Sekunden lang an. Die Augen sind geschlossen, Oberkörper und Bauch entspannt, die Aufmerksamkeit geht zum Punkt zwischen den Augenbrauen, das dritte Auge. Geistig wiederhole OM, um den Geist konzentriert zu halten. Atme tief vollständig aus, vollständig ein, noch einmal aus und atme ein, für die zweite Runde.

Dieses Mal atme 40-mal kraftvoll aus und halte den Atem für etwa 40 Sekunden. Verfahre hierbei wie in der ersten Runde. In der dritten Runde atme 50-mal kraftvoll aus und halte den Atem etwa 45 Sekunden. Dann atme vollständig aus, tief vollständig ein, vollständig aus und kehre zum normalen Atem zurück. Komme dann zum Stehen für die letzte Atemübung.

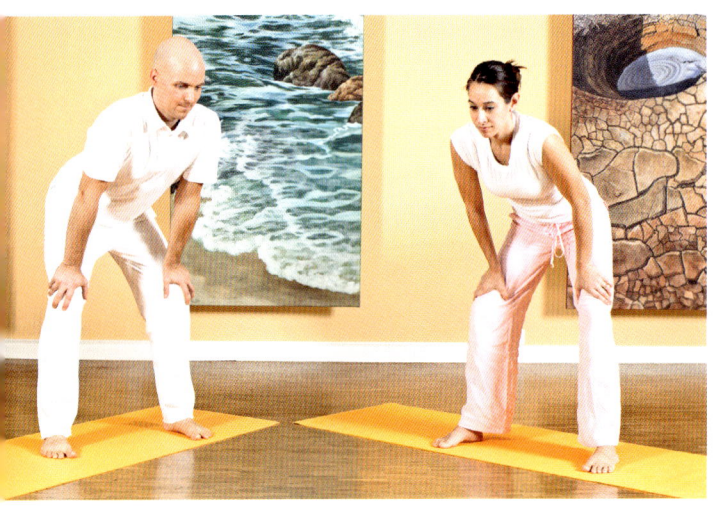

4 Gib die Beine etwa schulterweit auseinander, die Füße sind parallel. Beuge dich vor, stütze die Hände auf die Knie und atme vollständig aus.

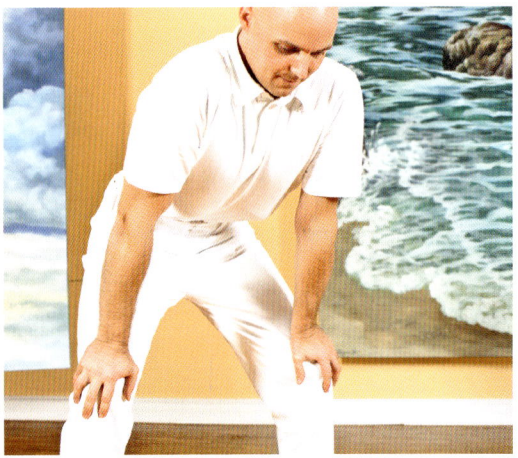

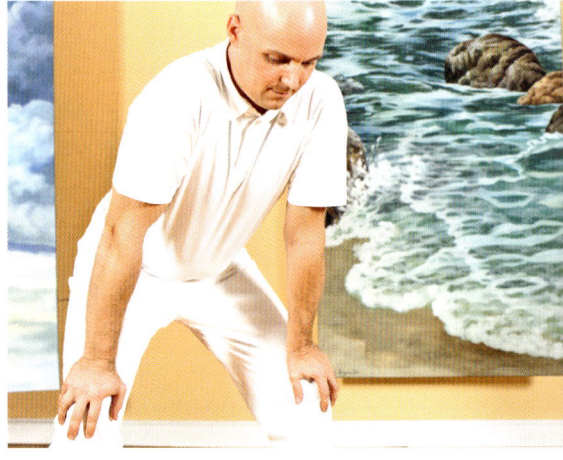

Halte den Atem, mit leeren Lungen, und ziehe den Bauch so weit es geht nach innen. Löse den Bauch und ziehe ihn wieder ein. Bewege den Bauch so ein paar Mal im eigenen Rhythmus vor und zurück. Löse den Bauch, atme ein und richte dich auf. Atme tief vollständig aus, vollständig ein, noch einmal aus, ein und atme aus, beuge dich vor und wiederhole die Übung noch einmal.

Dann beuge dich mit der Ausatmung vor und stütze dich auf den Knien ab. Halte den Atem und ziehe den Bauch so weit es geht nach innen. Stelle dir vor, du wolltest den Bauchnabel zur Wirbelsäule und hoch zum Brustkorb ziehen. Halte dies so lange es bequem geht. Dann löse den Bauch, atme ein und richte dich auf. Schließe die Augen, atme ein paar Mal tief ein und aus und spüre den Atemübungen nach.

2 AUFWÄRMÜBUNGEN

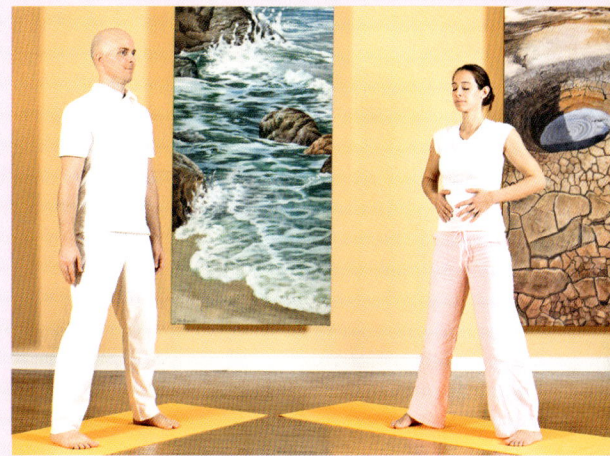

1 Lass die Beine etwa schulterweit auseinander, die Arme hängen entspannt neben dem Körper oder lege die Hände auf den Bauch. Atme ein.

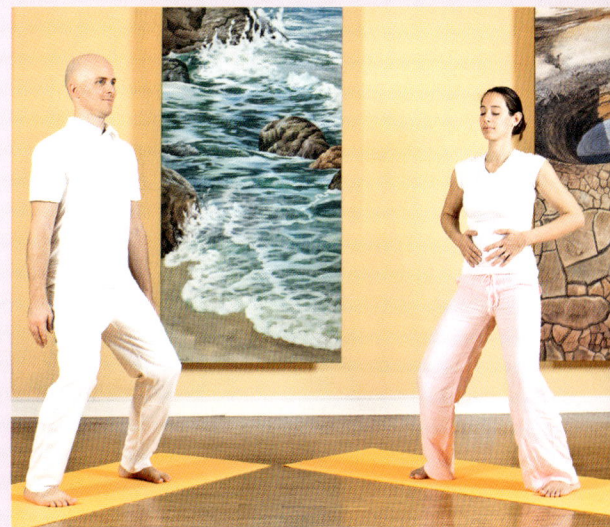

Ausatmen, beuge die Beine, halte den Rücken aufrecht, den Kopf in Verlängerung der Wirbelsäule. Einatmen, komme wieder hoch. Aus, beuge die Beine. Wiederhole 5- bis 10-mal. Dann beuge die Beine, bleibe dort und halte die Stellung. Atme tief weiter. Spanne und löse den Beckenboden ein paar Mal im eigenen Rhythmus. Komme hoch, wiederhole noch einmal, beuge die Beine, halte die Stellung und spanne und löse den Beckenboden. Komme wieder hoch und lockere die Beine.

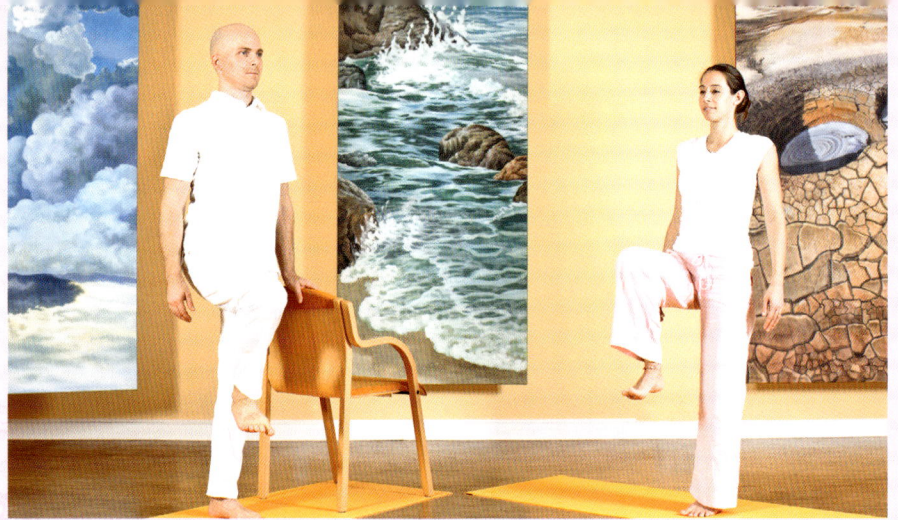

2 Nun gib das Gewicht auf den linken Fuß. Atme ein und hebe das rechte Bein, als ob du den Oberschenkel zum Brustkorb ziehen wolltest. Ausatmen, senke das Bein. Wiederhole 5- bis 10-mal. Einatmen, heben, aus, senken. Du kannst dich anfangs an einem Stuhl oder der Wand abstützen, um das Gleichgewicht besser halten zu können. Wiederhole mit dem linken Bein, danach lockere die Beine.

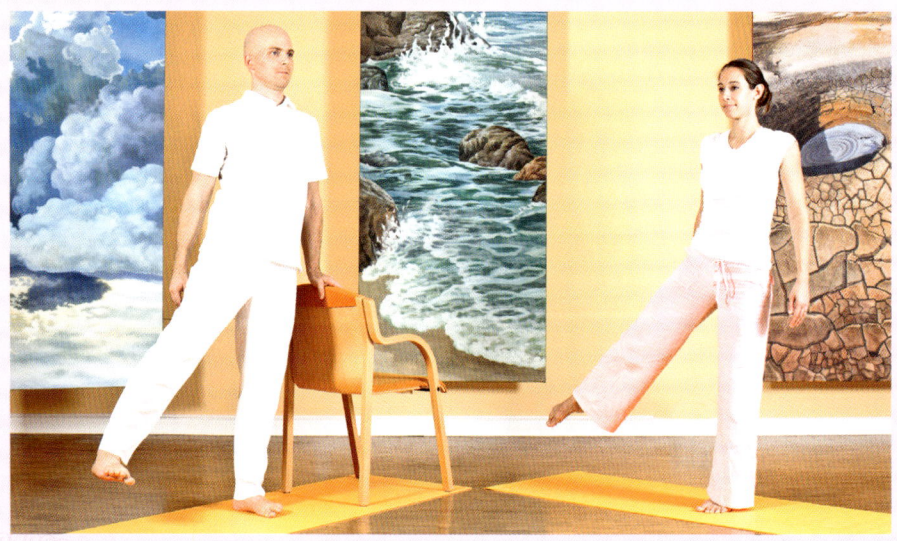

3 Gib das Gewicht wieder auf den linken Fuß und hebe das rechte Bein mit der Einatmung zur Seite, mit der Ausatmung senke es. Wiederhole 5- bis 10-mal. Achte dabei darauf, dass das rechte Bein gestreckt bleibt. Wiederhole mit dem linken Bein. Wenn nötig, halte dich an der Wand oder einem Stuhl fest, um das Gleichgewicht zu halten.

3 VORWÄRTSBEUGENDE ÜBUNGEN

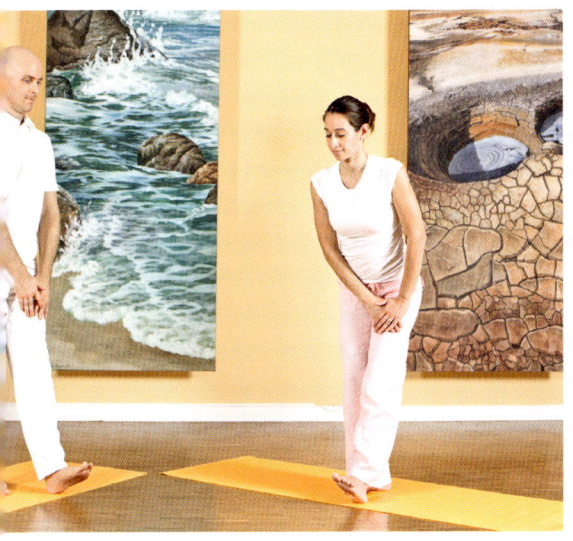

1 Gib das Gewicht auf den rechten Fuß und stelle die linke Ferse vor dir auf den Boden. Beuge das rechte Bein leicht, lege die Hände auf den linken Oberschenkel.

Mit der Ausatmung beuge dich zum linken Bein hinunter. Achte darauf, dass das linke Bein gestreckt bleibt und du nur so weit in die Stellung gehst, wie du tief in den Bauch atmen kannst. Spüre die Dehnung im unteren Rücken und der Rückseite des linken Beins. Einatmen, komme hoch und wechsel die Seite. Gib das Gewicht auf den linken Fuß, stelle die rechte Ferse auf, beuge das linke Bein und gleite mit den Händen am rechten Bein hinunter. Halte die Stellung und atme tief in den Bauch. Einatmen, komme aus der Stellung.

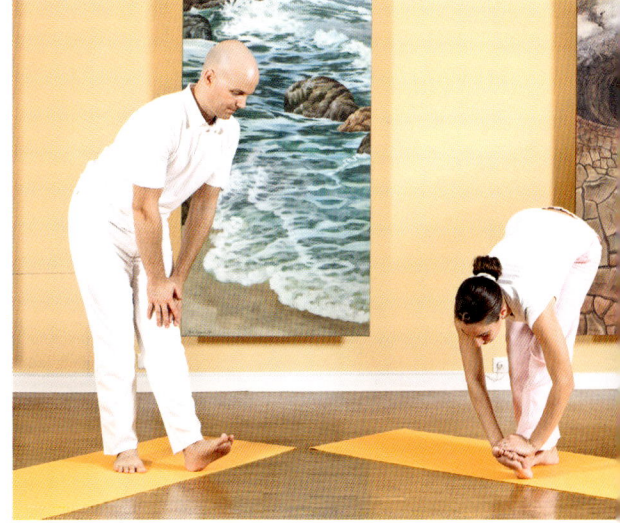

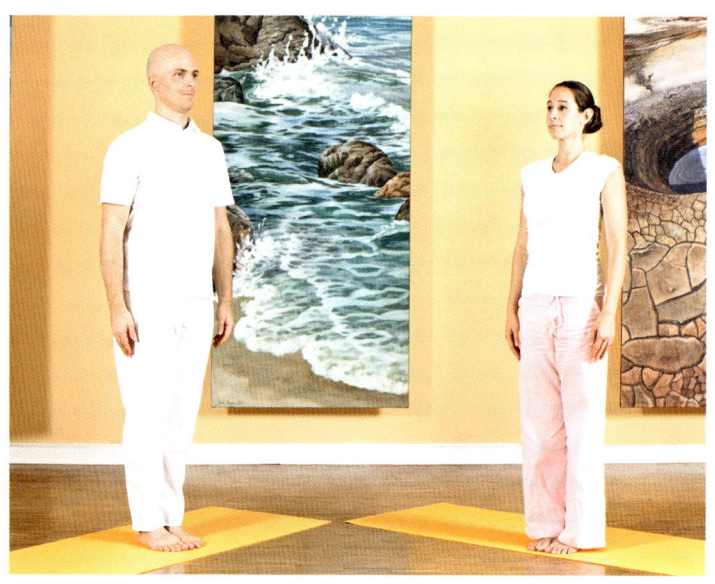

2 Schließe die Beine, richte den Rücken auf und atme ein.

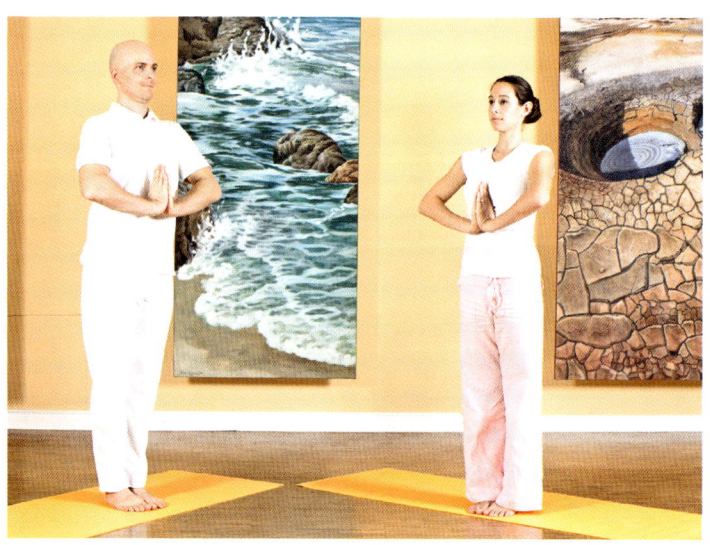

Ausatmen, bringe die Hände vor der Brust zusammen und presse sie fest aufeinander.

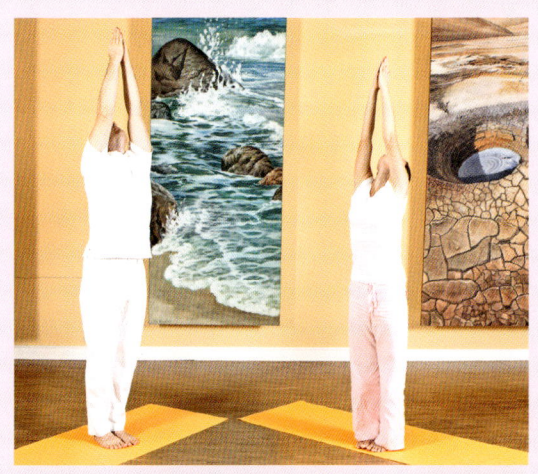

Einatmen, strecke die Arme über den Kopf und rolle den Kopf in den Nacken.

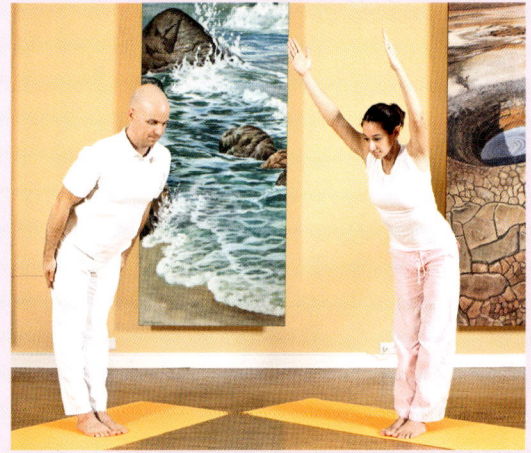

Ausatmen, beuge dich vor und halte die Stellung, tief atmen, achte dabei darauf, dass der Rücken ganz gerade bleibt und die Arme in Verlängerung des Rückens sind.
Anfangs kannst du die Arme auch seitlich an den Körper legen.

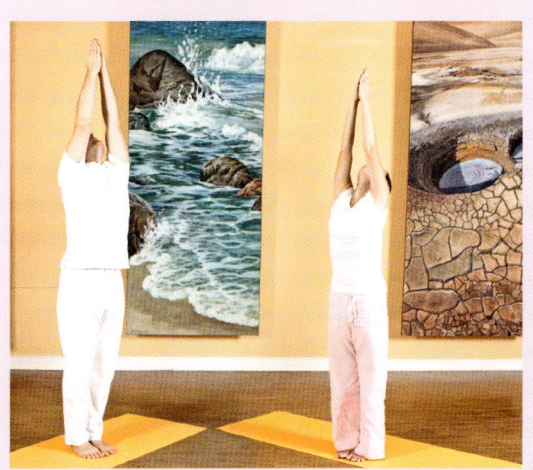

Einatmen, komme hoch, rolle den Kopf in den Nacken und senke die Arme mit der Ausatmung ab. Wiederhole 4- bis 6-mal.

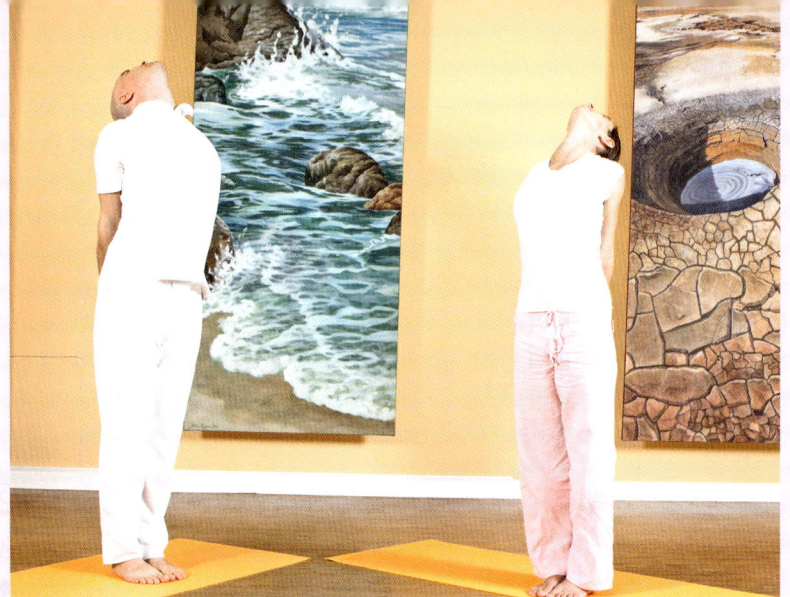

3 Verschränke die Hände hinter dem Rücken. Mit der Einatmung rolle den Kopf in den Nacken und ziehe die Hände nach unten, weite den Brustkorb, atme ein paar Mal tief in den Bauch.

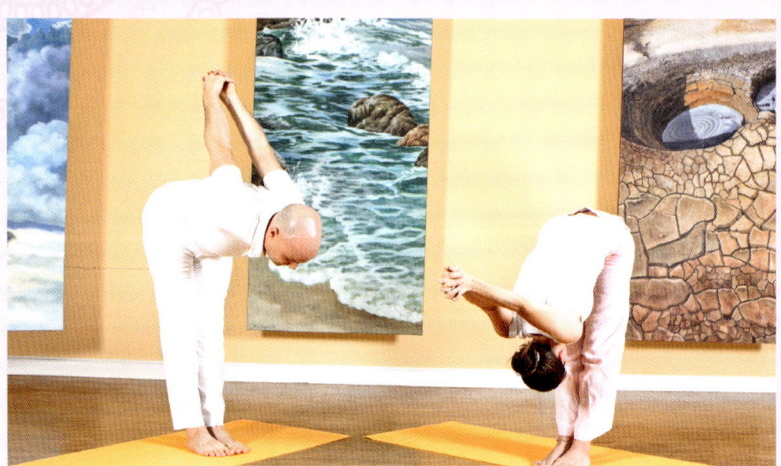

Mit der nächsten Ausatmung beuge dich vor und ziehe die Arme über den Kopf. Achte darauf, dass die Beine gestreckt bleiben und du tief weiteratmest. Spüre die Dehnung in Beinen, Rücken und den Schultern. Einatmen, komme hoch und wiederhole die Übung noch einmal. Rolle den Kopf in den Nacken und ziehe die Hände nach unten, weite den Brustkorb, tief atmen. Beuge dich mit der Ausatmung vor und ziehe die Arme über den Kopf. Komme mit der Einatmung aus der Stellung und löse die Hände.

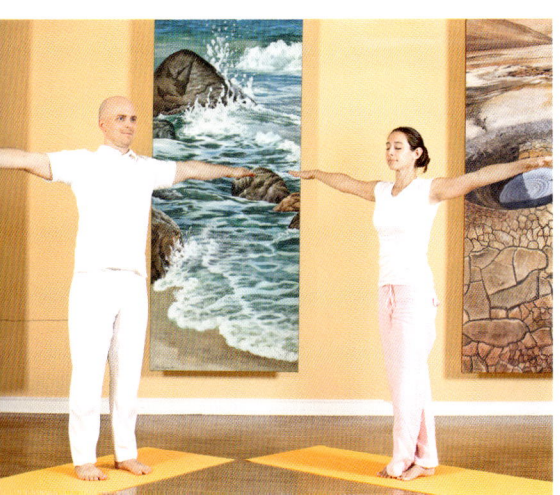 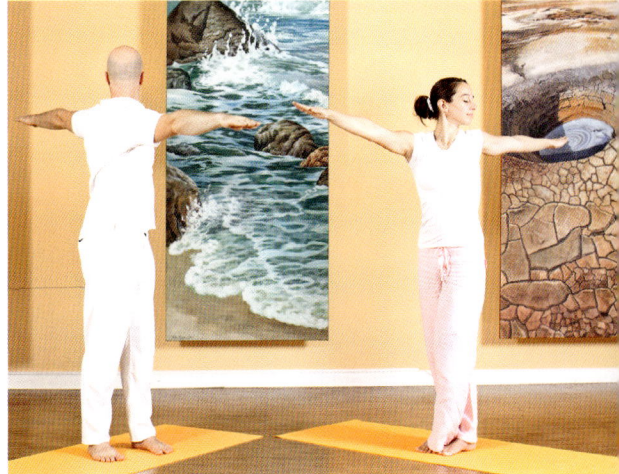

Stelle nun den linken Fuß über den rechten, hebe die Arme auf Schulterhöhe und drehe dich mit der Ausatmung so weit es geht nach links, schaue über die linke Schulter nach hinten. Tief weiteratmen. Mit jeder Einatmung strecke dich weiter hoch, mit jeder Ausatmung drehe dich weiter nach links. Wenn es dir schwerfällt, so das Gleichgewicht zu halten, kannst du die Füße auch nebeneinander lassen. Komme aus der Stellung und wiederhole auf der anderen Seite.

5 RÜCKWÄRTSBEUGENDE ÜBUNGEN

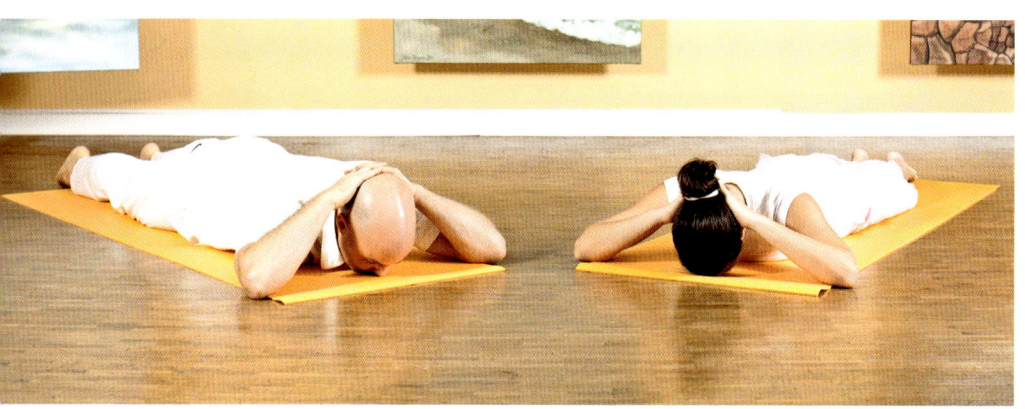

1 Lege dich auf den Bauch, strecke die Füße nach hinten aus und verschränke die Hände hinter dem Kopf.

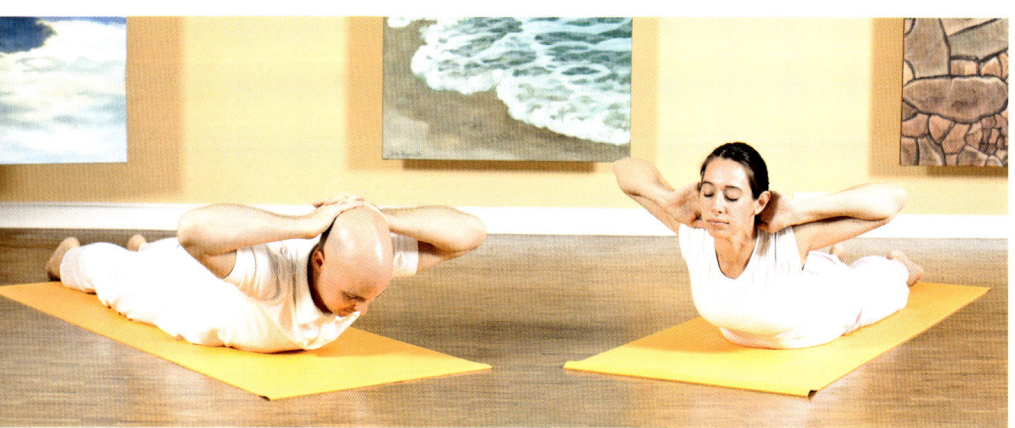

Mit der Einatmung spanne das Gesäß an, drücke das Becken in den Boden und hebe Ellbogen, Schultern und Kopf vom Boden. Mit der Ausatmung komme aus der Stellung. Wiederhole 5- bis 10-mal.

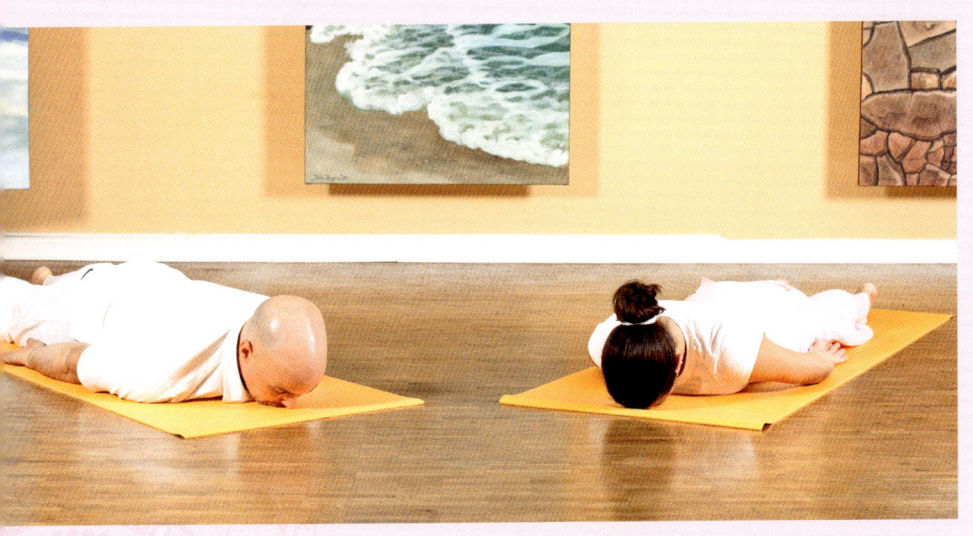

2 Strecke die Arme nach hinten neben den Körper.

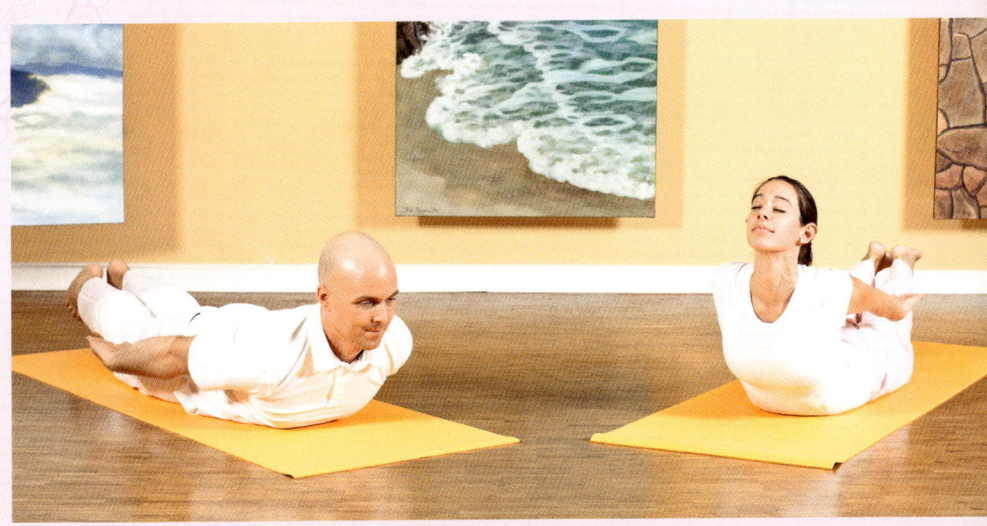

Hebe mit der Einatmung Arme, Beine und Kopf vom Boden hoch. Halte die Stellung, atme tief weiter und achte darauf, dass die Beine geschlossen bleiben. Komme aus der Stellung und wiederhole sie noch einmal.

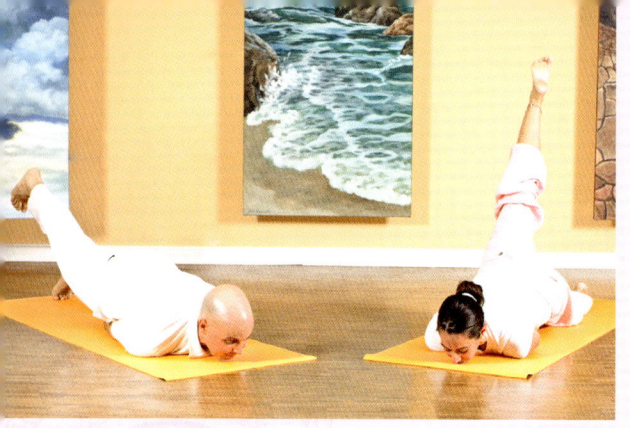 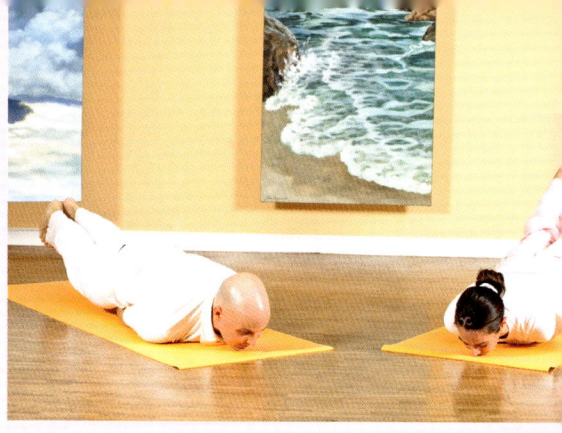

3 Bringe die Arme unter den Körper, das Kinn ruht am Boden. Einatmen, hebe das rechte Bein vom Boden, ausatmen, senken, ein, linkes Bein heben, aus, senken. Wiederhole 2-mal auf jeder Seite.

Hebe nun mit der Einatmung beide Beine gleichzeitig an und halte die Stellung. Wenn das nicht geht, fahre fort, die Beine einzeln zu heben. Spüre, wie die Arme leicht in den Bauch drücken und so die inneren Organe stimuliert werden. Komme aus der Stellung und wiederhole sie noch einmal.

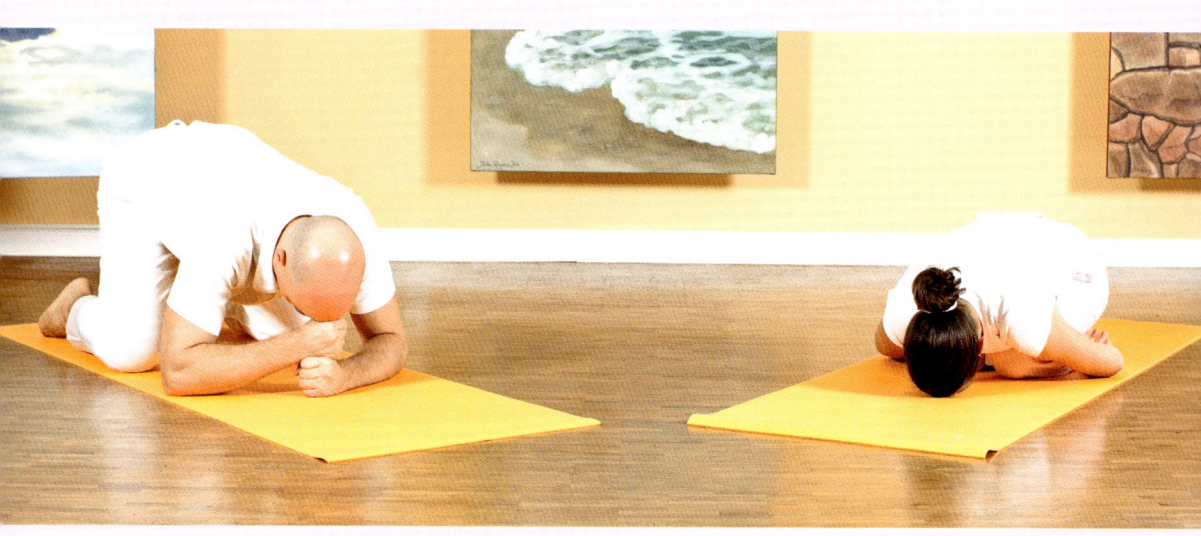

4 Gib die Hände unter die Schulter und schiebe dich zurück auf die Fersen. Wenn möglich, stelle die Stirn am Boden ab und lege die Arme neben dich. Wenn das nicht geht, mache Fäuste, stelle sie aufeinander und lege die Stirn darauf, entspanne den Rücken. Die Stellung des Kindes.

6 ENDENTSPANNUNG

Nachdem du die Übungen beendet hast, gönne dir noch ein paar Momente, den Wirkungen der Übungen nachzuspüren. Lege dich auf den Rücken und lege noch einmal eine Hand auf den Bauchnabel und wiederhole die Bauchatmung. Atme 3 bis 4 Sekunden lang aus, der Bauch geht zurück, und 3 bis 4 Sekunden lang ein, der Bauch wölbt sich nach außen. Aus, 2-3-4, ein, 2-3-4 . Du kannst nun die Augen wieder öffnen und die Übungsreihe beenden, oder wenn du noch etwas länger und tiefer entspannen möchtest, folge den Übungen der Endentspannung.

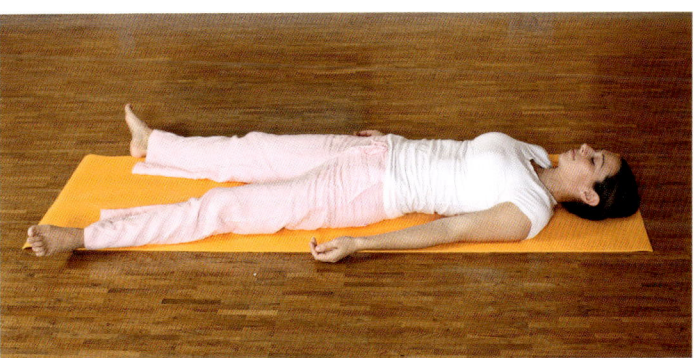

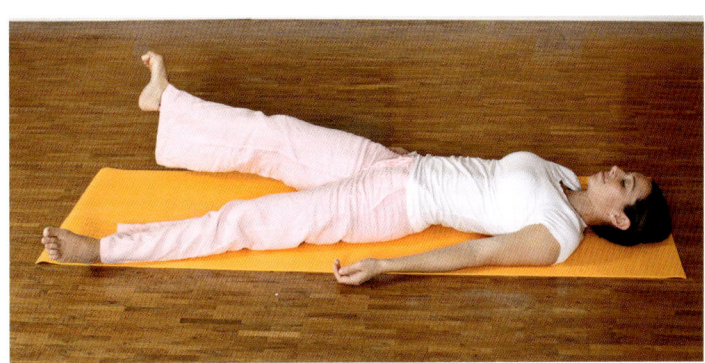

Gib hierzu die Beine etwa schulterweit auseinander, die Arme etwa 15 Zentimeter entfernt vom Körper, die Handflächen zeigen nach oben. Rolle den Kopf von Seite zu Seite, bringe ihn dann zurück zur Mitte und entspanne den Nacken. Bringe die Aufmerksamkeit zum rechten Bein. Atme ein, hebe das rechte Bein ein paar Zentimeter vom Boden hoch und spanne das ganze Bein an. Mit der Ausatmung lasse es zum Boden fallen und spüre, wie die kleine Erschütterung die Muskulatur entspannt. Aufmerksamkeit zum linken Bein, einatmen, anheben, anspannen und fallen lassen, entspanne. Aufmerksamkeit zu den Armen. Einatmen, hebe beide Arme ein paar Zentimeter weit an, mache Fäuste und spanne die Arme an. Spreize die

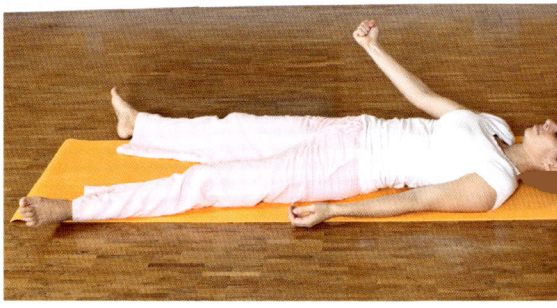

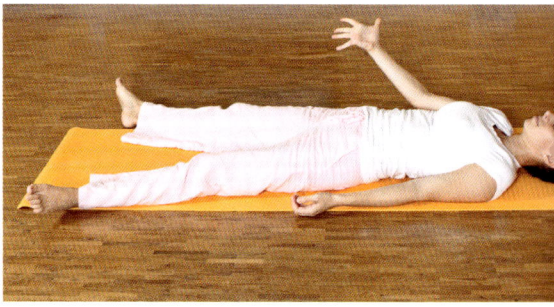

Finger und fallen lassen, entspanne. Bringe die Aufmerksamkeit zum Gesäß, atme ein, spanne das Gesäß an und hebe das Becken ein paar Zentimeter weit an und fallen lassen, entspanne. Bringe die Aufmerksamkeit zum Gesicht, ziehe alle Gesichtsmuskeln zur Nase, entspanne. Öffne den Mund strecke die Zunge raus und schaue nach hinten, entspanne. Wenn nötig korrigiere noch einmal deine Liegehaltung, sodass du bequem ein paar Minuten regungslos liegen kannst.

Um den Körper tiefer zu entspannen, bringe deine geistige Aufmerksamkeit zu einzelnen Teilen des Körpers. Ein kurzer Moment genügt schon, um die Energie dorthin zu bringen und so den Körper zu entspannen. Bringe die Aufmerksamkeit zu den Füßen, Beinen, dem Becken, Bauch, unteren Rücken, oberen Rücken, Nacken, den Händen, Armen, Schultern, dem Gesicht, der Stirn.

Wiederhole geistig 3-mal: Der Körper ist vollkommen entspannt.
Dann zieh den Geist zurück von allen Gedanken und Ablenkungen. Richte ihn auf den Punkt zwischen den Augenbrauen. Dieser Punkt wird im Yoga als der Sitz des Bewusstseins, der Sitz der Konzentration bezeichnet. Probiere, ganz konzentriert und wach zu bleiben. Je aufmerksamer du bleibst, desto tiefer wird die Entspannung sein. Um diesen Prozess zu unterstützen, kannst du geistig ein Wort oder eine Affirmation wiederholen, die dich erhebt, z. B. Aufmerksamkeit, Klarheit, Gelassenheit. Traditionellerweise verwendet man das Wort OM. Fahre so für ein paar Minuten in der Stille fort.

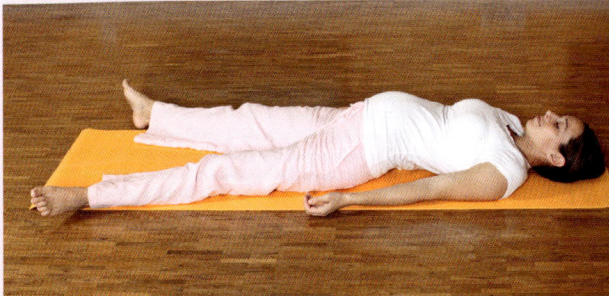

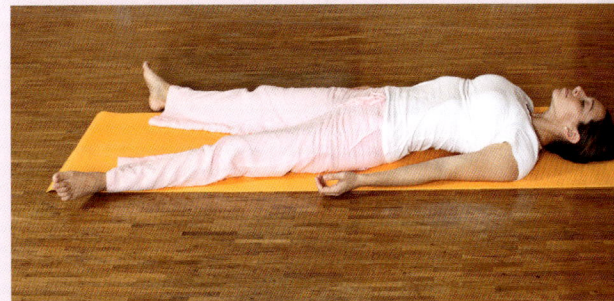

Bringe die Aufmerksamkeit zurück zum Körper, atme tief in den Bauch, bewege leicht Hände und Füße, spanne Arme und Beine, öffne die Augen und richte dich auf. Beende die Übung, indem du drei mal OM und Shanti singst.

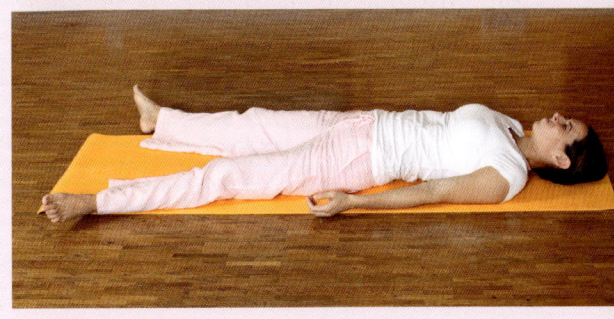

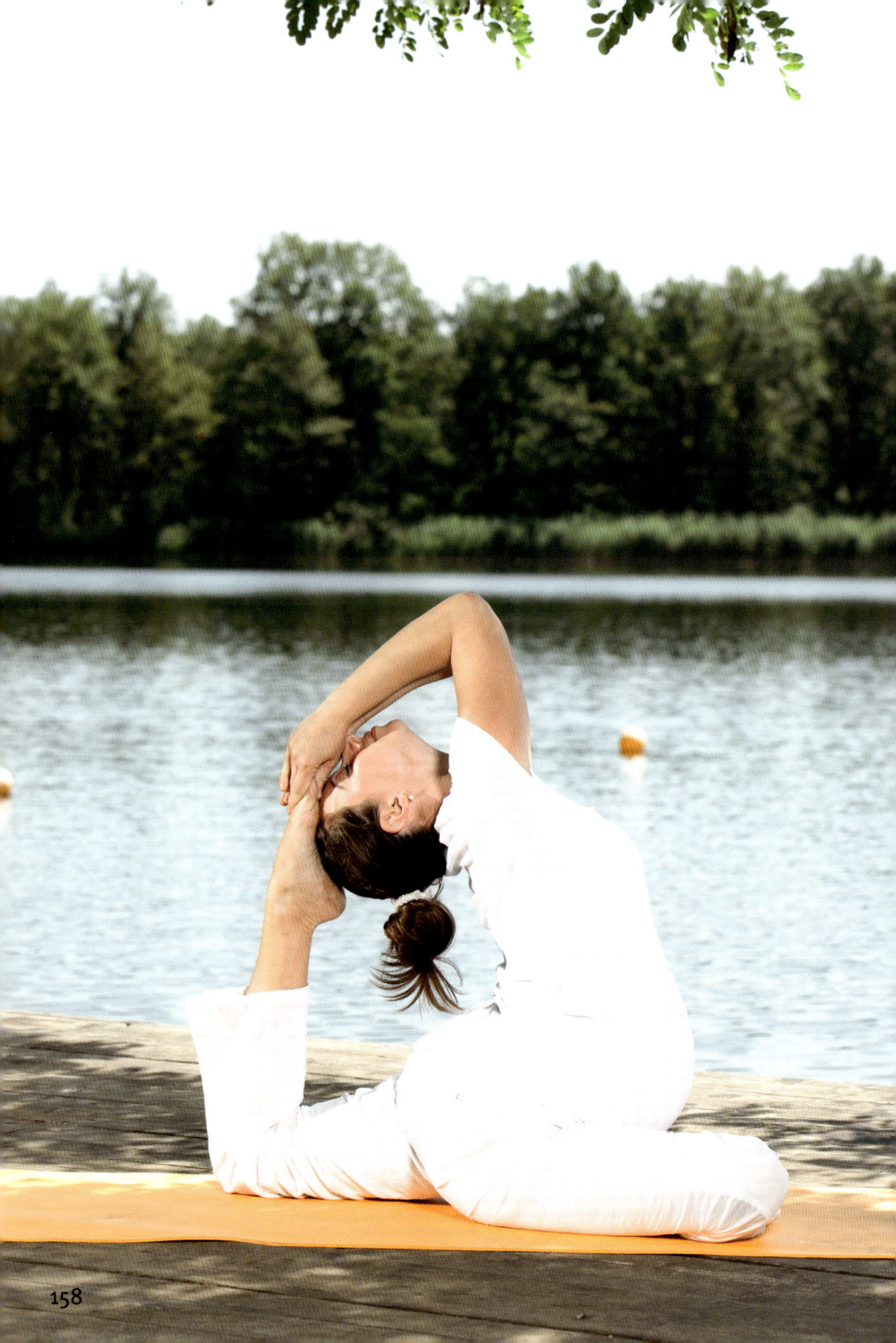

VARIATIONEN

1 Sitzhaltungen

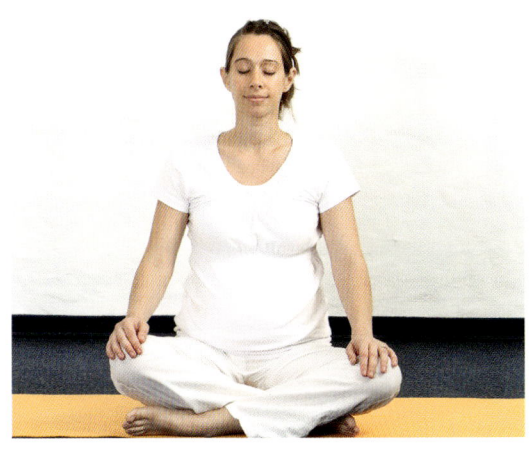

1 Setze dich auf den vorderen Rand des Kissens, kreuze die Beine vor dir und lege die Hände auf die Knie. Rücken, Nacken und Kopf sind in einer geraden Linie.

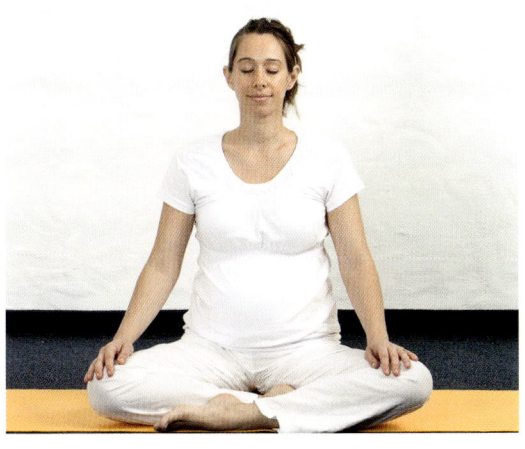

2 Setze dich auf den vorderen Rand des Kissens und lege die Beine voreinander auf den Boden. Die Hände liegen auf den Knien. Rücken, Nacken und Kopf sind in einer geraden Linie.

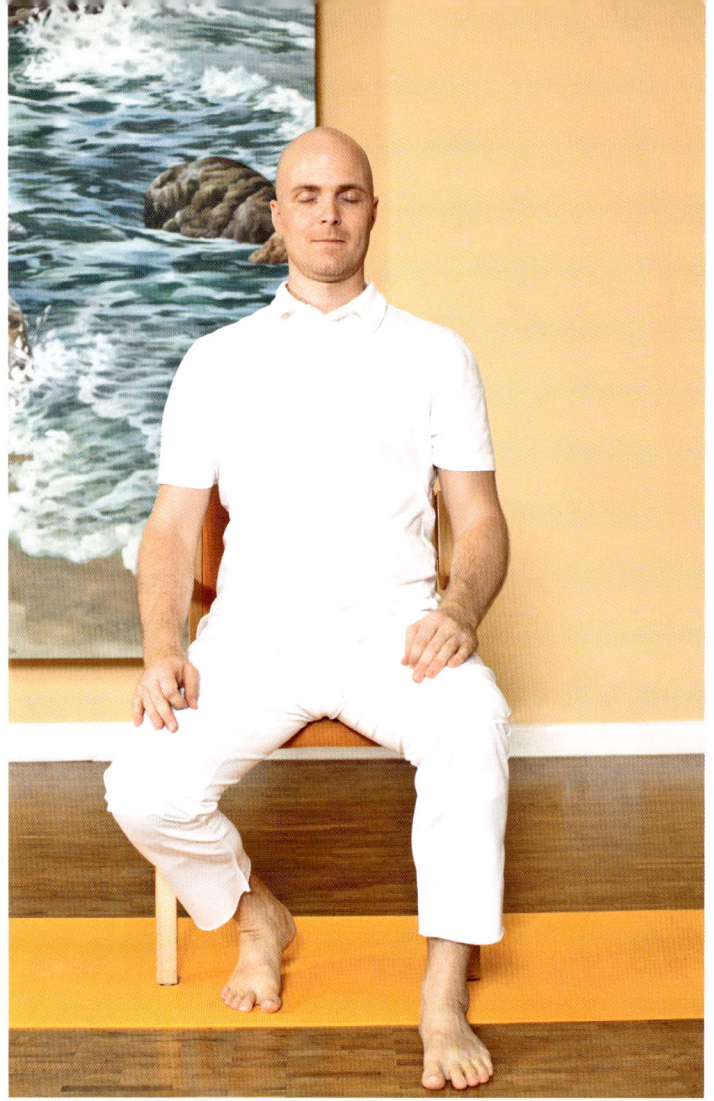

3 Setze dich auf den vorderen Rand des Stuhls, sodass du nur mit den Sitzknochen auf dem Stuhl sitzt. Stelle einen Fuß flach auf, um der Stellung Stabilität zu geben und ziehe den anderen leicht zurück. Dadurch wird das Becken leicht nach vorne kippen, was das aufrechte Sitzen erleichtert. Die Hände liegen auf den Knien. Rücken, Nacken und Kopf sind in einer geraden Linie.

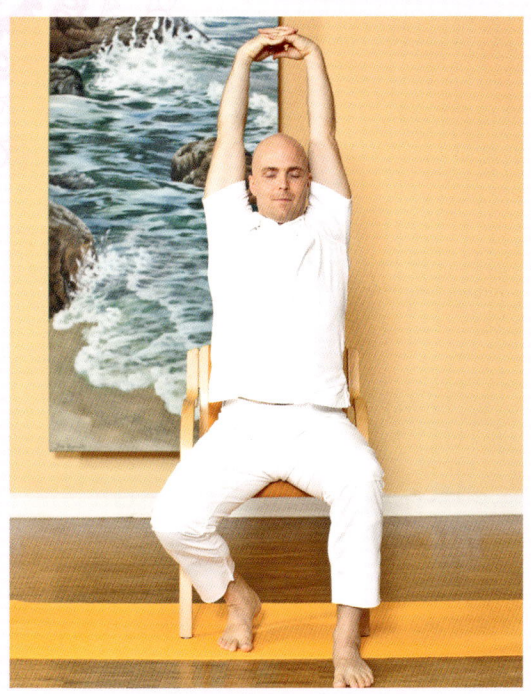 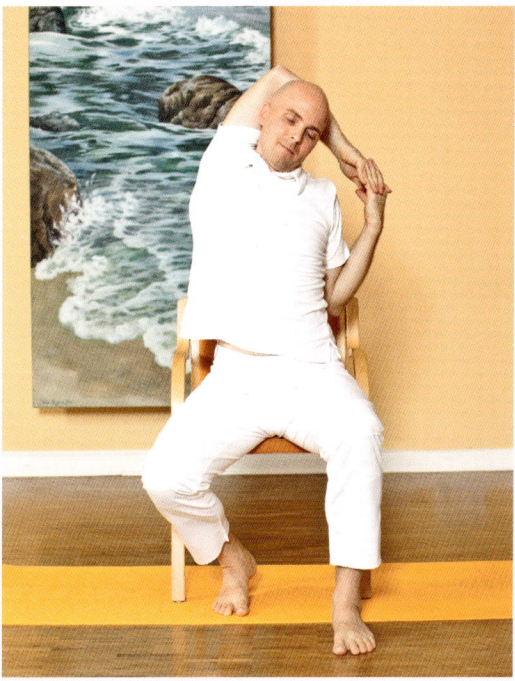

1 AUFWÄRMÜBUNG FÜR DIE ATEM-
ÜBUNGEN Einatmen, strecke die
Arme über den Kopf und ver-
schränke die Hände ineinander.

Halte den Atem und bringe die Hände zur linken
Schulter, spüre die Dehnung in der rechten Seite
des Brustkorbs. Ausatmen. Einatmen, strecke
die Arme wieder hoch. Halte den Atem und bringe die Hände zur rechten Schulter. Ausatmen.
Einatmen, strecke die Arme wieder hoch und
senke sie mit der Ausatmung ab.

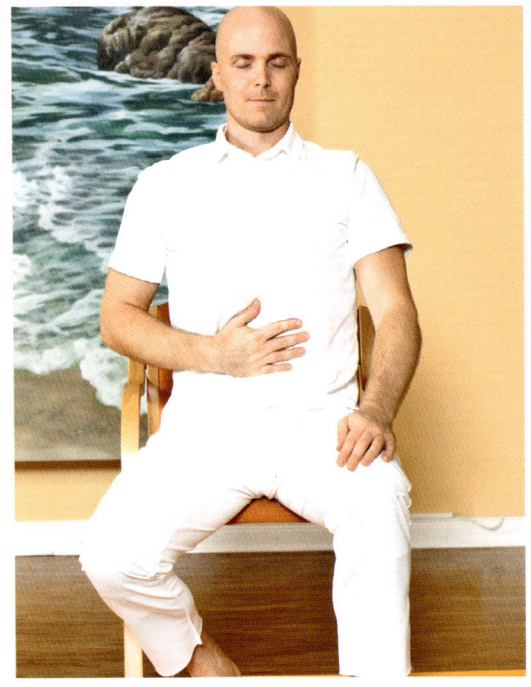

2 VOLLE YOGAATMUNG Lege eine Hand auf den Bauch. Atme aus und ziehe den Bauch in Richtung Wirbelsäule. Du kannst hierbei den Rücken etwas einrunden, sodass du möglichst viel Luft ausatmest.

Atme ein, richte den Rücken wieder auf und wölbe den Bauch nach außen.

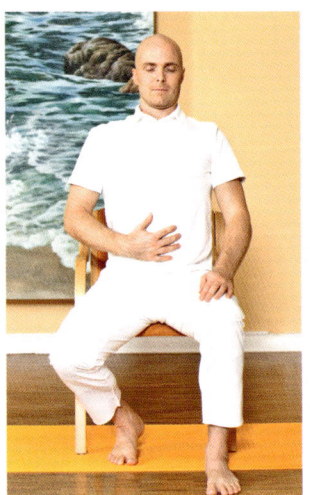
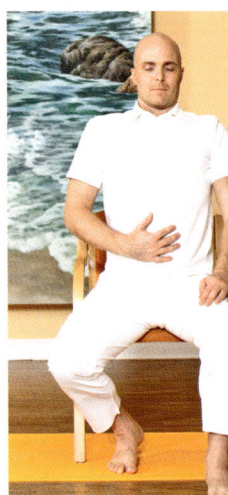

Atme weiter ein und fülle den Brustkorb mit Luft.

Atme weiter ein und hebe die Schultern leicht an.
  Ausatmen, entspanne Schultern, Brustkorb und ziehe den Bauch zur Wirbelsäule. Atme 4 bis 6 Sekunden ein und 4 bis 6 Sekunden aus. Wiederhole 5- bis 10-mal.

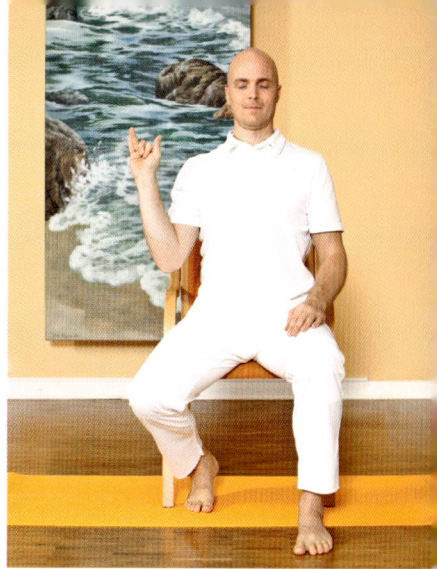

3 WECHSELATMUNG Lege die linke Hand auf das linke Knie und bringe die rechte Hand in das Vishnu-Mudra. Hierzu beuge Zeige- und Mittelfinger in das Handinnere.

Bringe den rechten Daumen zum rechten Nasenflügel und den Ringfinger zum linken Nasenflügel.

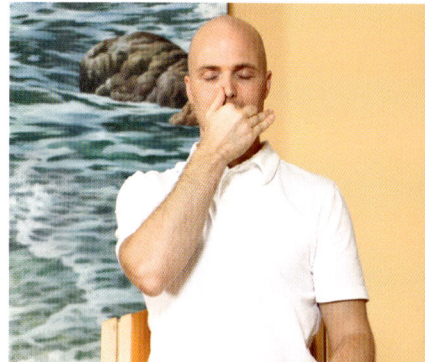

Schließe die rechte Seite und atme links bequem ein.

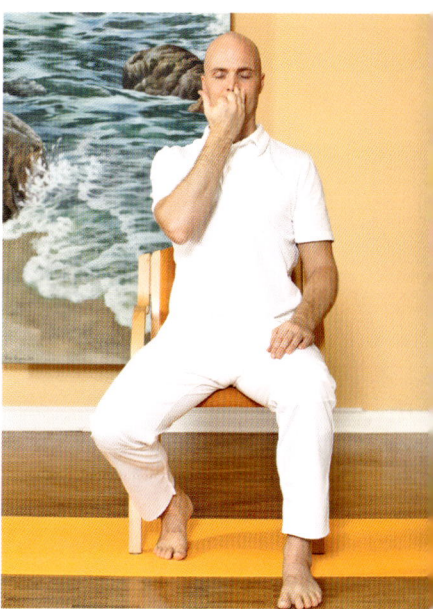

Schließe die linke Seite, öffne die rechte und atme rechts bequem aus. Dann atme rechts bequem ein und links aus. Das ist eine Runde. Wiederhole 5- bis 10-mal. Dies ist eine Variation der Wechselatmung. Normalerweise verläuft diese Übung in einem bestimmten Rhythmus, sodass du 4 Sekunden lang einatmest, 16 Sekunden lang den Atem hältst und 8 Sekunden lang ausatmest. In der Schwangerschaft wird das Einhalten dieses Rhythmus oft schwierig, sodass ich ihn hier weggelassen habe. Du kannst natürlich gerne probieren, ob das für dich machbar ist.

3 AUFWÄRMÜBUNGEN

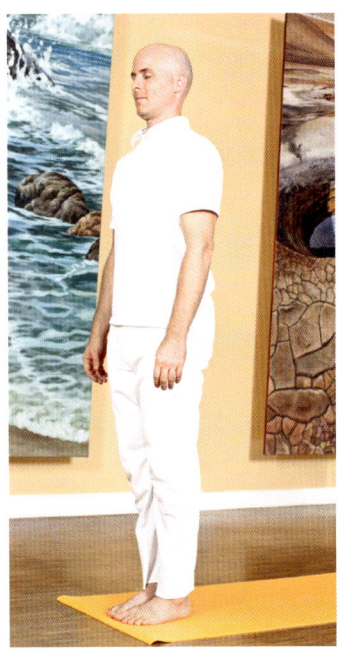
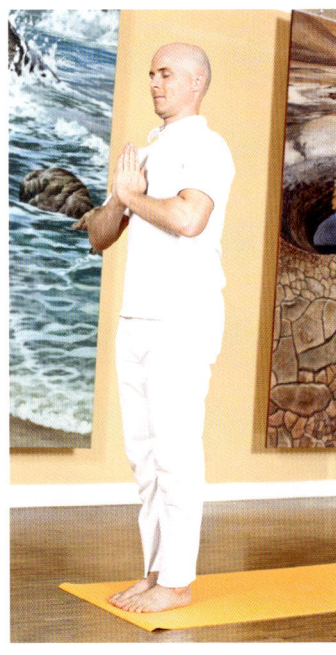
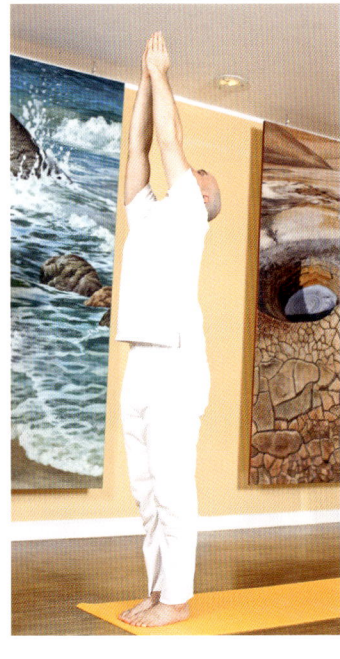

1 VARIATIONEN IN DER AUSFÜHRUNG DES SONNENGRUSSES
Komme an den vorderen Rand der Matte. Schließe die Beine oder gib sie etwa schulterweit auseinander und richte den Rücken auf. Die Arme sind entspannt, die Schädeldecke strebt nach oben. Atme ein.

Ausatmen, bringe die Hände vor der Brust zusammen, presse sie fest aufeinander und ziehe die Handgelenke nach unten, sodass du eine Dehnung in den Händen fühlst.

Einatmen, spanne das Gesäß an und strecke die Arme hoch. Der Kopf rollt in den Nacken.

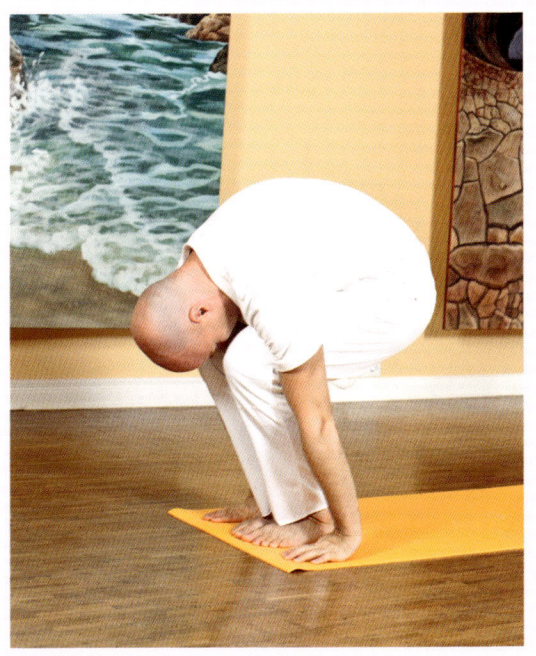 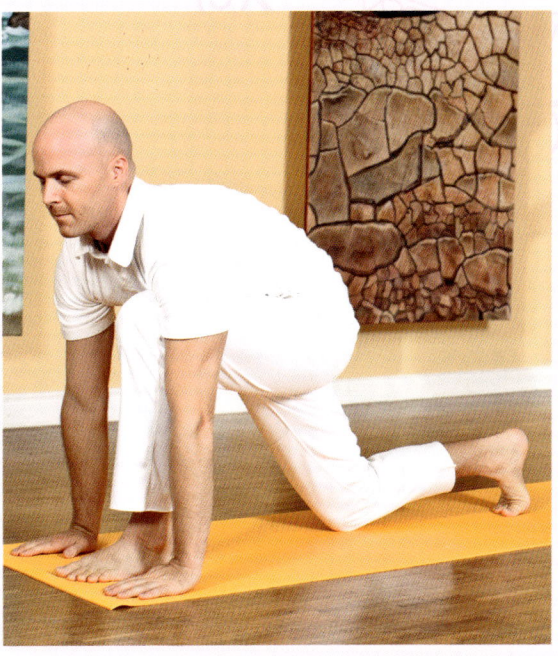

Ausatmen, beuge dich aus der Hüfte vor, beuge die Beine und stelle die Hände neben den Füßen auf den Boden. Der Kopf geht zu den Knien.

Einatmen, stelle das rechte Bein so weit es geht zurück, das Knie geht zum Boden, der Kopf rollt in den Nacken.

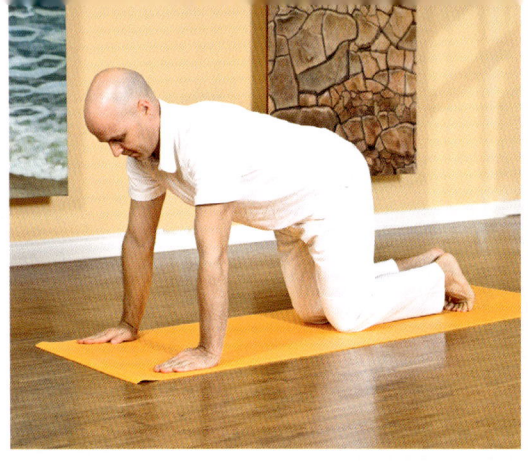 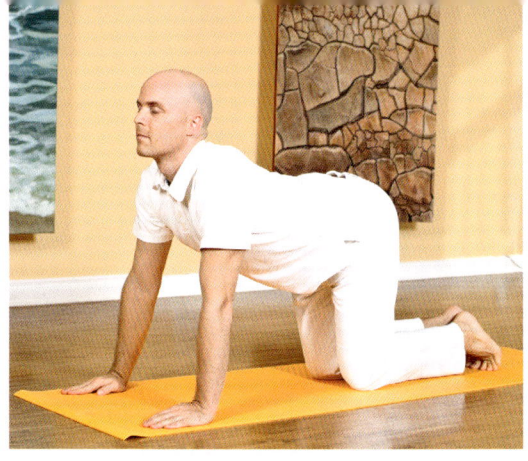

Halte den Atem und stelle das linke Knie neben das rechte. Der Kopf ist in Verlängerung der Wirbelsäule. Ausatmen.

Einatmen, beuge den Rücken und rolle den Kopf in den Nacken.

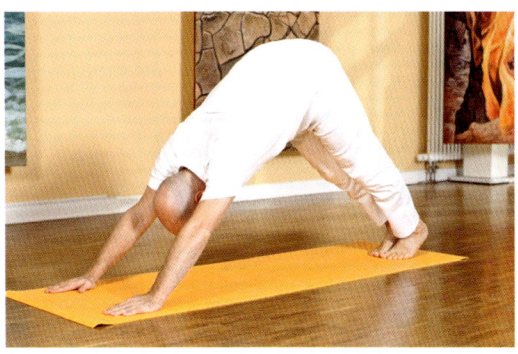 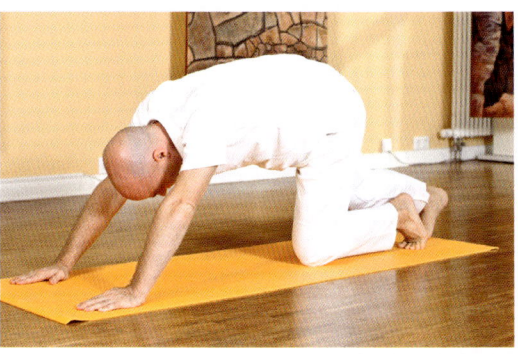

Ausatmen, komme in das umgekehrte V. Probiere, Arme, Schultern und Rücken in eine Linie zu bringen und presse die Fersen in Richtung Boden.

Einatmen, bringe das linke Knie zum Boden und ...

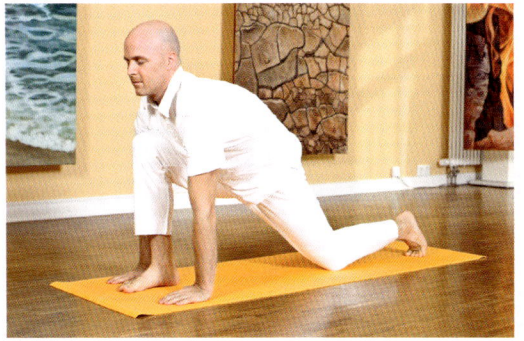

... stelle den rechten Fuß zwischen die Hände.

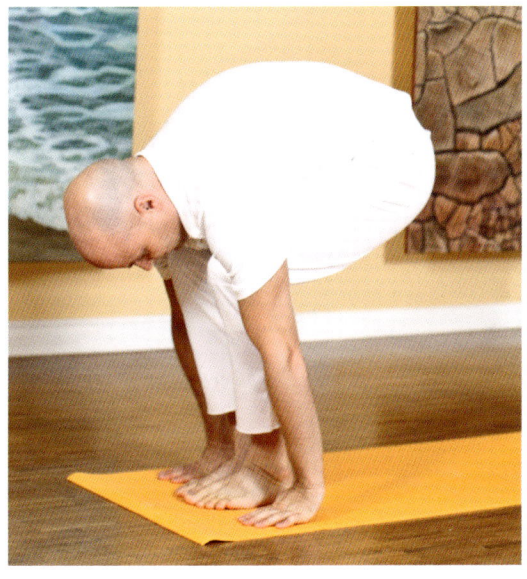

Ausatmen, bringe auch den linken Fuß nach vorne.

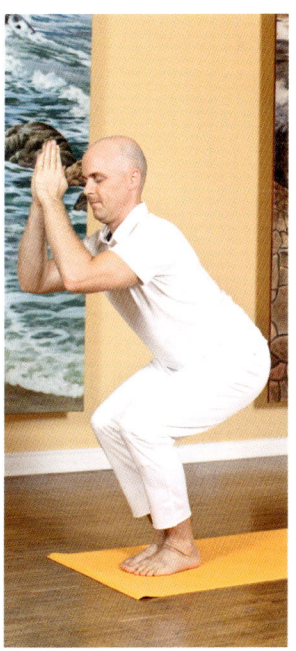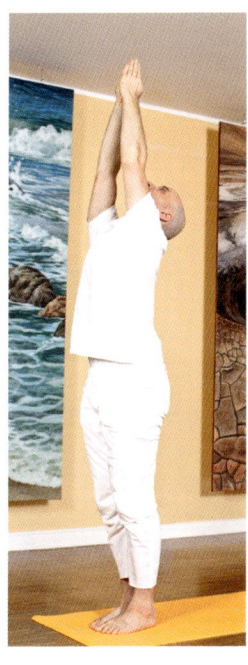

Einatmen, beuge die Beine etwas weiter, richte den Rücken auf, bringe die Hände in die Gebetsstellung und komme mit geradem Rücken hoch.

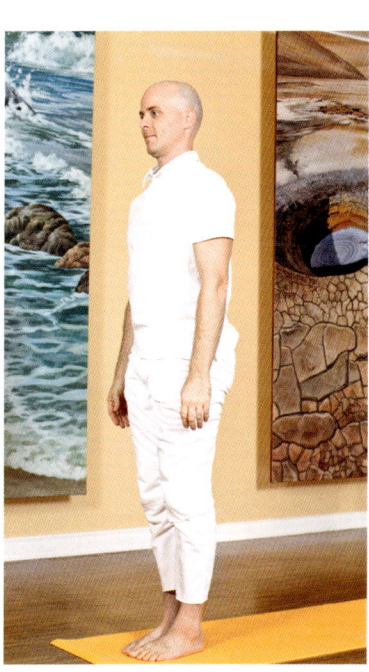

Ausatmen, senke die Arme.

2 Komme an den vorderen Rand der Matte, atme ein. Ausatmen, presse die Hände aufeinander. Einatmen, strecke dich hoch und zurück. Ausatmen, beuge dich vor, Hände neben die Füße. Einatmen, strecke das rechte Bein zurück, das Knie geht zum Boden, der Kopf rollt in den Nacken. Strecke das rechte Bein und drehe dich so weit es geht nach rechts. Spüre die Dehnung in den Hüften.

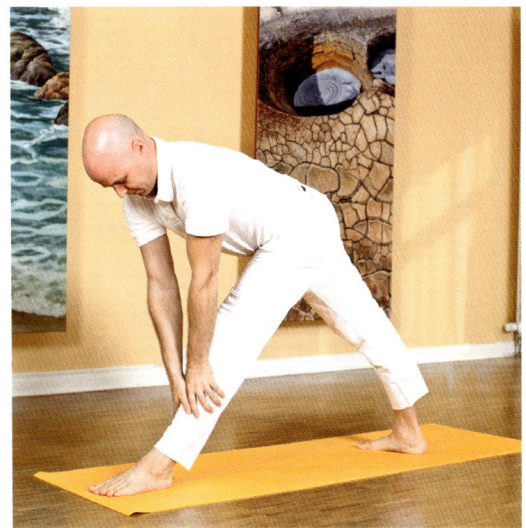

Drehe dich zurück zur Mitte, strecke beide Beine, der rechte Fuß steht flach am Boden und zeigt leicht nach außen. Stelle die Hände auf den linken Fuß oder das linke Schienbein und beuge dich zum linken Bein hin. Spüre die Dehnung in der Rückseite des linken Beins.

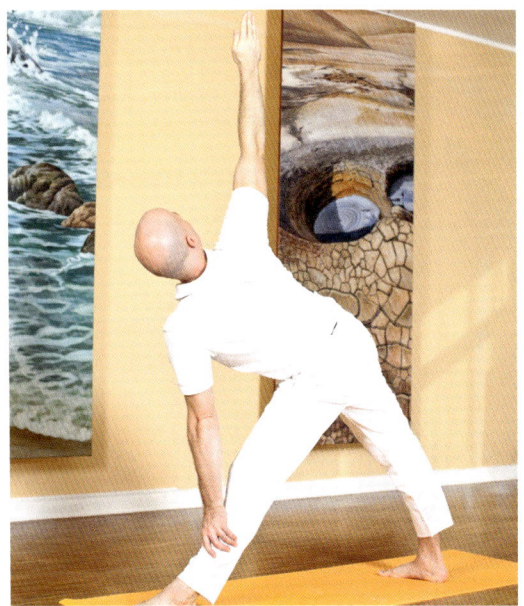

Lasse die linke Hand wo sie ist und strecke die rechte Hand hoch zur Decke, sodass beide Arme und Schultern in einer Linie sind. Schaue hoch zur rechten Hand.

Komme aus der Stellung, beuge das linke Bein und bringe beide Hände zum Boden. Beide Beine zurück, Knie, Brust und Kinn zum Boden. Gleite in die Kobra, umgekehrtes V, bringe den rechten Fuß so weit es geht nach vorne, linkes Knie zum Boden, der Kopf rollt in den Nacken. Strecke das linke Bein und drehe dich so weit es geht nach links, spüre die Dehnung in den Hüften.

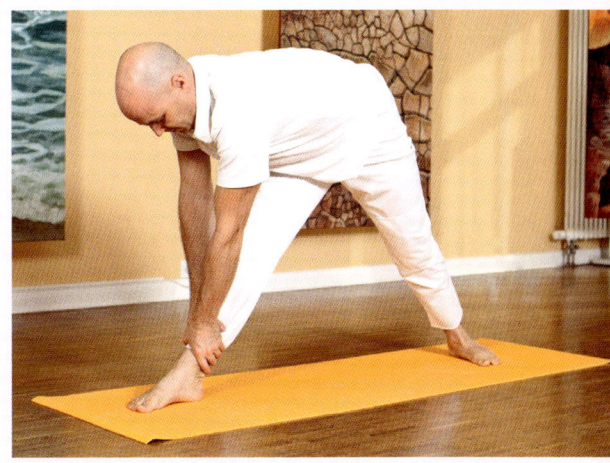

Drehe dich zurück zur Mitte, strecke beide Beine, der linke Fuß bleibt flach am Boden. Stelle die Hände auf den linken Fuß oder das linke Schienbein und beuge dich zum linken Bein.

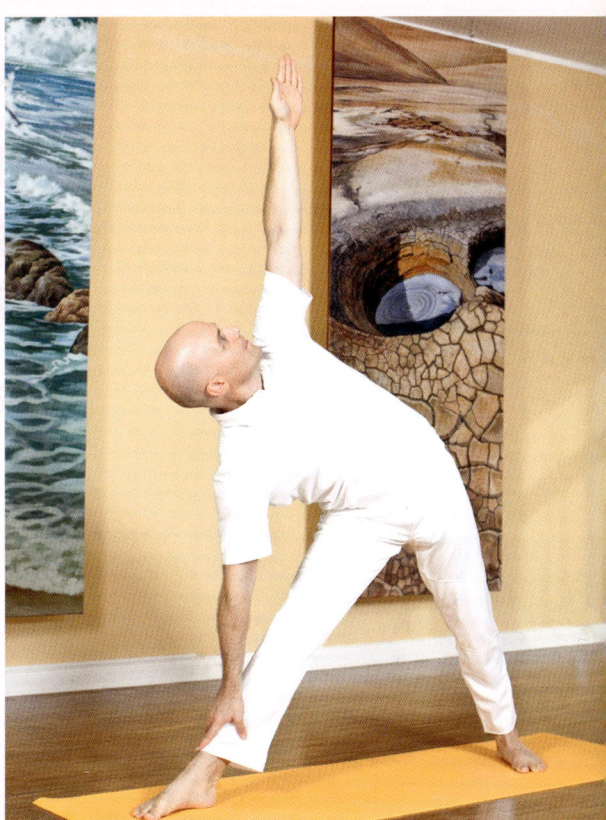

Lasse die rechte Hand wo sie ist und strecke die linke Hand hoch zur Decke. Schaue hoch zur linken Hand.

Komme aus der Stellung, beuge das rechte Bein und stelle die Hände zum Boden. Bringe beide Beine vor. Strecke dich hoch und zurück und senke die Arme ab.

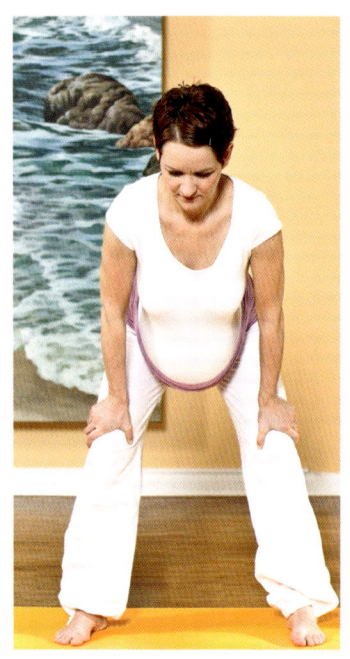 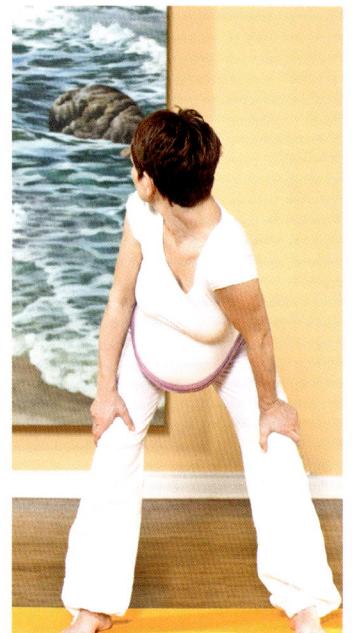 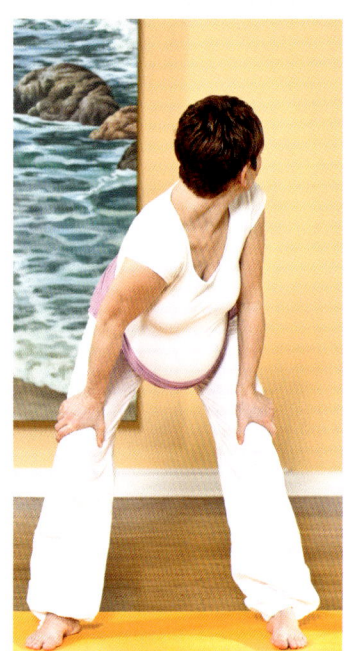

3 Gib die Beine etwas mehr als schulterweit auseinander, beuge die Knie und stelle die Hände auf die Knie. Gib etwas Druck auf die Hände, so- dass du die Wirbelsäule lang ziehst.

Drehe dich von Seite zu Seite, schaue über die Schultern und lockere so die Wirbelsäule.

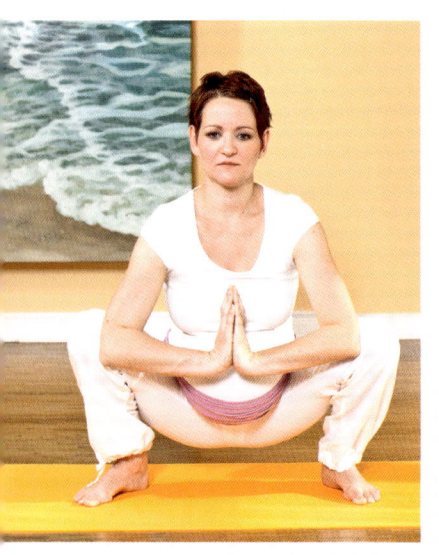

4 Gib die Beine etwas mehr als schulterweit auseinander und gehe in die Hocke. Wenn möglich, lasse die Füße flach am Boden. Bringe die Arme zwischen die Beine, lege die Hände aufeinander und ziehe sie nach unten. Spüre, wie die Beine auseinandergedrückt werden und du eine Dehnung in den Hüften erzeugst. Starre auf einen Punkt am Boden und atme tief in den Bauch.

5 Lege dich auf den Rücken, stelle den rechten Fuß auf und strecke den linken Fuß von dir weg.

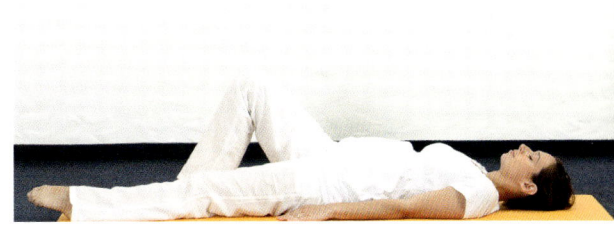

Mit der Einatmung hebe das linke Bein so weit es geht vom Boden hoch.

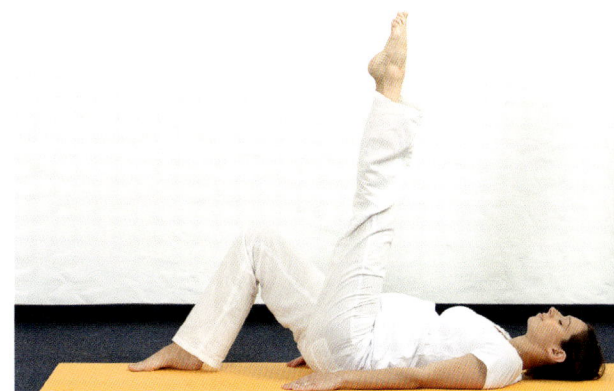

Beuge den Fuß, strecke ihn wieder und senke das Bein ab. Wiederhole mit dem rechten Bein. Wechsel die Seiten 4- bis 6-mal.

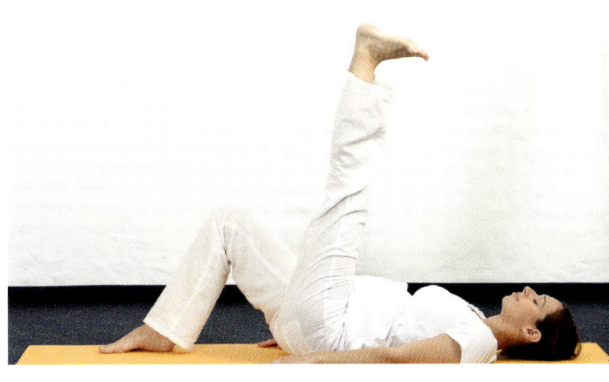

Hebe das Bein nur so hoch, wie du es gestreckt halten kannst. Es ist nicht so wichtig, es senkrecht zur Decke zeigen zu lassen. Wichtig ist, dass das Bein gestreckt bleibt.

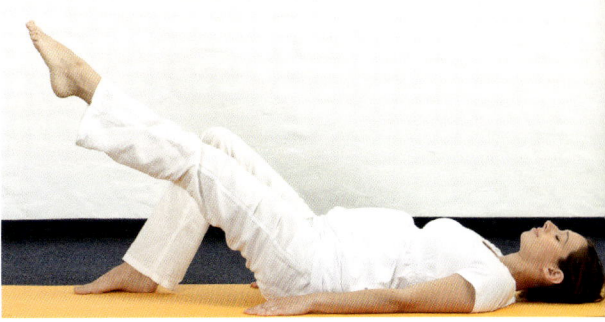

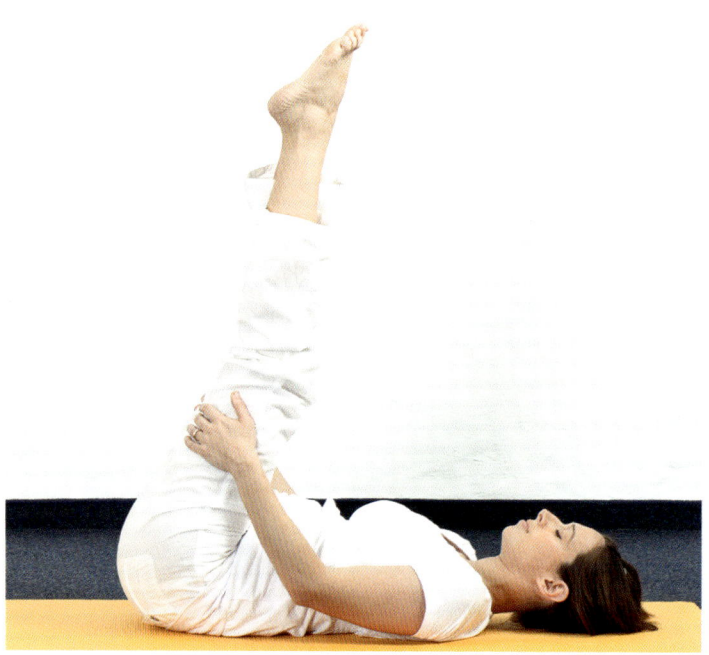

6 VARIATIONEN I IM SCHULTERSTAND Lege dich auf den Rücken, schließe die Beine oder öffne sie leicht. Hebe beide Beine vom Boden hoch und halte sie mit den Händen fest. Halte die Stellung und atme tief in den Bauch. Spüre, wie das Blut aus den Beinen zum Oberkörper fließt. Mit der Ausatmung senke die Beine langsam ab.

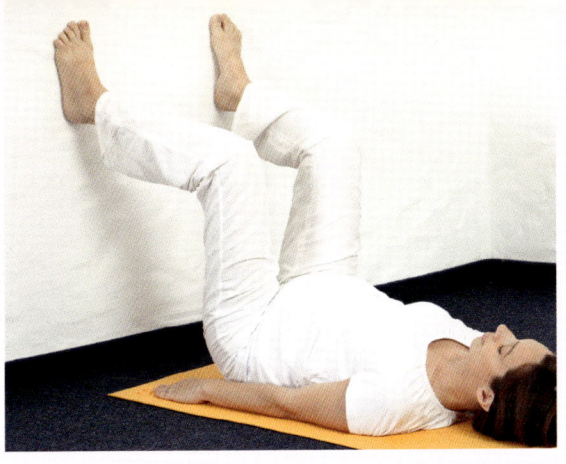 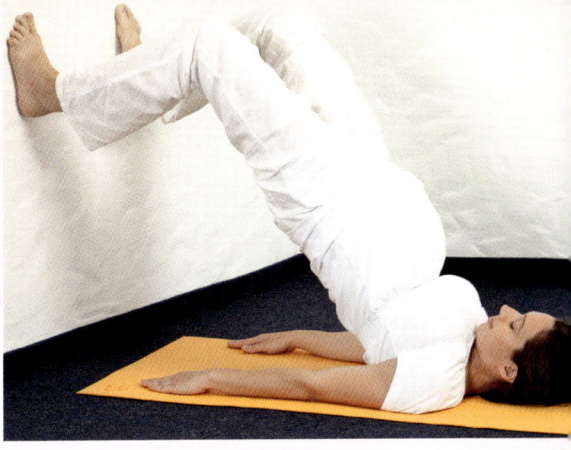

7 VARIATIONEN 2 IM SCHULTERSTAND
Lege dich vor eine Wand, stelle die Füße an die Wand und lege die Arme neben den Körper. Achte darauf, dass der Kopf in der Mitte liegt und das Gesicht zur Decke zeigt.

Mit der Einatmung hebe das Becken so weit es geht nach oben. Halte die Stellung und atme tief in den Bauch. Mit der Ausatmung komme aus der Stellung.

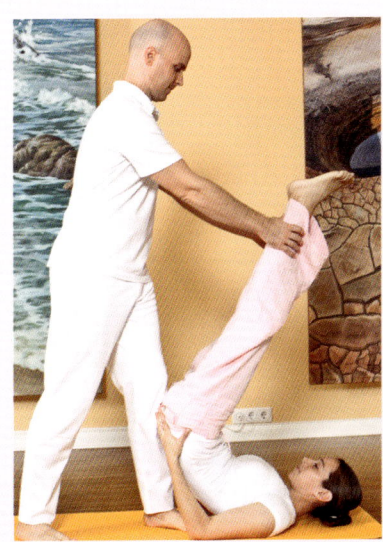

8 VARIATIONEN 3 IM SCHULTERSTAND Wenn du einen Übungspartner hast, kann er dir im Schulterstand helfen. Hierzu komme in den Schulterstand, dann stellt dein Partner sein Schienbein an das Steißbein, sodass du dich dagegen lehnen kannst. Er kann auch deine Beine leicht halten, um dir etwas Gewicht vom Bauch abzunehmen.

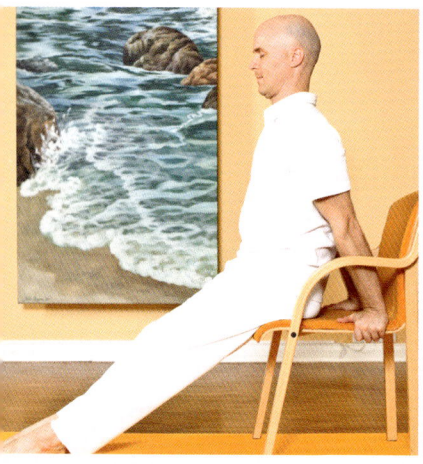

1 SCHIEFE EBENE AUF DEM STUHL Stelle die Hände hinter dir auf den Stuhl, strecke die Beine aus, du kannst sie schließen oder leicht geöffnet lassen.

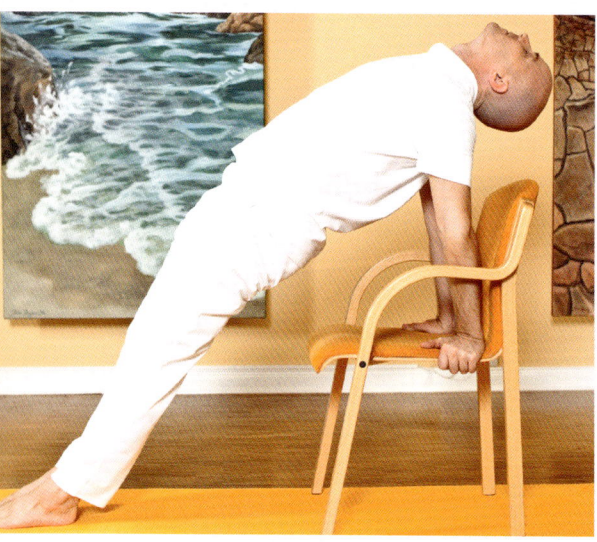

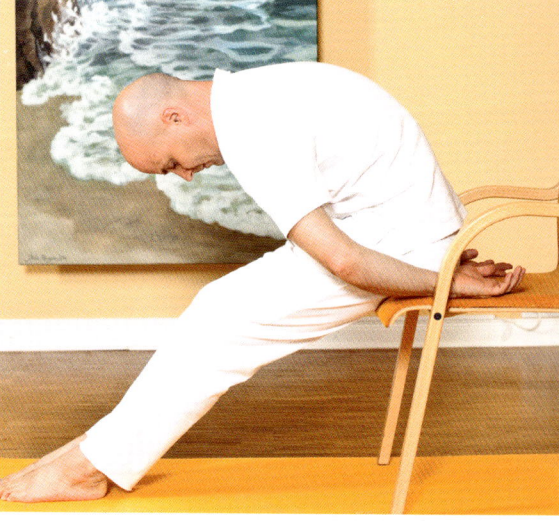

Mit der Einatmung hebe das Becken und rolle den Kopf in den Nacken. Halte die Stellung und atme tief in den Bauch.

Ausatmen, senke das Becken und beuge dich leicht nach vorne, entspanne den Rücken.

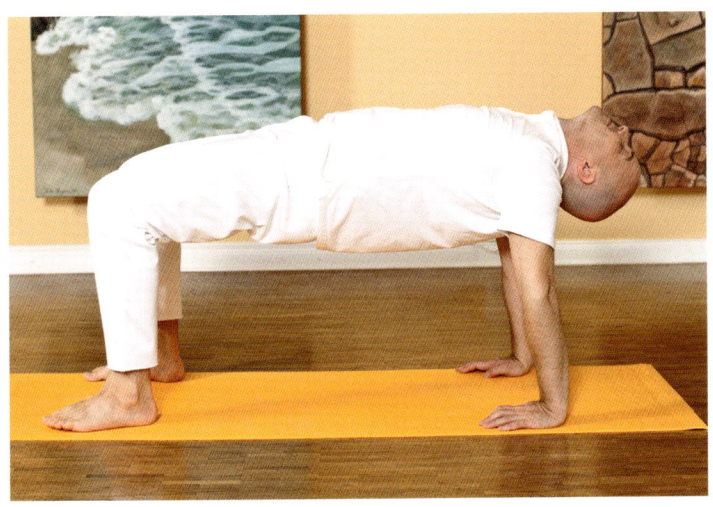

2 SCHIEFE EBENE VARIATION Gib die Beine etwa schulterweit auseinander und stelle die Füße auf. Mit der Einatmung hebe das Becken so weit es geht und rolle den Kopf in den Nacken. Halte die Stellung und atme tief weiter. Mit der Ausatmung senke das Becken und beuge dich leicht vor, entspanne den Rücken.

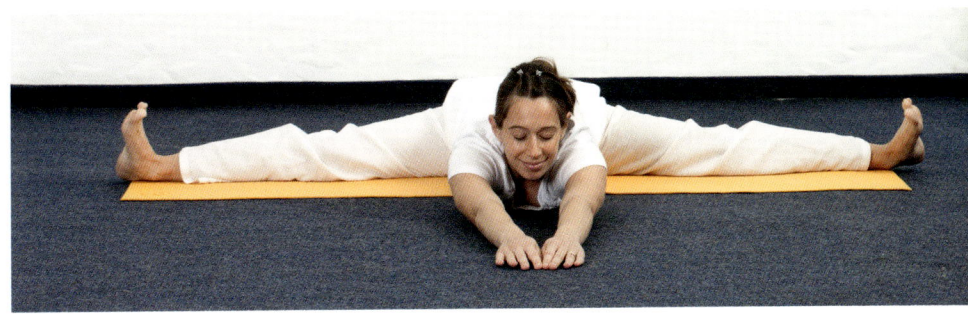

3 Grätsche die Beine so weit es geht. Idealerweise sind beide Beine in einer geraden Linie. Strecke die Arme vor dir aus und bringe den Bauch zum Boden (das wird mit zunehmender Schwangerschaft leicht, versprochen ...).

5 DREHUNG DER WIRBELSÄULE

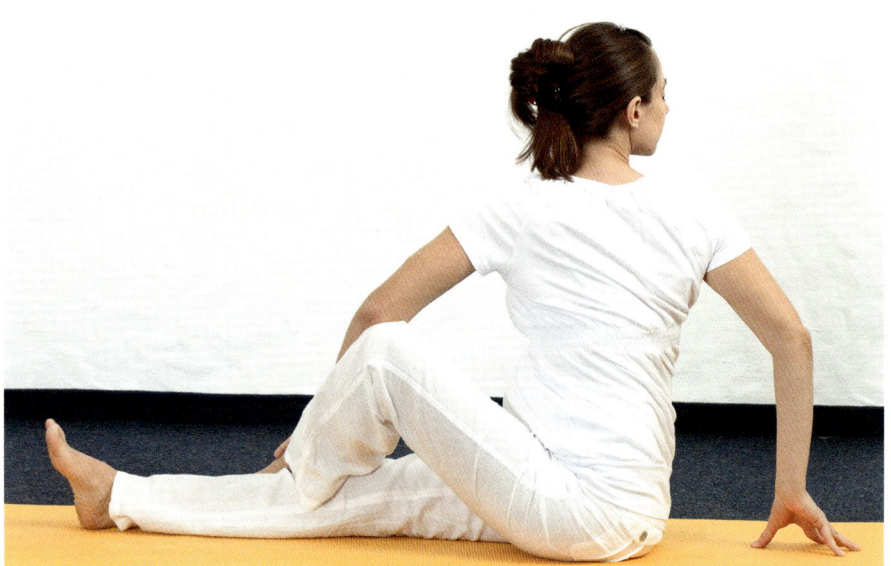

1 Stelle den linken Fuß über das rechte Bein. Stelle die rechte Hand hinter dem Rücken auf, lege den linken Arm auf das linke Knie und drehe dich so weit es geht nach rechts. Halte die Stellung und atme tief weiter. Komme aus der Stellung und wiederhole auf der anderen Seite.

6 ENDENTSPANNUNG

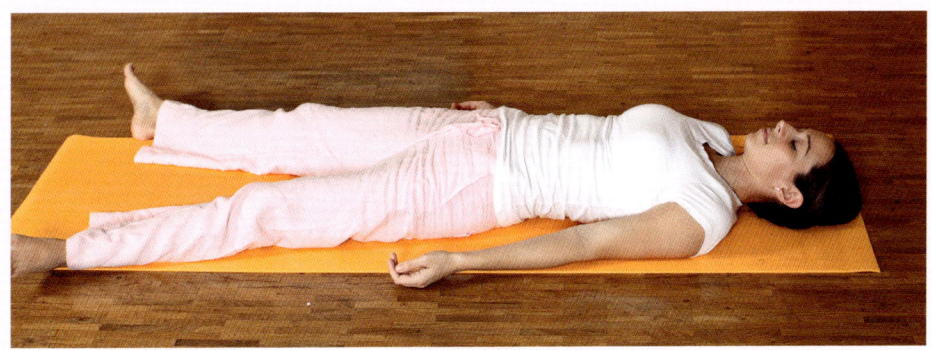

1 ENDENTSPANNUNG, WENN DU BEQUEM AUF DEM RÜCKEN LIEGEN KANNST Lege dich auf den Rücken, gib die Beine etwas mehr als schulterweit auseinander, die Füße fallen leicht nach außen. Die Arme liegen etwa 20 Zentimeter entfernt vom Körper, die Handflächen zeigen zur Decke.

Bringe die Aufmerksamkeit zum rechten Bein, atme ein, hebe das Bein ein paar Zentimeter weit an, spanne es fest an und lasse es mit der Ausatmung zum Boden fallen. Wiederhole mit dem linken Bein.

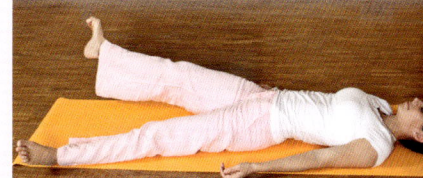

Bringe die Aufmerksamkeit zum rechten Arm, atme ein, hebe den Arm ein paar Zentimeter weit an, mache eine Faust, spanne den Arm fest an ...

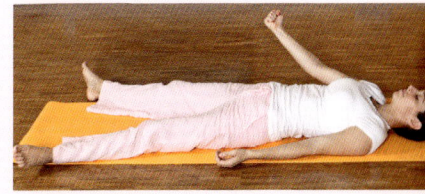

... spreize die Finger und lasse den Arm mit der Ausatmung zum Boden fallen. Wiederhole mit dem linken Arm.

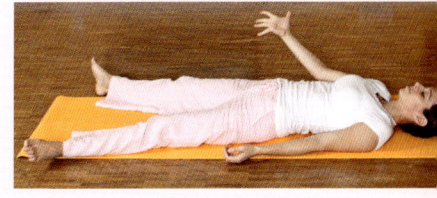

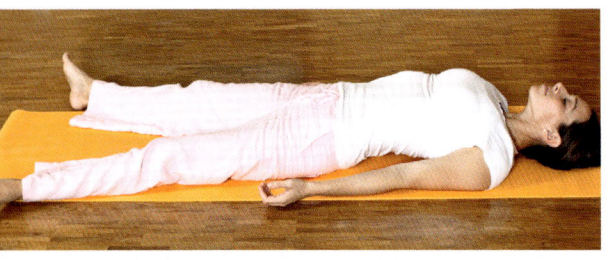

Bringe die Aufmerksamkeit zum Becken. Einatmen, spanne das Gesäß und hebe das Becken so weit es geht hoch. Mit der Ausatmung lasse das Becken zum Boden fallen.

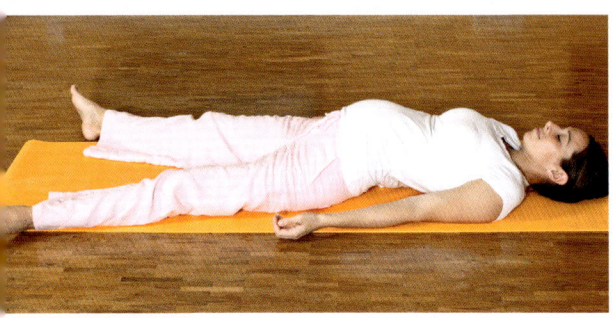

Bringe die Aufmerksamkeit zum Bauch, atme tief ein, wölbe den Bauch nach außen, ausatmen, entspanne den Bauch.

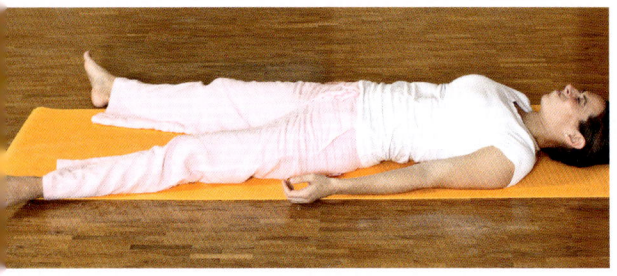

Bringe die Aufmerksamkeit zum Gesicht, einatmen, ziehe alle Gesichtsmuskeln zur Nase, als ob du in eine Zitrone gebissen hättest. Mit der Ausatmung entspanne das Gesicht.

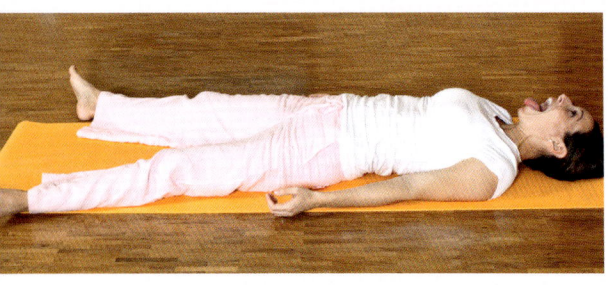

Einatmen, öffne den Mund, strecke die Zunge heraus und schaue nach hinten. Ausatmen, entspanne. Schließe die Augen und fahre mit der Konzentrationsübung fort.

2 ENDENTSPANNUNG AUF DEM STUHL Setze dich auf einen Stuhl, auf dem du bequem sitzen kannst. Lehne dich an, wenn du Armlehnen hast, lege die Arme darauf, wenn nicht, lege die Hände auf die Beine.

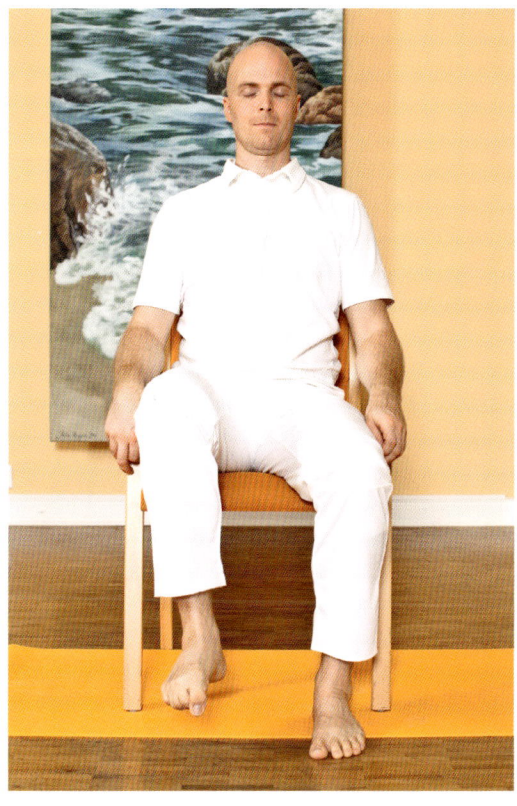
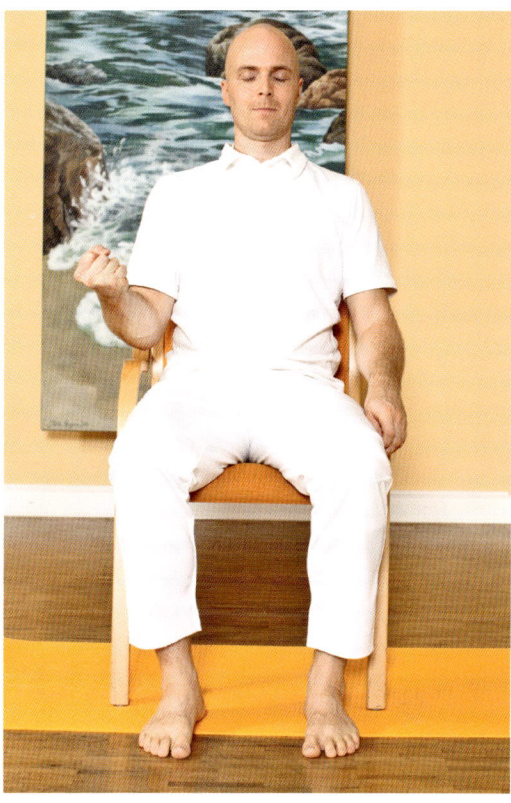

Bringe die Aufmerksamkeit zum rechten Bein. Atme ein, hebe das rechte Bein ein paar Zentimeter weit an, spanne es fest an und lasse es mit der Ausatmung zum Boden fallen. Wiederhole mit dem linken Bein.

Bringe die Aufmerksamkeit zum rechten Arm, hebe ihn ein paar Zentimeter weit an, mache eine Faust, spanne ihn fest an .

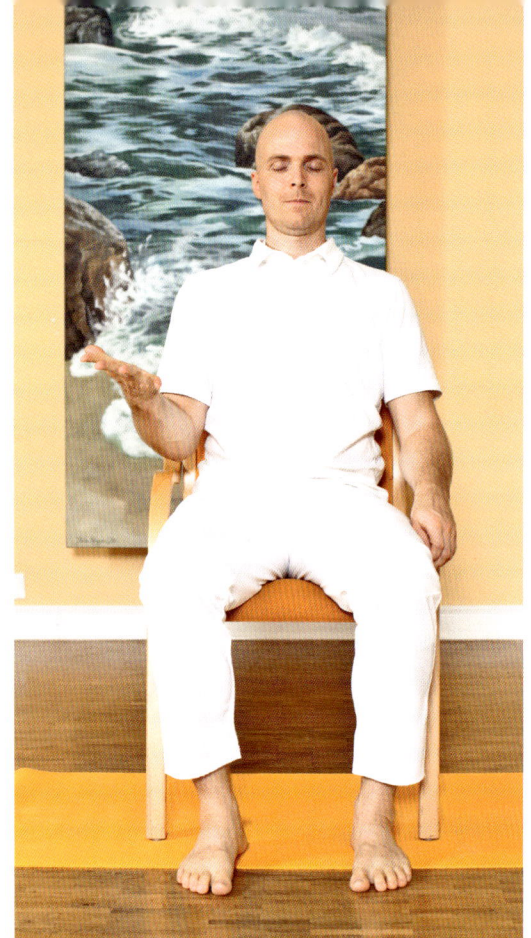 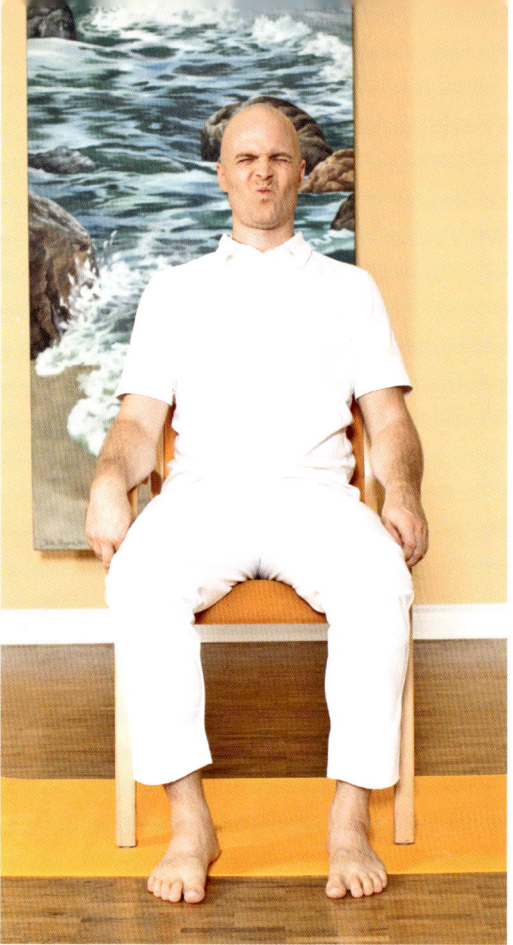

... spreize die Finger und lasse ihn mit der Ausatmung zum Bein (zur Armlehne) fallen. Wiederhole mit dem linken Arm.

Atme tief in den Bauch ein, wölbe ihn nach außen. Mit der Ausatmung entspanne den Bauch.

Bringe die Aufmerksamkeit zum Gesicht. Mit der Einatmung ziehe alle Gesichtsmuskeln zur Nase. Mit der Ausatmung entspanne das Gesicht.

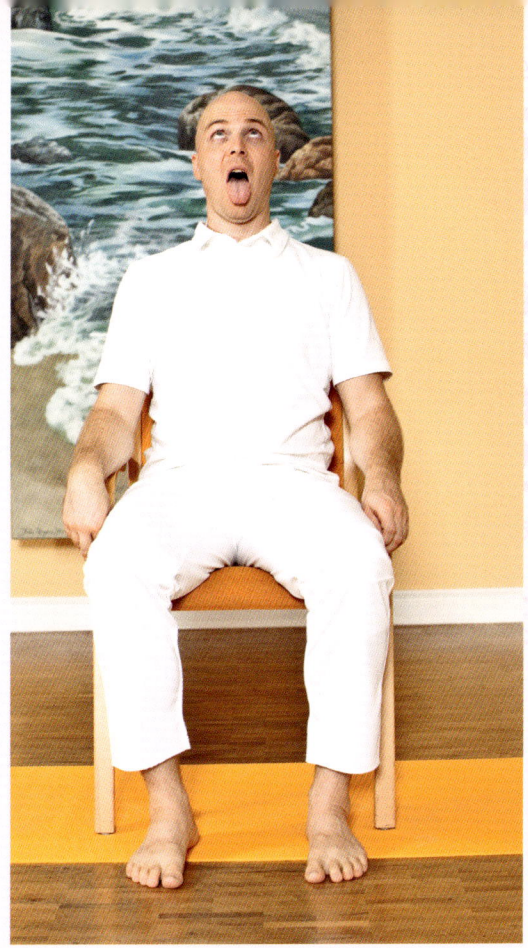

Mit der Einatmung öffne den Mund, strecke die Zunge heraus und schaue nach oben. Mit der Ausatmung entspanne das Gesicht. Schließe die Augen und fahre mit der Konzentrationsübung fort.

Die Doppel-DVD zum Buch

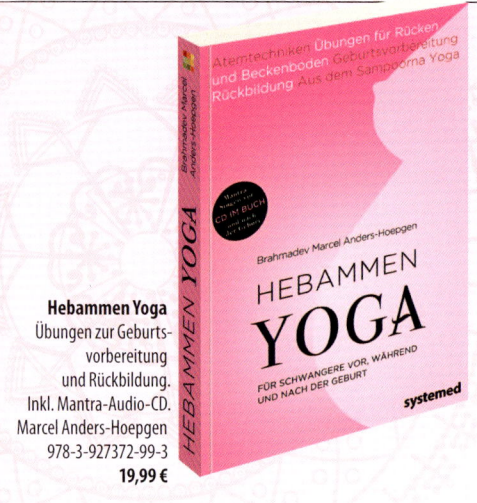

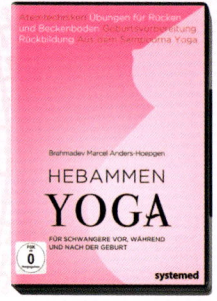

Hebammen Yoga
Übungen zur Geburts-
vorbereitung
und Rückbildung.
Inkl. Mantra-Audio-CD.
Marcel Anders-Hoepgen
978-3-927372-99-3
19,99 €

Hebammen Yoga
Übungen zur Geburtsvor-
bereitung und Rückbildung.
(Doppel-DVD)
Marcel Anders-Hoepgen
978-3-942772-03-7
16,95 €

Während der Schwangerschaft und nach der Geburt: Energie und Emotion im Einklang.

Marcel Anders-Hoepgen präsentiert auf dieser neuen Doppel-DVD geführte Übungsreihen mit vielen Variationen aus seinem neuen Standardwerk »Hebammen Yoga«. Jede Übungsreihe beinhaltet Atemübungen, Kräftigungsübungen für den ganzen Körper besonders jedoch für Rücken, Beckenboden und Entspannung.

Yoga macht es so leicht, Energien zu wecken, zu kanalisieren und mit den vielen Emotionen während der Schwangerschaft, Geburt und Wöchnerinnenzeit in Einklang zu bringen. Marcel Anders-Hoepgen führt seine Zuseherinnen einfühlsam und motivierend an die jahrhundertealte Technik der Yoga-Übungen für (werdende) Mütter heran.

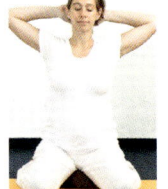

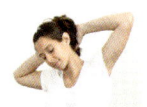

- Eine ideale Ergänzung zum gedruckten Buch
- Intensive, ganzheitliche Geburtsvorbereitung auf yogische Art
- Atemtechniken, Übungen für Rücken und Beckenboden, Geburt und Rückbildung
- Spielzeit 2 x 70 Minuten
- Alle 3 Übungseinheiten, pänatal (DVD 1) und postnatal (DVD 2)

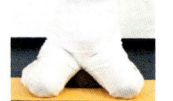

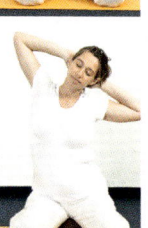

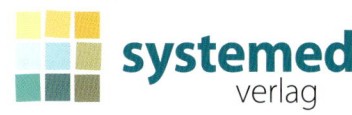

systemed verlag

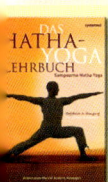

s Hatha Yoga Lehrbuch.
mpoorna Hatha Yoga, Perfektion in
wegung. Die 150 schönsten Übungen.
arcel Anders-Hoepgen
8-3-927372-53-5 **29,95 €**

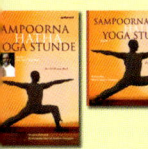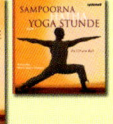

**Sampoorna
Hatha Yoga Stunde** (DVD)
978-3-927372-64-1 **17,95 €**
**Sampoorna
Hatha Yoga Stunde** (CD)
978-3-927372-65-8 **14,95 €**

**ERSCHEINT
SEPTEMBER 2011**

**VORBESTELLBAR
AB SOFORT!**

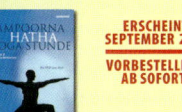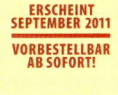

**Sampoorna
Hatha Yoga Stunde
Stufe 2** (DVD)
978-3-942772-04-4 **17,95 €**

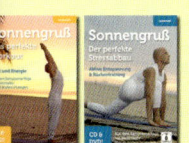

Sonnengruß, Teil 1 (DVD + CD)
Das perfekte Workout
978-3-927372-77-1 **16,95 €**

Sonnengruß, Teil 2 (DVD + CD)
Ruhe und Entspannung
978-3-927372-97-9 **16,95 €**

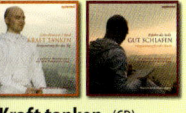

Kraft tanken. (CD)
Entspannung für den Tag.
978-3-927372-61-0 **9,95 €**
Gut schlafen. (CD)
Entspannung für die Nacht.
978-3-927372-62-7 **9,95 €**

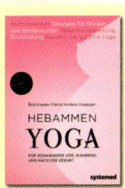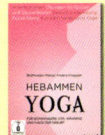

Hebammen Yoga
Übungen zur Geburtsvorbereitung
und Rückbildung. Inkl. Mantra-Audio-CD.
Marcel Anders-Hoepgen
978-3-927372-99-3 **19,99 €**

- **Hebammen Yoga** (Doppel-DVD)
  Übungen zur Geburtsvorbereitung
  und Rückbildung.
  978-3-942772-03-7 **16,95 €**

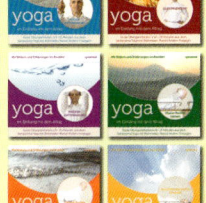

- **Augenentspannung** (CD)
  978-3-927372-71-9 **8,95 €**
- **Gleichgewicht** (CD)
  978-3-927372-72-6 **8,95 €**
- **Nackenentspannung** (CD)
  978-3-927372-70-2 **8,95 €**
- **Oberen Rücken stärken** (CD)
  978-3-927372-73-3 **8,95 €**
- **Unteren Rücken stärken** (CD)
  978-3-927372-74-0 **8,95 €**
- **Bauchmuskulatur stärken** (CD)
  978-3-927372-75-7 **8,95 €**

**Brahmadev Marcel
Anders-Hoepgen ist eine
der einflussreichsten
Persönlichkeiten im
Sampoorna Hatha Yoga.
Im systemed Verlag
erscheint ein breites
Spektrum seiner Lehr-
materialien in Buchform,
auf DVD und auf CD.**

Wenig Zeit?
Übung macht den
Meister!

Die meisten Menschen finden in
der heutigen Zeit kaum genug
Raum für ihre Hobbys, geschweige
denn für ihre Gesundheit. Mit
diesem Flipchart gibt Sampoorna
Yogameister Brahmadev Marcel
Anders-Hoepgen Ihnen die
Möglichkeit, mit einem minimalen
Zeitaufwand von 3–5 Minuten
täglich trotzdem etwas für Ihre
Gesundheit zu tun.

Mit unendlich vielen verschiedenen Kombinationsmöglichkeiten
stellen Sie sicher, dass Sie nach
und nach den ganzen Körper
harmonisieren, kräftigen und
entspannen. Sie brauchen dazu
keine besonderen Geräte, müssen
sich nicht umziehen und können
die Übungen an dem Platz ausführen, an dem Sie gerade sind.

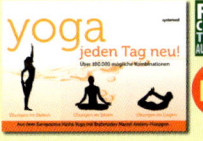

**FLIP
CHART
TISCH
AUFSTELLER**

NEU

Yoga: Jeden Tag neu!
Über 100.000 mögliche Kombinationen
für Übungseinheiten à 5 bis 10 Minuten.
Marcel Anders-Hoepgen
978-3-927372-69-6 **28,00 €**

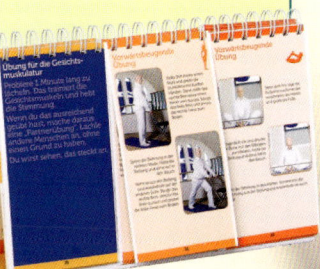

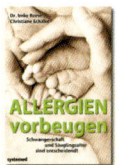

Allergien vorbeugen.
Allergieprävention heute.
Schwangerschaft und Säuglingsalter
sind entscheidend!
Dr. Imke Reese | Christiane Schäfer
978-3-927372-50-4 **14,95 €**

Allergieprävention
heute: Schwangerschaft
und Säuglingsalter sind
entscheidend.

Die Angst vor Allergien und deren
Wirkung auf die Lebensqualität ist
heutzutage jedem bekannt. Aber
was tun, um Kindern einen guten
Start zu geben?

Heißt es plötzlich alles zu
meiden, was Allergien auch nur
auslösen könnte? Was dürfen
Schwangere und stillende Mütter
überhaupt noch essen? Wie
ernährt man allergiegefährdete
Säuglinge sinnvoll? Muss man
Nahrungsmittel mit hohem
Allergiepotenzial meiden?

**Toleranzentwicklung fördern
statt Allergene vermeiden.**

Aktuelle Daten zeigen, dass
Verzicht und Verbot offenbar in
die völlig falsche Richtung geführt
haben!

Yoga: Jeden Tag neu!
Format 26,8 x 17,0 cm,
Ringbindung,
Mini-Flipchart im
aufwendigen Schuber

systemed Verlag · Kastanienstraße 10 · D-44534 Lünen · Telefon: 02306 63934 · Telefax: 02306 61460 · faltin@systemed.de

Mehr Infos zum Programm, zu den Autoren und zu weiteren Neuerscheinungen finden Sie im Internet auf www.systemed.de.

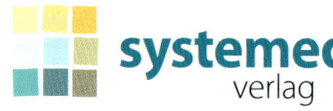

systemed verlag

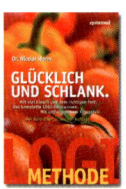

LOGI-METHODE.
Glücklich und schlank.
Mit viel Eiweiß und dem richtigen Fett.
Das komplette LOGI-Basiswissen.
Mit umfangreichem Rezeptteil.
Dr. Nicolai Worm
978-3-927372-26-9   **19,90 €**

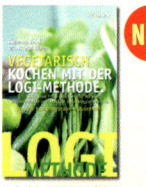

LOGI-METHODE.
Vegetarisch kochen mit der LOGI-Methode.
LOGI ohne Fisch und Fleisch?
Na klar! 80 innovative und kreative
LOGI-Veggie-Rezepte.
Wenige Kohlenhydrate – glutenfrei!
Susanne Thiel | Dr. Nicolai Worm
978-3-927372-80-1   **19,95 €**

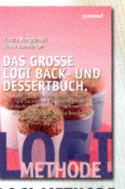

LOGI-METHODE.
Das große LOGI-Back- und Dessertbuch.
Über 100 raffinierte Dessertrezepte,
die Sie niemals für möglich gehalten
hätten. So macht Leben nach LOGI
noch mehr Spaß!
Mit ausführlichem Stevia-Extrakapitel.
Franca Mangiameli | Heike Lemberger
978-3-927372-66-5   **19,95 €**

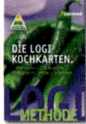

LOGI-METHODE.
Die LOGI-Kochkarten.
Die besten LOGI-Rezepte.
Einfallsreich, einfach, preiswert.
978-3-927372-45-0   **17,95 €**

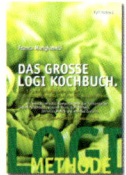

LOGI-METHODE.
Das große LOGI-Kochbuch.
120 raffinierte Rezepte zur Ernährungs-
revolution von Dr. Nicolai Worm.
Mit exklusiven LOGI-Kompositionen
der Spitzenköche Alfons Schuhbeck,
Vincent Klink, Ralf Zacherl, Christian
Henze und Andreas Gerlach.
Franca Mangiameli
978-3-927372-29-0   **19,95 €**

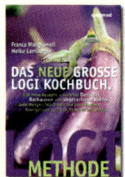

LOGI-METHODE.
Das neue große LOGI-Kochbuch.
120 neue Rezepte – auch für Desserts,
Backwaren und vegetarische Küche.
Jede Menge LOGI-Tricks und die klügsten
Alternativen zu Pizza, Pommes und Pasta.
Franca Mangiameli | Heike Lemberger
978-3-927372-44-3   **19,95 €**

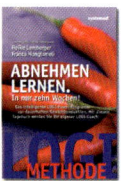

LOGI-METHODE.
Abnehmen lernen.
In nur zehn Wochen!
Das intelligente LOGI-Power-Programm
zur dauerhaften Gewichtsreduktion.
Mit diesem Tagebuch werden Sie Ihr
eigener LOGI-Coach!
Heike Lemberger | Franca Mangiameli
978-3-927372-46-7   **18,95 €**

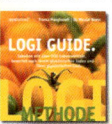

LOGI-METHODE.
LOGI-Guide.
Tabellen mit über 500 Lebensmitteln,
bewertet nach ihrem glykämischen Index
und ihrer glykämischen Last.
Franca Mangiameli | Dr. Nicolai Worm
978-3-927372-28-3   **6,90 €**

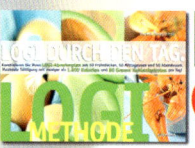 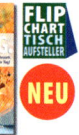

LOGI-METHODE.
LOGI durch den Tag.
Kombinieren Sie Ihren LOGI-Abnehmplan
aus 50 Frühstücken, 50 Mittagessen
und 50 Abendessen. Maximale Sättigung
mit weniger als 1.600 Kalorien
und 80 Gramm Kohlenhydraten pro Tag!
Franca Mangiameli
978-3-927372-79-5   **29,95 €**

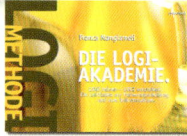

LOGI-METHODE.
Die LOGI-Akademie.
LOGI lehren – LOGI verstehen.
Ein Leitfaden zur Patientenschulung
und zum Selbststudium.
Franca Mangiameli
978-3-927372-59-7   **48,00 €**

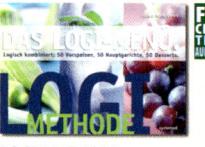

LOGI-METHODE.
Das LOGI-Menü.
Logisch kombiniert: 50 Vorspeisen,
50 Hauptgerichte, 50 Desserts.
Franca Mangiameli
978-3-927372-60-3   **29,95 €**

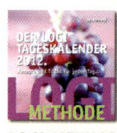

LOGI-METHODE.
Der LOGI-Tageskalender 2012.
Rezepte und Tricks für jeden Tag.
978-3-927372-88-7   **15,95 €**

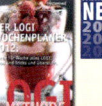

LOGI-METHODE.
Der LOGI-Wochenplaner 2012.
Woche für Woche alles LOGI!
Tipps und Tricks und Übersicht.
978-3-927372-89-4   **9,95 €**

Mehr vom Sport!
Low-Carb und LOGI in der
Sporternährung.
Unter Mitwirkung zahlreicher
Spitzensportler: Boxweltmeister Felix
Sturm, Schwimmprofi Mark Warnecke,
Leichtathlet Danny Ecker und viele mehr.
Clifford Opoku-Afari | Dr. Nicolai Worm
Heike Lemberger
978-3-927372-41-2   **19,95 €**

LOGI-METHODE.
Bauch, Beine, Po – das
LOGI-Workout für Frauen. (DVD)
Inklusive ausführlichem Booklet.
Mathias Maier
978-3-927372-98-6   **14,95 €**

LOGI-Methode.
Die Schlafstörungs-Fett-Falle.
Warum Schlafmangel dick und krank
macht und wie man mit LOGIscher
Ernährung aktiv entgegen wirken kann.
Dr. Nicolai Worm
978-3-927372-94-8   **14,95 €**

Gezielt essen bei
Krebserkrankungen.
Selbst aktiv werden mit
ketogener Ernährung.
Prof. Ulrike Kämmerer
Dr. Christina Schlatterer | Dr. Gerd Knoll
978-3-927372-90-0   **19,95 €**

Schlank durch Achtsamkeit.
Durch inneres Gleichgewicht
zum Idealgewicht
Ronald Pierre Schweppe
978-3-942772-00-6   **14,95 €**

Heilkraft D.
Wie das Sonnenvitamin vor Herz-
infarkt, Krebs und anderen Zivilisations-
krankheiten schützt.
Dr. Nicolai Worm
978-3-927372-47-4   **15,95 €**

Natürlich verhüten ohne Pille.
Welche Methode ist die beste?
Alle sicheren Alternativen. Was tun bei
Kinderwunsch? Wie man die natürlichen
Techniken rasch und sicher erlernt.
Anita Heßmann-Kosaris
978-3-927372-63-4   **14,95 €**

Kräuter und Gewürze
als Medizin
· Gesund und schlank mit Vitalkräften aus
  der Apotheke der Natur.
· Krankheiten und Beschwerden auf
  natürliche Weise vorbeugen.
Klaus Oberbeil
978-3-927372-92-4   **19,95 €**

Johanniskraut.
Wenn die Nerven verrückt
spielen.
Sanfte Hilfe bei Depression und
Niedergeschlagenheit.
Anita Heßmann-Kosaris
978-3-927372-38-2   **10,95 €**

systemed Verlag · Kastanienstraße 10 · D-44534 Lünen · Telefon: 02306 63934 · Telefax: 02306 61460 · faltin@systemed.de